LE

RÉGIME ALIMENTAIRE

DANS

LE TRAITEMENT DES DYSPEPSIES

LE

RÉGIME ALIMENTAIRE

DANS

LE TRAITEMENT DES DYSPEPSIES

PAR

le Dr Albert MATHIEU

Médecin des Hôpitaux de Paris.

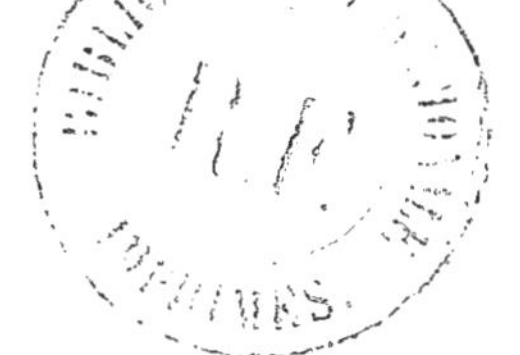

PARIS

RUEFF ET Cⁱᵉ, ÉDITEURS

106, BOULEVARD SAINT-GERMAIN, 106

—

1894

PRÉAMBULE — DIVISION

Les vices de l'alimentation sont souvent cause de dyspepsie. En revanche, le régime est un des éléments principaux de la guérison ; on peut affirmer même qu'il a, d'une façon générale, plus d'importance que la médication dans le traitement ; celle-ci ne vient qu'au second rang.

Le médecin doit donc connaître la composition et la manipulation des aliments tout aussi bien que la matière médicale et la posologie des médicaments. Il doit savoir encore quelles sont les indications alimentaires que comportent les diverses formes de dyspepsie et, dans la même forme, ses divers degrés.

Voilà précisément ce que nous avons l'intention d'exposer ici, les indications alimentaires et la façon de les remplir. Le faire parfaitement supposerait acquises, sur la nutrition et la digestion à l'état normal et pathologique, des notions qui ne sont encore qu'ébauchées.

Cependant, grâce aux nombreux travaux publiés sur la question, on peut dès maintenant tracer les grandes lignes de l'hygiène alimentaire dans le traitement de la dyspepsie. On a déterminé quelle doit être la ration d'entretien à l'état normal, quelle est la composition et la valeur nutritive des principaux aliments ; on a fixé dans ses grands traits le processus de la digestion stomacale. Il resterait à connaître d'une façon plus précise le processus de la digestion intestinale et le coefficient d'utilisation individuelle des aliments ; malgré ces graves lacunes, on possède actuellement des points de repère qui faisaient presque totalement défaut il y a seulement quelques années, et l'on peut, à l'heure actuelle, dans un exposé d'ensemble semblable à celui que nous entreprenons, faire connaître autre chose que des systèmes empiriques et des hypothèses contestables.

Voici quelle sera la division de ce travail :

Dans une *première partie*, nous dirons en quoi consiste la ration d'entretien, quelle est la composition des aliments d'usage commun et quelles sont les modifications principales que leur fait subir la préparation culinaire.

Le tableau placé à l'*appendice* complétera cet exposé.

Dans la *seconde* seront étudiés les régimes et les substances alimentaires le plus souvent employés dans le régime des dyspeptiques.

Dans la *troisième* sera exposée, en quelque sorte, la thérapeutique alimentaire générale de la dyspepsie. On y passera en revue les indications générales qui peuvent résulter de l'état de dyspepsie et les principaux moyens d'y satisfaire. Cette étude préalable permettra d'éviter beaucoup de redites lorsqu'on en viendra à considérer en particulier les principales formes cliniques.

Dans la *quatrième partie* viendra l'étude sommaire des différentes formes de la dyspepsie primitive et l'étude plus détaillée du régime qui leur convient.

La *cinquième et dernière partie* sera consacrée aux dyspepsies secondaires, aux principales diathèses et maladies chroniques.

Les guides ne nous manquaient pas pour la préparation et la rédaction du présent travail.

Les données nouvelles relatives à la pathologie de l'estomac et à la dyspepsie ont été exposées dans une série de traités didactiques. Nous devons signaler surtout, en France, ceux de MM. Debove et Rémond (de Metz), et de M. Bouveret (de Lyon).

La physiologie de l'alimentation et l'hygiène alimentaire ont été aussi étudiées, dans ces derniers temps, dans plusieurs ouvrages importants ; nous devons citer particulièrement celui

qui est dû à la collaboration de Munk et d'Uffelmann. En France, MM. G. Sée et Dujardin-
Beaumetz se sont efforcés, chacun de leur côté,
de vulgariser ces données nouvelles et de les
adapter à la pratique thérapeutique. Nous
devons mentionner encore les livres récents de
von Noorden et de Boas, les leçons de thérapeutique de M. Hayem et le manuel de Burney-
Yeo.

Nous avons puisé à ces diverses sources et à
d'autres encore que nous dirons chemin faisant.
Malgré cela, nous ne croyons pas avoir fait
œuvre de pure compilation, de pure érudition;
nous avons été à même, en effet, par nos
recherches et nos observations personnelles, de
nous faire, de la dyspepsie et de son traitement,
une opinion à laquelle on reconnaîtra peut-être
le mérite de n'être ni trop exclusive ni trop
étroitement systématique. Dans la dyspepsie,
nous voyons, avant tout, de grands complexus
physiologiques et cliniques qui réclament une
intervention thérapeutique en rapport avec ce
que nous savons de leur genèse.

RÉGIME ALIMENTAIRE

PREMIÈRE PARTIE

RÉGIME ALIMENTAIRE NORMAL

CHAPITRE PREMIER

RATION D'ENTRETIEN

En dehors de l'eau et des sels minéraux, l'alimentation de l'homme comprend, dans la grande majorité des cas (1), des substances de trois ordres :

1° Les substances azotées ou albuminoïdes ;

2° Les hydrates de carbone, représentés surtout par la fécule, l'amidon et les sucres ;

3° Les matières grasses : beurre, graisses, huiles.

Dans les aliments habituels, ces substances sont

(1) Les Esquimaux, qui vivent exclusivement de chair de poisson et d'huile, sont un des rares exemples d'exception à cette règle.

mélangées les unes aux autres en proportions différentes ; les matières azotées sont très prédominantes
dans la viande qui renferme une quantité plus ou
moins considérable de graisse ; les pommes de terre
ne renferment presque que de la fécule. La préparation industrielle sépare plus ou moins complètement, dans certains cas, les éléments des trois
classes les uns des autres ; mais le plus souvent,
dans la nourriture, il y a mélange en proportions
variées.

Nous ne nous occuperons ici que des éléments
primordiaux de l'alimentation, et plus particulièrement encore des albuminoïdes et des hydrates de
carbone. La graisse existant et prenant largement
part à l'alimentation habituelle sous forme de
graisse de viande, de lard, de beurre, d'huile, il n'y
a guère lieu de s'en inquiéter, et il est assez facile
de se rendre compte de la quantité ingérée.

Il sera parlé de l'eau à propos des boissons ;
quant aux sels, ils se trouvent en excès dans les
aliments ordinaires, et il n'y a pas à s'en préoccuper ; ils seront toujours en quantité suffisante
dans une alimentation convenablement proportionnée. La question du sel marin demande seule à
être traitée à part.

Qu'est-ce que la ration d'entretien, dont la connaissance doit servir forcément de base à un travail

sur l'alimentation, même à l'état pathologique ?

La *ration d'entretien*, c'est la quantité et la proportion des substances des trois ordres (albuminoïdes, hydrates de carbone et graisse) nécessaires pour entretenir la vie et subvenir aux dépenses de l'organisme, sans qu'il gagne ni perde de poids, ses éléments constitutifs demeurant entre eux dans un rapport physiologique, avec une structure et une composition normales.

La ration d'entretien doit, en somme, être telle qu'avec elle les recettes de l'organisme équilibrent exactement ses dépenses, soit à l'état de repos, soit à l'état de travail. Naturellement, ces dépenses sont moindres dans le premier cas que dans le second.

Les chiffres du budget de la nutrition ont été déterminés par des recherches basées soit sur l'*expérimentation*, soit sur l'*observation*.

L'expérimentation a été faite surtout sur les animaux, mais quelquefois aussi sur l'homme.

L'observation se fait dans des conditions différentes. On a mesuré exactement la quantité et la proportion des aliments des trois ordres ingérés à leurs repas soit par des individus abandonnés à leur propre inspiration, soit par des collectivités humaines vivant dans des conditions différentes : les marins à bord d'un navire, les soldats à la caserne ou au camp. Les octrois des villes permettent aussi de déterminer quelle est la quantité d'aliments de divers ordres consommée par habitant.

Ce procédé statistique (1) ne donne, on le comprend, qu'une moyenne générale ; mais il est très remarquable de constater que cette moyenne ne s'éloigne que fort peu des chiffres plus précis fournis par l'expérimentation. Il y a là entre les deux méthodes un moyen de contrôle précieux, et le peu d'écart dans les chiffres doit donner grande confiance dans les résultats obtenus.

L'expérimentation repose sur le principe général de la comparaison des matériaux alimentaires à leur entrée dans l'organisme et à leur sortie.

L'azote et le carbone sont dosés, celui-ci dans l'air expiré, celui-là dans l'urine et les matières fécales. L'acide carbonique rejeté mesure la plus grande partie du carbone employé ; les substances azotées de l'urine, la plus grande partie de l'azote. Dans les matières fécales, on retrouve, avec les déchets non utilisés, certains produits d'excrétion, comme les sels et les matières colorantes de la bile, qui viennent du reste compliquer les choses et rendre plus difficile l'évaluation exacte des déchets non utilisés.

Dans ces recherches, on doit prêter la plus

____

(1) A. GAUTIER, *Traité de Chimie*, t. III.

grande attention aux variations de poids du corps. Avec un régime insuffisant, le poids du corps s'abaisse ; il augmente, au contraire, avec un régime excessif. Une ration d'entretien parfaite suppose, à ce point de vue, un équilibre complet.

On a cherché un autre point de repère : la *quantité de chaleur dépensée*, mesurée en calories. Un organisme perd ou transforme en travail une quantité de calories (1) donnée dans un temps déterminé ; il doit, pendant le même temps, recevoir par l'alimentation et utiliser une quantité de substances nutritives capables de fournir une somme équivalente de calories.

Un régime alimentaire, pour être suffisant, doit permettre à l'homme ou à l'animal de trouver les éléments voulus pour produire par leur combustion une quantité de chaleur et de travail égale à la quantité dépensée. Or, on a pu déterminer combien les aliments des trois ordres peuvent donner de calories. Il est donc toujours facile de dire, par un calcul très simple, si la ration donnée est suffisante au point de vue de la somme de calorique que pourrait développer son utilisation. Nous y reviendrons plus tard.

Le nombre de calories nécessaire pour l'entretien

(1) La *calorie* est l'unité dynamique de la chaleur ; c'est la quantité de chaleur voulue pour élever 1 kilogramme d'eau de 1 degré.

des fonctions vitales peut être fourni tout aussi bien, *a priori*, par les substances des trois ordres. C'est affaire de quantité.

Il semblerait donc, d'après cela, que l'animal et l'homme puissent se nourrir exclusivement de l'une quelconque de ces substances, à l'exclusion des autres.

Il n'en est rien. L'expérimentation et l'observation ont démontré d'une façon certaine que *l'usage exclusif d'un des trois ordres de substances alimentaires ne peut suffire pour entretenir la vie et maintenir l'équilibre nutritif.*

Pour le démontrer, on a essayé d'alimenter des animaux et des hommes exclusivement soit par des substances azotées, soit par des hydrates de carbone ou de la graisse.

On est arrivé ainsi à ce résultat général, d'une importance capitale, que l'équilibre nutritif et la vie elle-même se trouvent compromis dès qu'on veut mettre en œuvre cette alimentation univoque.

Les chiens, il est vrai, peuvent être nourris par de la viande pure, mais il en faut pour cela une quantité très considérable. Cette alimentation exclusivement carnée est impossible chez l'homme, à cause des troubles digestifs que ne tarde pas à provoquer l'ingestion d'une quantité de viande aussi considérable.

L'alimentation soit par les amylacés et la graisse pris exclusivement, soit par un mélange de graisse et d'hydrates de carbone est également impossible.

Elle est possible par la viande et les hydrates de carbone, et, à la rigueur, aussi par la viande et la graisse (c'est ainsi que se nourrissent les Esquimaux); mais elle se fait beaucoup plus facilement lorsque les trois ordres de substances alimentaires entrent dans la constitution de l'alimentation journalière.

Chose curieuse, les hydrates de carbone et les graisses jouent le rôle de matériaux d'épargne vis-à-vis des albuminoïdes. Grâce à eux, il ne faut qu'une quantité notablement moins élevée de substances azotées pour couvrir les pertes de l'organisme en azote.

Il faut noter encore ceci : les amylacés et féculents, d'une part, et les graisses, de l'autre, peuvent se substituer complètement les uns aux autres. On a calculé ainsi que 100 *grammes de graisse correspondent à* 240 *grammes d'hydrates de carbone.* Il y aurait donc avantage à se servir des matières grasses pour l'alimentation, si la digestion de la graisse ne se faisait pas plus difficilement que celle des amylacés et des féculents, et si, par conséquent, son emploi ne se trouvait pas ainsi limité.

Dans la mesure de leur digestibilité, les hydrates

de carbone et la graisse, une fois qu'ils sont absor bés, peuvent se substituer l'un à l'autre, tant au point de vue de la production de la chaleur et de l'énergie, qu'au point de vue de l'*engraissement*. C'est là une notion souvent utilisée lorsqu'il s'agit d'obtenir l'engraissement de certains malades, des tuberculeux par exemple.

On a beaucoup discuté sur le rôle de la *gélatine;* les recherches les plus récentes font voir qu'elle joue vis-à-vis des substances albuminoïdes le rôle d'un véritable aliment d'épargne, c'est-à-dire qu'elle en restreint la désassimilation. Elle ne doit jamais jouer, en tout cas, qu'un rôle secondaire dans l'alimentation.

Comme conclusion générale, on peut donc dire que les trois ordres de substances doivent être représentés dans l'alimentation normale, et cela dans des proportions qui dépendent des dépenses de l'organisme, plus faibles à l'état de repos, plus fortes à l'état de travail, de l'action d'épargne exercée par les hydrates de carbone et la graisse relativement aux substances azotées, et enfin de la digestibilité relativement faible de la graisse.

La quantité de ces substances ainsi convenablement proportionnées entre elles, c'est précisément la ration d'entretien, telle qu'ont servi à l'établir les travaux de Payen (1), de Pettenkofer et Voit, de Ranke,

(1) Il est juste de citer en première ligne Payen, qui, dans son

d'Hervé-Mangon, Pflüger et Bohland, Bleibtreu et
Bohland, Nakahama, Hirschfeld, Klemperer, etc. (1).

Quelle doit donc être cette ration d'entretien?

Voit réclame pour un adulte :

    Albumine...................... 118 grammes.
    Graisse........................ 56   —
    Hydrates de carbone......... 500   —

Pour la femme, il faudrait moins :

    Substances albuminoïdes........ 90 grammes.
    Graisse........................ 40   —
    Hydrates de carbone.......... 400   —

La plupart des auteurs sont, depuis, arrivés à cette
conclusion que la quantité d'albumine indiquée par
Voit pouvait être abaissée.

Pour Pflüger, Bohland et Bleibtreu, il suffirait,
chez un homme adulte et vigoureux, de 90 grammes
de substances albuminoïdes ; avec un travail pénible,
il en faudrait de 96 à 107 grammes.

Nakahama estime cette quantité de substance
azotée à 83 grammes et même 70 grammes; Scheube
et Eykmann, à 83 et 90 grammes.

Précis théorique et pratique des substances alimentaires (4ᵉ édition,
1865), a donné non seulement l'analyse chimique des divers aliments, mais aussi des indications théoriques et pratiques très
nettes sur la ration d'entretien.

(1) J. MUNK et J. UFFELMANN, *Die Ernährung des gesundenund
kranken Menschen*; Zweite Auflage, 1891.

D'après Hirschfeld, Kumawaga et d'autres, on pourrait même s'en tirer avec 50 grammes d'albumine, à condition toutefois d'avoir une ration suffisante en graisse et en hydrates de carbone.

Voit lui-même admet que les 118 grammes d'albumine qu'il a indiqués ne s'appliquent qu'aux hommes qui fournissent une somme élevée de travail.

D'après Munk (1), *la ration moyenne, chez un adulte de poids moyen,* pourrait être formulée ainsi :

Au repos :

    Albumine................. 100 grammes.
    Graisse.................. 56   —
    Hydrates de carbone..... 400 à 450   —

Avec un travail modéré :

    Albumine.................. 110 grammes.
    Graisse................... 56   —
    Hydrates de carbone....... 500   —

Il n'est pas encore démontré que l'Européen puisse d'une façon durable se contenter de 50 grammes d'albumine par jour, bien que ce soit, paraît-il, à peu près la ration azotée des Japonais.

La proportion des albuminoïdes aux autres substances alimentaires devrait être à peu près 1 : 5.

(1) MUNK et UFFELMANN, *loc. cit.*, p. 215.

Les recherches faites sur les *enfants* sont peu nombreuses encore.

Voici les chiffres que l'on a donnés d'après Munk et Uffelmann :

Pendant la *première année* :

Albumine......................	35 grammes.
Graisse......................	30 —
Hydrates de carbone	60 —

De 2 à 6 ans, par kilogramme du poids de l'enfant :

Albumine......................	3.7
Graisse......................	3
Hydrates de carbone...........	10

De 7 à 15 ans, par kilogramme :

Albumine......................	2,8
Graisse......................	1,5
Hydrates de carbone...........	9

Si l'on considère que, chez l'adulte, les chiffres correspondants seraient :

Albumine......................	1.50
Graisse......................	0.85
Hydrates de carbone...........	7.5

on voit qu'il faut à l'organisme de l'enfant une ration alimentaire relativement plus riche que celle de l'adulte.

Coefficient personnel d'utilisation. — Dans les tableaux qui précèdent, on a pris une *moyenne* qui ne s'applique guère qu'à un adulte *moyen.* Cependant, en dehors des conditions particulières de travail ou de repos, il y a certainement des éléments multiples qui font varier la quantité d'aliment nécessaire. La dépense doit varier d'après le sexe, l'âge, le poids, la taille, la constitution. Chacun doit avoir son coefficient particulier de dépense, que M. Gautrelet a cherché à établir, en portant ainsi dans la pratique une idée théorique fort juste (1).

Il y aurait lieu aussi d'établir le *coefficient d'utilisation* des substances alimentaires, dans les conditions physiologiques, et, en se basant sur elles, à l'état de maladie. Malheureusement, on ne possède encore sur ce point que des données très rudimentaires. L'étude physiologique préalable et l'étude clinique dans chacun des cas pris en particulier réclameraient, malheureusement, pour être complètes, une instrumentation compliquée et une somme de temps et de travail considérable.

On pourrait peut-être assez facilement mesurer le coefficient d'utilisation de l'azote en mettant les dyspeptiques au régime lacté pendant quelques jours et en comparant la quantité d'azote ingérée à la quantité d'azote de l'urée urinaire. Cela sup-

(1) *Revue des Maladies de la nutrition,* 1893.

pose, il est vrai, que l'on connaît exactement la quantité de substances albuminoïdes et, par conséquent, d'azote que renferme le lait. Nous avons fait quelques recherches dans ce sens, M. L.-A. Hallopeau et moi.

CHAPITRE II

Les chiffres précédents se rapportent aux *subs-tances pures* des trois ordres ; dans la nature, on ne rencontre guère que des aliments de composition complexe, dans lesquels ces substances fondamentales sont plus ou moins mélangées. De plus, il existe dans les matériaux d'origine animale et d'origine végétale une *gangue*, une charpente plus ou moins résistante, qui échappe à la digestion, soit en vertu de sa constitution chimique, soit en vertu de sa constitution physique.

La viande, par exemple, qui est un aliment presque exclusivement azoté, renferme presque toujours une quantité de graisse plus ou moins élevée ; de plus, les vaisseaux, le tissu conjonctif, représentent une gangue indigeste, qui constitue un inutile déchet.

Les graines amylacées, les racines et les fruits féculents renferment tous des substances azotées et une charpente de cellulose inutilisable.

Il y a donc lieu de déterminer quelle est la *valeur nutritive* de chacun des aliments usuels au point de vue des trois ordres de substances de la ration d'entretien.

De cette connaissance dérivera un dosage logique des divers aliments dans le régime. Nous nous occuperons surtout de la richesse des aliments en substances albuminoïdes et en hydrates de carbone. De la graisse, il n'est guère besoin de s'inquiéter, tellement il est facile de la faire entrer en proportion suffisante dans l'alimentation. Il n'y a guère que contre son excès qu'il faille se mettre en garde ; encore fait-on moins facilement, à moins d'être Esquimau, des excès de graisse que des débauches d'hydrates de carbone sous forme de sucre, de pain et de féculents de tout ordre.

Nous examinerons d'abord la richesse des aliments en substances azotées, et en second lieu en hydrates de carbone.

Richesse des principaux aliments en substances albuminoïdes.

Pour plus de simplicité, on peut la rapporter à la

viande. La viande maigre, sans os, correspond *en chiffres ronds* (1) au sixième de son poids en albuminoïdes.

La *ration moyenne* correspond à :

> Viande maigre, sans os........ 600 grammes.

Il n'en résulte pas qu'on doive manger chaque jour exactement 600 grammes de viande, car, comme nous allons bientôt le voir, les aliments d'origine végétale renferment toujours aussi une quantité d'albumine plus ou moins considérable, et cette albumine végétale est susceptible d'être utilisée au même titre, bien que *moins avantageusement*, que l'albumine animale.

Certaines viandes sont un peu plus riches, d'autres un peu plus pauvres en albumine ; nous n'avons donné qu'un chiffre rond, suffisant dans la pratique commune ; voici cependant sur ce sujet quelques renseignements complémentaires.

D'après Kœnig (2), la richesse en substances albuminoïdes, des diverses variétés de viandes pour 100, est la suivante :

> Bœuf............... 20,8 albumine et gélatine.
> Veau................. 19,9   —

(1) C'est en général en chiffres ronds que seront établies les estimations et les comparaisons qui vont suivre.
(2) Cité par Munk et Uffelmann, p. 129.

Mouton............   17,1   Albumine et gélatine.
Porc.............   19,9   —
Lièvre...........   23,3   —
Poulet...........   19,7   —

Il s'agit là de la viande maigre, qui renferme
encore cependant 1,5 de graisse chez le bœuf et 5 à
6 chez le porc et le mouton. Dans la viande grasse,
la proportion de graisse peut être beaucoup plus
élevée.

La chair musculaire ne renferme, en réalité, que
16 à 18 p. 100 de substance albumineuse proprement dite, c'est-à-dire de myosine. C'est à peu près,
comme nous l'avons dit, le sixième de son poids
total pour la viande maigre.

Les viscères sont un peu moins riches en substances azotées ; en voici la composition pour les animaux de boucherie (1) :

(Albumine et gélatine réunies.)

Foie.................   19,9 p. 100.
Reins................   18,4   —
Poumons.............   15,2   —
Rate.................   17,8   —
Cœur et langue.......   21,5   —

Les poumons et la rate sont très riches en substance
gélatineuse ; la composition chimique du cœur et de

____

(1) Munk et Uffelmann, *loc. cit.*, p. 130.

2

la langue se rapproche beaucoup de celle des muscles, c'est-à-dire de la viande proprement dite.

Sur le même animal, il y a des différences entre es diverses parties ; mais elles n'ont qu'une importance secondaire ; l'équilibre tend généralement à s'établir par la variation dans la nature des morceaux consommés à des jours et à des repas successifs ; il se fait une moyenne qui importe seule.

Poissons. — Les poissons, suivant les variétés, contiennent de 10 à 15 p. 100 de substances albuminoïdes. La chair de beaucoup de poissons renferme une proportion d'eau considérable. Cela la rend facilement digestible lorsqu'elle n'est pas trop grasse. Dans la pratique, on se souviendra que la chair de poisson est, à poids égal, moins nourrissante que la viande de boucherie.

Les poissons doivent être divisés en poissons à chair grasse et poissons à chair maigre.

Parmi les *poissons gras*, qui renferment de 5 à 20 p. 100 de graisse, il faut ranger le saumon, le hareng, la sardine, l'anguille. La carpe compte jusqu'à 20 p. 100 de graisse.

Parmi les *poissons maigres*, on peut citer surtout le merlan, la morue, le brochet, la perche.

La chair des poissons est tout aussi bien utilisée par le tube digestif que la viande proprement dite.

Fromages. — Par leur composition, les fromages

se rapprochent immédiatement de la viande ; ils renferment en quantité à peu près égale des substances azotées et des substances grasses.

Voici, du reste, la composition des principaux d'entre eux à ces deux points de vue (1) :

Fromages.	Substances azotées.	Graisse.
Blanc............	20	9,5
Roquefort......	26,5	30
Gruyère.........	31,5	24
Hollande.......	29	27,5
Neufchâtel......	13	42
Camembert.....	19	21
Brie...........	18,5	26
Chester........	26	36
Parmesan......	44	16

On voit que le fromage, d'une façon générale, équivaut à la viande, au point de vue de sa richesse en albumine ; il est beaucoup plus riche que la viande maigre ou même demi-maigre en substances grasses. A ce point de vue, il y a une analogie frappante entre le fromage et le jaune d'œuf.

Œufs. — Les œufs équivalent, en chiffres ronds, à un peu plus de la moitié de leur poids de viande.

Un œuf de poule, qui pèse en moyenne 53 grammes, renferme, en effet, 12 p. 100 d'albumine et autant de graisse.

La graisse est exclusivement renfermée dans le

____

(1) D'après Dujardin-Beaumetz.

jaune, qui contient aussi une plus grande quantité d'albumine que le blanc, contrairement à ce qu'on penserait volontiers *a priori*.

Un œuf contient ainsi environ 6 grammes d'albumine et 7 grammes de graisse.

Il faudrait, en l'absence de toute autre substance albuminoïde, environ 18 œufs pour fournir l'albumine que réclame la ration d'entretien,

Cette quantité d'œufs serait d'une digestion très difficile, et même rapidement impossible.

Les œufs crus ou peu cuits se digèrent beaucoup plus facilement que les œufs durs. Ils peuvent entrer pour une certaine part dans le régime à l'état normal. Ils rendent aussi de grands services quotidiennement dans l'alimentation des dyspeptiques. Nous aurons l'occasion d'y revenir à plusieurs reprises.

ALIMENTS D'ORIGINE VÉGÉTALE. —*Pain*.—En France, on peut dire qu'à l'état normal, pour la majorité des habitants, le pain est la base de l'alimentation. Il est donc très important d'être fixé sur sa valeur nutritive.

D'après König (1), le pain blanc renferme, pour 100 grammes, de 6 gr. 2 à 7 gr. 1 d'albumine et de 51 grammes à 55 gr. 5 d'hydrates de carbone. Le pain de seigle ne renferme que 6 gr. 1 d'albumine et

(1) MUNK et UFFELMANN, *loc. cit.*, p. 150.

49 gr. 2 d'hydrates de carbone. Le biscuit est plus riche et donne les chiffres de 8 gr. 6 et de 75 grammes.

On peut donc dire qu'en chiffres ronds le pain blanc correspond au tiers de son poids de viande, au point de vue des substances azotées et à la moitié de son poids d'hydrates de carbone.

Pâtes alimentaires. — Le macaroni contient 9 p. 100 d'albumine et 79 p. 100 d'hydrates de carbone. Il correspond donc à près de la moitié de son poids de viande et aux trois quarts de son poids en hydrates de carbone. Les autres pâtes alimentaires ont une composition très analogue.

Graines et légumes farineux.— Le graines alimentaires que nous réunissons sous ce titre ont cette propriété commune d'avoir une coque résistante, rebelle à la digestion et un contenu plus ou moins riche en albumine, en hydrates de carbone et en graisse. Ces substances si nutritives sont beaucoup mieux utilisées lorsque les enveloppes sont enlevées et que les graines sont préparées sous forme de *purées.* Ces purées peuvent se préparer et se préparent souvent dans les familles; on vend aussi dans le commerce des farines beaucoup plus fines. L'inconvénient commun de ces substances, c'est de réclamer une quantité d'eau relativement considérable pour la coction: 4 fois leur poids environ. Elles augmentent donc beaucoup de volume en cuisant, et cela rend très difficile d'en faire absorber une grande quantité. D'un autre côté, si elles parviennent dans l'estomac à l'état sec, elles accaparent immédiatement une grande quantité de l'eau du suc gastrique, ce qui rend la digestion pénible ; cela se traduit par une sensation plus ou moins marquée de pesanteur.

Riz. — Le riz renferme 7 p. 100 de substances albuminoïdes, à peu près comme le pain, c'est-à-dire qu'il correspond, à ce point de vue, au tiers de son poids de viande environ, en tenant compte de sa moindre digestibilité. En revanche, il contient 77 p. 100 d'hydrates de carbone, les trois quarts de son poids.

Voici du reste, à titre de comparaison, la richesse en albumine, en graisse et en hydrates de carbone du riz, de l'orge, du maïs et de l'avoine, dont les farines sont souvent usitées dans le régime alimentaire des dyspeptiques :

	Albumine.	Graisse.	Hydrates de carbone.
Riz...................	7.	0.9	77.4
Orge	11.1	2.1	64.9
Maïs................	9.9	4.6	68.4
Avoine.............	10.4	5.2	57.8

On remarquera la richesse relative en graisse de l'avoine et de l'orge. Le cinquième ou le sixième seulement de l'albumine du riz et du maïs se trouve utilisé par la digestion ; les hydrates de carbone sont presque intégralement utilisés.

Pois, haricots, lentilles. — Les pois, les haricots et les lentilles tiennent une grande place dans l'alimentation ; voici quelle est leur composition :

	Albumine.	Graisse.	Hydrates de carbone.
Haricots	24.3	1.6	49
Pois	21.1	0.8	61
Lentilles	25.7	1.9	53.5

On voit que toutes ces graines sont plus riches en albumine que la viande ; il est vrai que l'albumine végétale est moins facilement digérée et moins complètement utilisée que l'albumine animale ; on peut donc admettre, dans la pratique, que ces graines équivalent, poids pour poids, à la viande au point de vue de l'alimentation azotée. La réduction en farine et en purée augmente sensiblement leur valeur nutritive. Sous forme de purée encore, elles sont saturées d'eau, ce qui est tout avantage pour la digestion.

Elles représentent un aliment complet ; une personne examinée par Rübner a pu se tenir en équilibre azoté pendant un certain temps avec 520 grammes de pois secs par jour.

Malheureusement, ces légumes secs sont d'une

saveur assez fade, dont on se fatigue aisément et leur volume, après coction, devient trop considérable.

Pommes de terre. — Les pommes de terre ne renferment qu'une quantité très minime d'albumine (2 p. 100). Il en résulte que, pour se nourrir exclusivement de pommes de terre, un adulte devrait en ingérer 5 kilogrammes par jour. Inutile de dire que cela ne se ferait pas sans appeler rapidement des troubles digestifs accentués.

Les pommes de terre ne renferment que 1/5 de leur poids d'hydrates de carbone.

Voici, sous forme de tableau, le résumé des données que nous venons d'exposer.

Viande. — 1/6 de son poids de substances albuminoïdes utilisables par la digestion (1).

Aliments.	Valeur estimée en viande.	Richesse en hydrates de carbone.
Fromages.........	Leur poids.	Presque mille.
Haricots.........		
Pois.............	Leur poids.	Environ la moitié.
Lentilles........		
Riz..............	1/3 de son poids	3/4 de son poids.
Pain.............	1/3 de son poids	La moitié.
Macaroni.........	1/2 de son poids	4/5 de son poids.
Pommes de terre..	1/10 de leur poids	1/5 de leur poids.
Carottes.........	»	1/200 de leur poids.

(1) On admet qu'à quatre parties de viande correspond une partie d'os. C'est de viande désossée qu'il est question ici.

Il faut faire remarquer encore que la proportion indiquée correspond aux morceaux de choix; les bas morceaux sont plus pauvres.

Un œuf de poule correspond à peu près, nous le rappelons, à 25 grammes de viande.

Nous ne donnerons pas la composition des autres légumes, dont la richesse alimentaire est très faible. La carotte peut être considérée comme le plus riche de ceux que nous négligeons; c'est tout dire.

Légumes verts. — Les légumes verts, en particulier, ne renferment qu'une proportion extrêmement faible de substances nutritives. Ils contiennent de l'eau en quantité, de la cellulose, que l'homme ne paraît pas pouvoir digérer, de la matière colorante verte.

Ils ont cependant, quand ils peuvent être supportés, une utilité secondaire, mais réelle; ils servent facilement de véhicule à la graisse, ils apportent la variété dans le régime, ils ont un effet laxatif parfois précieux.

On ne doit les considérer en aucun cas comme pouvant servir de base à l'alimentation ; cela ne peut être ainsi que pour les animaux herbivores, dont le tube digestif est fait pour l'alimentation exclusivement végétale et même exclusivement verte. Pour l'homme, les vrais aliments sont ceux que nous avons énumérés. Il faut y ajouter le lait, qui sera étudié à part.

CHAPITRE III

Il ne suffit pas d'ingérer les aliments, il faut encore les digérer et les absorber. L'expérience montre qu'une assez notable partie des aliments introduits traverse le tube digestif sans être utilisée. Il faut donc en tenir compte et accroître d'autant la ration alimentaire.

Les conditions qui font varier la façon dont les aliments peuvent être utilisés et absorbés sont assez complexes. Il faut tenir compte d'éléments différents, tels que la division, le mode de préparation culinaire, la quantité, le mélange en proportions variables des aliments entre eux.

Certains aliments, les légumes surtout, ne peuvent

être employés qu'en proportion modérée dans l'alimentation, parce qu'ils déterminent de la diarrhée lorsqu'on dépasse une certaine quantité : les carottes par exemple.

Des recherches faites pour mesurer l'utilisation des divers aliments on peut conclure d'une façon générale (1) que l'albumine de la viande, des œufs et du lait est utilisée par l'homme dans la proportion de 97 à 99 p. 100. L'albumine des végétaux est *beaucoup moins bien utilisée* ; la perte par les matières fécales est de 17 p. 100 pour les pois, les haricots, les lentilles, 20 p. 100 pour le riz, 22 p. 100 pour le pain blanc, et presque de 30 p. 100 pour les pommes de terre. Il faut remarquer toutefois qu'on n'a constaté un déchet si considérable que parce qu'on a cherché, dans les expériences, à réaliser une alimentation exclusive par ces divers aliments végétaux. Avec une nourriture mixte, dans laquelle ces aliments n'entreraient que partiellement, la perte serait certainement moins élevée.

Pour les hydrates de carbone, le déchet est plus faible : 3 p. 100 pour les céréales et les légumes, 5 p. 100 pour les pommes de terre, 10 p. 100 pour le pain noir.

La graisse est le plus souvent résorbée jusqu'à

____

(1) Munk, *Die Ernährung*, p. 190.

concurrence de 5 p. 100, à moins qu'elle ne soit ingérée en quantité excessive.

Les données qui précèdent permettront de juger si un régime donné est bien conditionné, tant au point de vue de la quantité que de la proportion des aliments. Grâce à elles, on pourra rectifier facilement une alimentation défectueuse.

En déterminant l'équivalence calorique des aliments, on a pensé rendre le calcul plus exact et plus facile. Il ne faudra pas oublier cependant la proportion que doivent avoir entre eux les éléments fondamentaux : pour 1 d'albumine, il faudra 4 à 5 d'hydrates de carbone et 0,5 à 0,6 de graisse.

Il est plus facile de retenir ces chiffres en les écrivant de la façon suivante :

Graisse	1
Albumine	2
Hydrate de carbone	8

CHAPITRE IV

Les animaux à sang chaud développent une notable
quantité de chaleur ; de plus, ils fournissent une quantité variable de travail mécanique. Or, on sait que la
chaleur peut se transformer en travail, et réciproquement, dans des proportions tou,ours les mêmes,
de telle sorte qu'on a pu calculer l'équivalent mécanique de la chaleur. C'est une des plus belles décou-
vertes de la physique moderne et des plus fécondes.

Cette loi est applicable à l'alimentation et à la
nutrition. La chaleur développée par le corps, le travail qu'il fournit et, peut-être aussi, ses diverses ac-
tivités cellulaires empruntent leurs éléments aux aliments, de même que la machine à vapeur trouve
dans le combustible placé dans son foyer le principe
même de la force qu'elle développe.

Il en résulte qu'on peut calculer en unités de chaleur, en *calories* (1), la valeur des diverses espèces d'aliments. D'un autre côté, on a pu mesurer la quantité de calories dépensées par différents individus dans les vingt-quatre heures.

Les chiffres obtenus sont variables, naturellement, suivant les personnes ainsi étudiées.

Toutefois, au point de vue qui nous occupe, on peut prendre comme moyenne minima le chiffre de 2,000 calories et admettre, par conséquent, que l'alimentation donnée doit être capable de fournir une somme de calories au moins égale à 2,000.

Les aliments des trois ordres doivent conserver entre eux les proportions que nous venons d'indiquer, mais ils doivent en tout cas représenter, au minimum, cette somme de 2,000 calories. Toute ration alimentaire qui reste au-dessous de ce chiffre est insuffisante. Il y a donc là un moyen de contrôle précieux lorsqu'il s'agit d'estimer la valeur d'un régime, étant donné qu'on a déterminé la valeur en calories de l'unité des aliments des trois ordres (2). On admet les équivalences suivantes :

1 gramme d'albumine	4,1	calories.
1 — d'hydrates de carbone	41	—
1 — de graisse	9,3	—

(1) La calorie, nous le répétons, est la quantité de chaleur nécessaire pour élever 1 kilogramme d'eau de 0 à 1 degré.

(2) Rubner, *Zeitschrift für Biologie, passim*, 1883-85-86. — C. von Noorden *Lehrbuch der Pathologie des Stoffwechsels*, 1893.

Nous avons dit, que la ration d'entretien devait être constituée à peu près de la façon suivante :

1° Au repos :

        Albumine...................... 100 grammes.
        Graisse........................ 56   —
        Hydrates de carbone.... . 400 à 450   —

2° Avec un travail modéré :

        Albumine...................... 110 grammes.
        Graisse........................ 56   —
        Hydrates de carbone.......... 500   —

Faisons le calcul en calories, et nous aurons :

1° Au repos :

        Albumine...................... 410
        Graisse........................ 229,6
        Hydrates de carbone.......... 1640   à 1845
                                      ____
                Total.............. 2279,6 à 2484,6.

On voit que ces rations d'entretien satisfont à la loi des calories ; elles sont capables de fournir à l'organisme une quantité suffisante de chaleur.

Nous avons vu que rien ne peut remplacer les substances azotées dans l'alimentation et la nutrition, mais que les hydrates de carbone et la graisse peuvent se substituer les uns aux autres, avec cette réserve que la graisse est d'une digestion beaucoup plus difficile que les hydrates de carbone. Son utilisation possible se trouve ainsi limitée. Il y a là, du reste, une importante question d'accoutumance, puisque les Esquimaux ont un régime exclusivement composé de graisse et de poisson.

On a vu aussi que le pouvoir calorigénique et, par conséquent, dynamogénique de la graisse est plus de deux fois supérieur à celui des hydrates de carbone.

Il est facile d'établir en calories la valeur des différentes substances alimentaires de consommation plus ou moins habituelle et de se rendre compte par là, en pratique, de la valeur réelle de tel ou tel régime.

Le chiffre rond de 2,000 calories, que nous avons admis, est utile au point de vue mnémotechnique; il a pu servir à fixer les idées. Si l'on veut des chiffres plus précis, on les trouvera dans le tableau suivant, que nous empruntons à Rubner, qui s'est en quelque sorte spécialisé dans l'étude de ces questions.

	Dépense totale en calories.	Par kilogramme.
Enfant de 4ᵏ03	368	91.3
— 11.8	966	81.5
— 16.4	1,213	73.9
— 23.7	1,411	59.5
— 30.9	1,784	57.7
— 40.4	2,106	52.1
Homme de 67ᵏ	2,843	42.4

Il est curieux de constater que les enfants dépensent beaucoup plus que les adultes. Cela paraît tenir en grande partie à ce que la surface de leur corps est beaucoup plus étendue, relativement à leur poids. Ils perdent ainsi beaucoup plus de chaleur par rayonnement que les hommes faits, bien que ceux-ci perdent un peu plus de calorique par unité de surface.

Quoi qu'il en soit, on peut admettre qu'*il est nécessaire de fournir par kilogramme d'homme de quoi produire environ 40 calories.* Il serait donc aisé, d'après cela, de calculer la quantité de calories dont a besoin un individu quelconque.

Boas (1) donne, d'après Ch. Jürgensen et Kœnig, le tableau suivant de l'équivalence calorique des substances alimentaires les plus communément usitées :

Lait.

100 grammes de lait naturel..	67,5	calories.
100 — — écrémé.,	39,61	—
100 — de crème.......	214,70	—
100 — de petit-lait.....	41,76	—

Œufs.

1 œuf.....................	80	calories.
50 grammes d'œufs brouillés.	93,8	—
100 — de pain (rôti)...	258,8	—

(1) *Diagnostik und Therapie der Magen Krankheiten,* II; Theil, 1893, p. 220.

100 grammes de biscuit........ 357,8 calories.
100   —   de biscuit anglais. 419,9   —
100   —   de gâteau (cake).. 374   —
50   —   de beurre........ 407   —

Viandes.

100 grammes de viande crue.. 118,95 calories.
100   —   de rôti de bœuf.. 213,8   —
100   —   de côtelettes de
                veau, crues... 142,45   —
100   —   *idem* cuites...... 230   —
100   —   de poulet........ 106,4   —
100   —   de pigeon... .. 99,7   —
100   —   cervelle de veau. 140   —
100   —   ris de veau...... 90,2   —

Poissons.

100 grammes de carpe (pesée
                crue)........ 93   calories.
100   —   de brochet...... 71,75   —
100   —   de barbue....... 100,6   —
100   —   de truite........ 106,4   —
100   —   de saumon...... 133,33   —
100   —   d'huîtres........ 20,5   —
100   —   de morue....... 61,5   —
100   —   de sole........ 95,2   —
100   —   de perche....... 76,1   —

Céréales et légumes.

100 grammes de riz au lait.... 176,1 calories.
100   —   de purée de pom-
                mes de terre
                avec du beurre. 127,4   —
100   —   d'épinards........ 165,65   —
100   —   de carottes...... 41   —
100   —   de purée de hari-
                cots.......... 193   —

    100 grammes de petits pois..... 318   calories.
    100   —   de haricots verts.. 41   —
    100   —   d'asperges....... 18,5   —

Mets farineux.

    100 grammes de gâteau de se-
                moule........ 288,5 calories.
    100   —   omelette soufflée. 236,5   —
    100   —   omelette au jam-
                bon.......... 244,6   —
    100   —   nouilles, macaro-
                ni........... 352,6   —

Compter en calories n'est guère plus exact que de compter en grammes d'albuminoïdes, d'hydrates de carbone et de graisse, comme nous l'avons fait précédemment. Cela a l'air plus scientifique, mais ce n'est guère, au fond, qu'une apparence, puisque l'on ne fait, en somme, que multiplier les mêmes chiffres par un coefficient donné. Cela ne dispense nullement de conserver entre les trois ordres d'aliments la proportion précédemment indiquée.

Il y a, de plus, une cause d'erreur: c'est que l'on compte comme combustible l'albumine destinée à la réparation des tissus. Or, on ne connaît pas la proportion de cette albumine de nutrition cellulaire. Il n'y a donc pas, en résumé, grand avantage, dans la pratique, à calculer en calories ; on peut très bien s'épargner les multiplications que réclame cette façon de faire.

L'évaluation en calories est beaucoup plus à l'usage du physiologiste que du clinicien, et l'exactitude dont les médecins font volontiers parade à ce propos est, en réalité, plus apparente que réelle.

Dans la pratique, il suffit de se rappeler que la graisse équivaut à un peu plus que deux fois son poids d'hydrates de carbone. C'est dans ces proportions que ces deux ordres de substances pourraient se substituer l'une à l'autre. Au point de vue de leur valeur calorique, les hydrates de carbone et les albuminoïdes s'équivalent.

CHAPITRE V

Dans la préparation culinaire des aliments, il faut surtout, au point de vue qui nous occupe, considérer deux éléments : la cuisson et l'assaisonnement.

1° *Cuisson*. — La cuisson a sur les aliments qui lui sont soumis des effets de plusieurs ordres : elle modifie la substance fondamentale et la gangue des matières alimentaires brutes ; elle en modifie aussi d'une façon plus ou moins heureuse la sapidité, ce qui n'est sans influence ni sur l'appétit, ni certainement même sur la digestion.

Nous allons examiner successivement ce qui se passe avec la viande et avec les légumes.

Quel que soit son mode, la cuisson a sur la constitution de la viande deux actions principales :

1° Elle coagule l'albumine ;

2° Elle tend à gélatiniser et à dissoudre la gangue celluleuse.

La coagulation de l'albumine amène le durcissement de la viande. La gélatinisation de la gangue celluleuse tend, au contraire, à la désagréger, à faire par conséquent qu'elle soit plus facilement divisée par la mastication et plus intimement mise en contact avec les sucs digestifs. D'autre part, la gélatine semble devoir être considérée comme jouant vis-à-vis des autres substances albuminoïdes le rôle d'un véritable aliment d'épargne.

Toutefois, cela ne compense pas le durcissement qui résulte de la coagulation de l'albumine des fibres musculaires et des cellules parenchymateuses. De là viennent sans doute les bons effets de la *viande crue*, *hachée* ou *pulpée*, dont la substance musculaire n'a pas été coagulée par le feu. Il faut ajouter aussi que la matière colorante de la fibre musculaire, très voisine de l'hémoglobine par sa composition chimique, n'a pas subi de modification tendant à la détruire. De là, chez les anémiques, les effets toniques si marqués de la viande crue.

L'action de la cuisson sur la viande est, du reste, bien différente suivant qu'elle est bouillie ou rôtie. Examinons ces deux cas.

Viande bouillie. — La viande peut être plongée

dans de l'eau froide que l'on chauffe progressivement, ou directement dans de l'eau bouillante. Dans le premier cas, il se fait un *lavage* de la viande beaucoup plus marqué que dans le second; l'albumine soluble et les sels sont dissous et enlevés. L'albumine dissoute se coagule ensuite sous l'influence de la chaleur; elle remonte à la surface de l'eau, où elle forme une notable partie de l'*écume*. Cette écume est généralement enlevée avec soin, parce qu'elle a le tort, lorsqu'elle est conservée, de troubler le bouillon. Le bouillon écumé est donc moins nourrissant que le bouillon brut. Le lavage enlève aussi l'hémoglobine, les 3/5 de l'acide phosphorique, presque tous les sels de potasse, tout le chlorure de sodium et seulement une minime partie des sels terreux. Une partie de la graisse se liquéfie sous l'influence de la chaleur ; elle tend à venir nager à la surface du bouillon, dont elle forme les yeux.

Lorsque la viande est plongée directement dans l'eau bouillante, elle perd une quantité moins considérable de substances. Il se fait, en effet, par la coagulation de la couche superficielle, une sorte de coque protectrice qui empêche l'albumine soluble, les sels et la graisse de se répandre dans l'eau ambiante en quantité aussi considérable. La viande ainsi bouillie conserve donc des propriétés nutritives plus grandes que la viande plongée dans de l'eau froide et soumise à un échauffement progressif.

Le bœuf bouilli augmente de densité, tout en perdant de son poids, il en perd environ 43 0/0 ; mais, comme cette perte est surtout représentée par de l'eau, il en résulte que la viande bouillie est beaucoup plus *concentrée* que la viande crue ou que la viande rôtie. Elle est plus dure que la viande crue, à cause de la coagulation de l'albumine. Cela la rend moins facile à digérer. Elle a besoin, pour être facilement attaquée par les sucs digestifs, d'être finement divisée, soit naturellement par la mastication, soit artificiellement par voie mécanique.

Viande rôtie. — Le rôti ne perd que 20 à 25 p. 100 de son poids. Ses qualités sont assez différentes suivant le mode de cuisson qu'il a subi. On recommande d'exposer d'abord la viande à un feu vif, de façon à produire à la surface une couche coagulée qui forme comme une coque, comme une enveloppe imperméable, et empêche l'eau et les éléments qu'elle tient en solution ou en suspension de s'échapper.

La chaleur pénètre difficilement dans le centre d'un morceau de viande un peu volumineux. Il est aisé de s'en rendre compte du reste par la considération suivante. A la température de 70°, l'hémoglobine se décompose, et la viande prend une coloration brunâtre. Elle conserve, au contraire, une coloration rouge ou rosée dans les points où cette température n'a pas atteint ce degré.

Les parties bien cuites du rôti se durcissent en vertu de la coagulation de l'albumine. Les parties qui n'ont pas subi cette coagulation restent rouges et tendres; elles ont pris une agréable sapidité. Elles sont bien digérées, à condition d'être bien divisées. Le seul inconvénient de cette cuisson incomplète des parties centrales, c'est que les parasites animaux ou microbiens ne sont pas détruits par la chaleur. De là des dangers de contamination, sur lesquels il n'y a pas lieu d'insister ici.

Quel est donc le degré de digestibilité de la viande crue ou cuite?

On sait que la viande crue, bien divisée, se digère avec une grande facilité ; la seule difficulté, c'est de la faire ingérer sous cette forme.

Uffelmann, qui observait un jeune homme atteint d'une fistule gastrique, a vu que la viande crue était mieux digérée que la viande bouillie ou rôtie.

D'après Rubner, un homme adulte pourrait utiliser complètement de 900 à 1,000 grammes de viande rôtie par jour.

La viande de volailles est plus tendre et plus dépourvue de graisse ; elle est donc plus facilement attaquée par les sucs digestifs.

Les viandes blanches diffèrent surtout des viandes

rouges parce qu'elles renferment moins d'hémoglobine.

Bouillon. — Le bouillon ne contient que 2 p. 100
de substances solides ; il est légèrement acide et
relativement riche en substances extractives :
xanthine, hypoxanthine, créatine, créatinine, etc.
Il tient en solution de l'acide sarcolactique, une
petite quantité de gélatine, une quantité plus ou
moins considérable de graisse et les 4/5 des sels
de la viande (phosphate de potasse, sels terreux, un
peu de chlorure de sodium, des traces d'oxyde de
fer). Il présente aussi des traces de substances sapides
(osmazome).

Les os fournissent, par la moelle, une quantité
élevée de graisse au bouillon et un peu de gélatine.

La valeur alimentaire du bouillon est, on le voit,
très restreinte. C'est une solution de sels et de substances extractives, avec une très minime quantité de
gélatine et une petite quantité de graisse. Il renferme
une quantité relativement élevée de sels de potasse,
auxquels certains auteurs attribuent un pouvoir
toxique plus marqué encore que celui des substances extractives mentionnées plus haut.

Le bouillon ne peut jouer qu'un rôle effacé dans
l'alimentation ; il serait même dangereux dans tous
les cas où il y a un certain degré d'auto-intoxication ;
mais sa nocivité paraît avoir été quelque peu exagérée.

Son principal avantage serait, d'après certains auteurs, d'être un aliment *pepsinogène* (L. Corvisart, Herzen); son absorption avant le repas aurait pour avantage de permettre aux glandes de la muqueuse stomacale de se charger de pepsine. Ces recherches seraient à reprendre avec les moyens actuels d'étude chimique du suc gastrique.

Bouillons concentrés. — L'extrait de viande n'est que du bouillon concentré; d'après une analyse, il renferme 22 gr. 3 p. 100 d'eau, 17 gr. 5 p. 100 de sels et 60 gr. 2 p. 100 de substances organiques. Les matières azotées sont en grande partie représentées par des substances extractives, c'est-à-dire, en somme, par des déchets albuminoïdes, susceptibles de jouer le rôle de toxiques. Si l'extrait de viande n'est qu'un bouillon concentré, il présente à un degré équivalent à sa concentration les inconvénients du bouillon lui-même. Comme celui-ci, il pourra apporter à l'économie des sels utiles, jouer peut-être le rôle d'un peptogène, servir de véhicule agréable à du pain, des pâtes, du tapioca, etc. Il ne faut pas lui en demander davantage; son rôle doit être, en tous cas, tout à fait d'arrière-plan.

Légumes féculents. — La cuisson fait subir aux légumes féculents des modifications considérables. Par une cuisson lente à l'eau tiède, il se produit un gonflement de l'amidon qui fait éclater la coque des grains; cet amidon se transforme partiellement en une sorte d'empois, en absorbant une quantité relativement considérable d'eau. On aide cette action en passant à travers un tamis et en éliminant ainsi les coques et les débris de coques.

Ainsi se préparent les *purées*, qui ont l'avantage considérable de présenter la substance amylacée ou féculente pure ou presque pure, sous une forme très divisée et même en voie de dissolution partielle. Cette préparation culinaire a l'inconvénient d'amener un gonflement marqué de l'amidon ou de la fécule, et de lui donner ainsi un volume considérable. La purée ne renferme guère que 20 à 30 p. 100 de matières solides. Il est vrai de dire que le travail d'hydradation qui s'est ainsi produit à l'extérieur aurait dû se faire à l'intérieur aux dépens des sécrétions- gastro-intestinale et salivaire.

Le gonflement que subissent ces légumes par la coction devient un obstacle sérieux à l'alimentation exclusive par les féculents.

L'utilisation de ces légumes est, nous le répétons à dessein, d'autant plus complète que leur division est plus parfaite. Des recherches entreprises dans ce sens ont montré que les farines de légumes secs préparées au lait et au beurre pourraient être utilisées dans la proportion de plus de 90 p. 100 de leur substance azotée.

L'utilisation des hydrates de carbone est plus grande encore, puisqu'on n'en retrouve guère dans les fèces qu'environ 3 p. 100.

Cette utilisation est à peu près celle que l'on a constatée pour les pâtes diverses : les nouilles, le macaroni, etc.

Assaisonnement. — La préparation culinaire des aliments a non seulement pour but de rejeter les parties peu facilement divisibles, peu facilement digestibles des aliments, de les soumettre à la cuisson, mais encore de les assaisonner.

Dans l'assaisonnement, il faut distinguer le sel et les épices.

Le sel n'est pas seulement un assaisonnement, il est directement nécessaire à l'entretien de la vie, tout au moins, d'après Bunge (1), pour les peuples qui n'ont pas une alimentation purement animale.

Parmi les animaux, les herbivores seuls auraient besoin d'un supplément de sel de cuisine; il n'en serait pas de même des carnivores. Dans tous les pays du monde, les herbivores sont avides de sel; on n'a jamais rien remarqué de semblable chez les carnassiers.

Bunge explique cela par la quantité considérable de potasse que les herbivores absorbent dans leur

(1) *Cours de chimie biologique et pathologique.* Traduction Jacquet; Paris, 1891.

alimentation. C'est pour rétablir l'équilibre dans le sérum sanguin et y maintenir la quantité physiologique de chlorure de sodium que les animaux à nourriture végétale seraient obligés d'ajouter une quantité relativement élevée de sel marin ou de sel gemme à leur alimentation.

De même, pour l'homme, les aliments féculents doivent être salés. Cela serait vrai en particulier pour les pommes de terre, qui sont relativement très riches en potasse.

Les peuplades à alimentation exclusivement animale n'ont aucun besoin de sel. Certaines ont même pour lui une véritable aversion (Bunge). Les peuples sibériens, qui ont à leur disposition de grandes quantités de sel, n'en connaissent pas l'usage. Par contre, les peuplades dont l'alimentation est au moins en partie végétale le recherchent avidement. Elles font, pour s'en procurer, des expéditions lointaines ; elles entreprennent des guerres contre les peuplades voisines.

Des nations qui ignoraient l'usage du sel, tant qu'elles ne vivaient que de la chair des animaux, le recherchent, au contraire, dès qu'elles commencent à faire usage d'une alimentation mixte.

Le besoin de sel serait d'autant plus grand que les substances ingérées sont plus riches en potasse.

Pour rétablir l'équilibre entre la soude et la potasse, il suffirait, d'après Bunge, avec une alimentation mixte, de 1 à 2 grammes de sel par jour. Or, nous en absorbons de 20 à 30 grammes. « En nous nourrissant de viande et de pain sans addition de sel, nous n'éliminons en 24 heures que 6 à 8 grammes de sels alcalins, tandis qu'en mangeant des pommes de terre avec une addition de sel appropriée, plus de 100 grammes de sels alcalins sont excrétés par les reins dans le même espace de temps. »

Bunge se demande s'il n'y a pas inconvénient pour les reins à excréter une quantité aussi considérable de matière minérale.

Il résulte de ce qui précède que, si le sel a une réelle utilité, il ne doit pas être pris en quantité exagérée.

On s'habitue facilement à manger une cuisine plus fortement salée qu'il ne serait nécessaire.

Épices. — Si le sel a une autre utilité que d'exciter l'appétit et de relever la sapidité des aliments, il n'en est pas de même pour les épices de divers ordres, dont on peut considérer l'usage comme tout à fait superflu. Peut-être peut-il être utile, dans certaines circonstances, d'exciter l'appétit et la sécrétion gastrique par les épices. Il est certain toutefois qu'en temps ordinaire c'est chose inutile, et il est à croire que l'irritation quotidienne, répétée, de la muqueuse gastrique par les condiments peut avoir une influence nocive. Cela est certain lorsqu'il y a gastrite. Il est une condition, en tout cas, dans laquelle non seulement l'abus, mais même l'usage des épices doit être complètement interdit : c'est lorsqu'il y a *hypersécrétion gastrique*. Il faut ajouter qu'en cas semblable on fera bien aussi de restreindre au minimum la quantité de chlorure de sodium ingérée, pour ne fournir que le moins possible de matériaux à l'hyperchlorhydrie.

CHAPITRE VI

Eau. — L'organisme renferme une proportion d'eau considérable, qui va, pour les différents tissus, de 75 à 78 p. 100. Le sang en renferme environ 78 p. 100.

Cette eau est en état permanent de déperdition ; il s'en élimine par toutes les voies : par les poumons, la peau, par l'intestin, par les glandes.

C'est l'eau qui apporte aux milieux organiques les substances assimilables, c'est elle qui emporte au dehors les produits solubles de désassimilation et de nutrition. Pour que la vie se maintienne, il faut donc que l'organisme soit traversé constamment par un courant d'eau, il faut que les pertes en eau soient comblées au fur et à mesure qu'elles se produisent. On peut vivre beaucoup plus longtemps sans alimentation solide que sans eau.

Quelle est donc la quantité d'eau nécessaire à l'alimentation ?

Un adulte élimine chaque jour, en moyenne, 2,200 grammes d'eau, au repos (par les urines, les fèces, les poumons). On estime qu'un sixième de cette eau résulte de l'oxydation de l'hydrogène, les cinq autres sixièmes seraient fournis par l'alimentation.

L'alimentation normale comporte ainsi 1,825 grammes d'eau au repos, 2,250 à l'état de travail.

Or, comme la quantité d'eau absorbée est en moyenne de 2,200 à 3,500 grammes (Munk et Uffelmann), on voit qu'il y a presque toujours excès dans la quantité de liquide ingérée. Ces chiffres élevés s'appliquent, il est vrai, à des Allemands, grands buveurs de bière.

On sait que la quantité d'urine éliminée par jour est de 1,200 à 1,400 grammes. Elle dépasse notablement cette quantité lorsqu'il y a eu excès d'ingestion, dans des conditions du reste parfaitement physiologiques.

L'urine est le résultat d'un véritable *lavage de l'organisme*; elle entraîne au dehors une certaine quantité des sels du sang, les produits de la désassimilation des albuminoïdes, principalement sous forme d'urée et d'acide urique, et des substances

toxiques de divers ordres, sels de potasse et leuco-
manïes, acides sulfoconjugués, etc.

On a beaucoup discuté pour savoir quelle influence
a sur la nutrition la quantité d'eau absorbée, si le
m_ouvement d'assimilation et de désassimilation
s'accroît ou diminue lorsque la quantité d'eau fournie
à l'organisme est supérieure à la normale.

Il est, en tout cas, bien démontré que la privation
d'eau a les conséquences les plus graves. Quand
cette diète des liquides est complète, on observe
des troubles nerveux graves, de l'excitation, puis
de la paralysie, et la mort survient avec des accidents d'affaiblissement marqué du cœur.

La restriction de la quantité des liquides produit
un amaigrissement qui a été utilisé par OErtel dans
le traitement de l'obésité.

L'eau est la boisson naturelle de l'homme, mais
il est bien peu de personnes qui ne boivent que de
l'eau. L'homme, sous toutes les latitudes, a tendance à y substituer des boissons plus agréables,
plus sapides et surtout des boissons fermentées,
capables de provoquer une excitation agréable à
faible dose, l'ivresse à dose élevée.

Nous allons passer en revue les boissons les plus
usitées ; mais, auparavant, nous devrons exposer
l'action physiologique de l'alcool, base commune de
toutes les boissons fermentées.

Alcool. — L'action de l'alcool doit être envisagée successivement au double point de vue de son action sur la digestion et sur la nutrition,

On a beaucoup discuté sur l'influence qu'exerce l'alcool sur la digestion (1).

Les anciens auteurs (Gosse, 1760 ; Frerichs, 1846) admettaient que l'alcool excite la sécrétion du suc gastrique. Claude Bernard n'attribua cette action favorable qu'aux petites doses diluées. Buchheim, Brinton, déclarèrent que l'effet de l'alcool était toujours défavorable.

Des recherches récentes ont été faites à l'aide de procédés plus exacts. Les auteurs ont été unanimes à reconnaître que l'alcool, en forte quantité, arrête les digestions artificielles. Il précipite, en effet, la pepsine. Sur l'homme, les résultats ont été beaucoup moins nets, beaucoup plus variables.

Ch. Richet a constaté une augmentation de l'acidité du suc gastrique ; Kretschy, un ralentissement de la digestion, même lorsque l'alcool était donné en petite quantité. Pour Buchner, la bière et le vin, en quantité moyenne, ralentissent le processus digestif.

Des recherches plus complètes de Wolff et de Gluzinski (2), il résulterait que l'action de l'alcool présente deux phases successives : une première

(1) Boas, *Allgemeine Diagnostik und Therapie*, 1890, p. 262.
(2) *D. Arch. f. klin. Med.*, Bd XXXIX, p. 405, 431.

d'arrêt, due à la précipitation de la pepsine; une seconde d'accélération, due à l'excitation de la sécrétion du suc gastrique. La quantité d'acide chlorhydrique serait alors quelquefois deux ou trois fois plus considérable que la quantité constatée chez les mêmes malades, en dehors de l'action de l'alcool.

Pour Klemperer, au contraire, l'alcool agirait surtout en excitant la motricité (1).

Peut-on tirer une indication commune de ces travaux? Ce qui paraît le plus vraisemblable, c'est que l'alcool à faible dose n'est pas nuisible à la digestion. On peut donc en permettre l'usage, à condition qu'il soit pris en quantité modérée et sous forme diluée.

Un grand nombre de personnes ont l'habitude, pour favoriser la digestion, de prendre un verre de liqueur forte après le repas. L'expérience démontre que beaucoup d'entre elles le font pendant de longues années sans inconvénient appréciable. Il ne faut pas oublier cependant qu'il y a là, pour la muqueuse gastrique, une cause d'irritation qui peut être nuisible à tous ceux qui sont menacés, pour une raison quelconque, soit de gastrite, soit d'hypersécrétion. Dans les cas de stase gastrique, il faut songer aussi

(1) *Zeitschr. f. klin. Med.*, Bd XVII.

que l'alcool peut subir, dans une certaine mesure, la fermentation acétique.

L'action de l'alcool sur la digestion intestinale est complètement inconnue.

Il n'agit pas seulement sur la digestion gastrique, il exerce aussi une certaine influence sur le système nerveux et sur la *nutrition*. Il peut ainsi contribuer, chez les gens prédisposés, à l'établissement d'états diathésiques qui, à leur tour, retentiront sur la digestion : il n'y a rien de simple en biologie.

A petites doses, l'alcool agit comme un aliment d'épargne, il diminue l'élimination des substances azotées. En s'oxydant directement, il amène une épargne de la graisse; la tendance à l'obésité est, on le sait, fréquente chez les personnes qui font un usage régulier de l'alcool.

A dose élevée, il y aurait, au contraire, élimination exagérée des déchets azotés, mais la graisse serait encore épargnée. Le résultat de cette double action serait l'engraissement par surcharge adipeuse interstitielle et par dégénérescence des éléments albuminoïdes cellulaires.

Signalons, pour terminer, l'effet particulièrement nuisible des alcools d'atomicité supérieure, alcools d'industrie qui tendent, malheureusement, à se substituer dans des proportions de plus en plus grandes aux alcools naturels (Dujardin-Beaumetz et Audigé).

Les essences qui donnent leur saveur spéciale à l'absinthe, l'anisette, la chartreuse et les autres liqueurs analogues, sont douées de propriétés toxiques particulières très intenses, ainsi que l'ont bien démontré M. Lancereaux, par l'observation clinique, et MM. Cadéac et Meunier, par l'expérimentation.

L'alcool entre dans la constitution de toutes les boissons fermentées, mais il s'y rencontre allié à d'autres substances douées elles-mêmes d'une action particulière. Les boissons fermentées méritent, du reste, d'être étudiées individuellement, ce que nous allons faire sommairement.

Vin. — La principale est le vin. La composition du vin est très complexe ; la liste des substances que l'analyse chimique peut y rencontrer est extrêmement longue, mais beaucoup d'entre elles ne sont qu'à l'état de traces. Nous allons examiner seulement les principales d'entre elles : l'alcool, l'acide tartrique et les tartrates, le tannin, l'acide succinique, la glycérine et l'acide carbonique.

La proportion d'alcool éthylique est variable suivant la provenance des vins ; elle est environ : de 8 p. 100 en volume, pour le vin du Midi ; de 9 p. 100, pour le vin de Bordeaux ; de 11 p. 100, pour le vin de Bourgogne.

Les vins sucrés, les vins d'Espagne, par exemple,

atteignent jusqu'à 20 et 24 p. 100 d'alcool en volume.

Il s'agit ici seulement de l'alcool naturel, l'alcool éthylique. Le vin naturel ne renferme que des traces des alcools supérieurs ; il n'en est pas de même des vins *travaillés* et des vins de pure fabrication industrielle, qu'on additionne surtout des alcools supérieurs que le commerce fournit à bas prix. Or, ces alcools sont beaucoup plus dangereux que l'alcool éthylique.

Le vin français renferme de 2 à 4 grammes de crème de tartre et une faible quantité d'acide tartrique libre par litre.

Il contient de 1 gr. 50 à 2 grammes de tannin. Le vin blanc en renferme de 0 gr. 65 à 0 gr. 70.

L'acide succinique atteint en moyenne 1 gr. 50.

La glycérine, 6 à 7 grammes par litre ; elle représente donc un élément important du vin naturel.

L'acide carbonique existe en quantité notable dans certains vins de fabrication spéciale, surtout dans le vin de Champagne.

L'acidité du vin rouge est très élevée ; elle est estimée, en acide sulfurique, de 4 à 6 p. 1000. Elle est à peu près moitié moindre pour le vin blanc.

Le vin blanc diffère donc surtout du vin rouge, d'une façon générale, par sa moindre teneur en tannin et son acidité plus faible ; c'est sans doute à cette double propriété qu'il doit d'être généralement beaucoup mieux supporté par les dyspeptiques que le vin rouge.

A notre époque, il devient de plus en plus difficile de se procurer du vin rouge qui n'ait pas été *travaillé;* au point de vue de l'hygiène et de la thérapeutique, il faut compter sur cet élément.

Voici, en quelques mots, en quoi consistent les principales de ces manipulations et leurs conséquences.

Par le *vinage*, on ajoute au vin la quantité d'alcool qui lui manque pour se conserver, ou bien on y ajoute assez d'alcool pour qu'il atteigne le degré maximum que permettent la douane et les octrois.

Une fois introduits en France et à Paris, par exemple, ces vins, qui n'ont servi que de véhicule à l'alcool, pour frauder le fisc, sont dédoublés avec de l'eau, ce qui force à y ajouter une quantité plus ou moins élevée de matière colorante.

L'alcool du vinage est souvent d'origine industrielle et de mauvaise qualité.

Le *plâtrage* consiste dans l'adjonction d'une certaine quantité de plâtre, c'est-à-dire de sulfate de chaux. Le résultat est de précipiter le bitartrate de potasse. Le vin prend une belle couleur vermeille, il se conserve plus longtemps et résiste mieux aux maladies.

Malheureusement, il reste en solution du sulfate de potasse et une certaine quantité d'acide sulfurique libre, tous deux très nuisibles pour l'estomac.

Le *salicylage* consiste à ajouter une certaine quantité d'*acide salicylique* pour assurer au vin une plus longue conservation.

Nous laissons de côté d'autres variétés de fraudes, en particulier les diverses manipulations employées pour combattre certaines maladies du vin.

Bière. — Pour fabriquer la bière, on fait germer de l'orge, ce qui transforme l'amidon en dextrine, en maltose et en glucose.

On moud cet orge et on y ajoute, en brassant fortement, une certaine quantité de décoction chaude de houblon.

Le liquide résultant de cette opération est livré ensuite à la fermentation alcoolique. Tel est le principe de la fabrication honnête de la bière. Malheureusement, elle est soumise aussi très souvent à des *adultérations* qui ont pour but de diminuer frauduleusement son prix de revient, ou à des manipulations destinées à assurer sa conservation et son transport.

La bière ne renferme que de 3 à 6 p. 100 d'alcool; 1 à 1,3 de sucre et de 3 à 5 de dextrine.

Il faut y ajouter de 0,4 à 0,8 de substances albuminoïdes.

D'après cela, on peut voir qu'un litre de bière de

cette composition (bière allemande) renferme à peu près *un huitième* des hydrates de carbone nécessaires à l'alimentation.

Elle possède aussi une petite quantité de substances toxiques spéciales, venues du houblon ; elles ne prennent d'importance que lorsque la bière est absorbée en quantité considérable.

Cidre. — Produit de fermentation des pommes et des poires, le cidre est une boisson très usitée dans certaines régions. Il renferme de 50 à 70 parties d'alcool p. 1000, en volume, une certaine quantité de sucre, d'acide malique, d'acide succinique, de glycérine. Il est beaucoup moins nourrissant que la bière et il est sujet à autant de sophistications que le vin.

Café et thé. — Le café et le thé ont un principe commun, la *caféine* ou *théine*, dont il importe de connaître l'action. On a dit qu'elle agissait comme aliment d'épargne ; mais cela n'est pas démontré. D'après Voit, l'ingestion de caféine ne modifie nullement la quantité d'azote excrétée. On a depuis prétendu que, loin de la diminuer, elle l'augmente. Ce qu'il y a de certain, c'est que la caféine est un excitant nerveux très puissant. Elle favorise le travail intellectuel et aide beaucoup à résister à la fatigue physique.

Il est très curieux que des peuples très éloignés les uns des autres aient introduit instinctivement

dans leur alimentation, à titre de toniques, des substances de provenance diverse qui toutes renferment
de la caféine : le thé, le café, le chocolat, la kola, la
paulinia, le maté. Il est très curieux aussi que la
caféine soit très voisine, par sa constitution chimique,
d'un des produits de désassimilation azotée qui se
rencontrent normalement dans l'économie : la xanthine.

Eaux minérales. — Au point de vue qui nous
occupe actuellement, celui de l'alimentation normale, on peut diviser les eaux minérales en trois
catégories, suivant qu'elles sont indifférentes, acidulées ou alcalines.

Les eaux *indifférentes* sont très nombreuses ; ce
sont toutes celles qui ne sont pas assez fortement
minéralisées pour que cela puisse les différencier des
bonnes eaux de source d'usage commun ; telles sont,
parmi les plus connues, les eaux d'Évian, de Contrexéville, de Vittel et d'Alet.

Ces eaux ont l'avantage d'être pures et de s'absorber facilement.

Les eaux acidulées sont plus ou moins riches en
acide carbonique. L'effet exact de ce gaz sur la
digestion est encore mal connu.

Il est possible qu'il excite la motilité gastrique.
En tout cas, il rend ces eaux beaucoup plus agréables
et plus rafraîchissantes.

D'après Penzold (1), elles excitent aussi la contractilité de l'estomac, car elles y séjournent moins longtemps que l'eau non gazeuse.

Les eaux alcalines le sont faiblement, comme l'eau de Pougues, qui renferme surtout des sels calcaires, ou fortement, comme l'eau de Vals et l'eau de Vichy, qui renferment, en moyenne, de 4 à 5 grammes de bicarbonate de soude par litre.

Il est certain que, à strictement parler, les eaux alcalines ne rentrent pas dans l'alimentation normale; mais elles sont si souvent ordonnées, si souvent prises sans ordonnance, elles font si souvent partie du régime des dyspeptiques, qu'il était tout indiqué de leur donner place ici, dans cet exposé sommaire, qui n'est qu'une introduction à l'étude du régime des dyspeptiques.

Rechercher l'action spéciale des eaux minérales alcalines, cela équivaut, en somme, à rechercher l'action du bicarbonate de soude à faible dose.

Il résulte des recherches de Gilbert (2), de Linossier et Lemoine, que le bicarbonate de soude à faible dose, donné à jeûn ou au moment même de l'ingestion des aliments, provoque une augmentation de la sécrétion de l'acide chlorhydrique. Cela paraît plus

(1) *D. Arch. f. klin. Med.*, Bd VI, 1893.
(2) Société de Biologie, 1893.

marqué encore lorsque le sel alcalin est donné à jeûn, un certain temps avant le repas.

Administré à la dose de 4 à 6 grammes par jour, le bicarbonate de soude agit donc comme un excitant de la sécrétion chlorhydropeptique.

A cela sans doute ne se borne pas son action. En effet, sous son influence, on verrait augmenter l'urée éliminée par les urines et diminuer l'acidité de ce liquide. Cela, il est vrai, peut être dû en grande partie à l'action du sel alcalin sur la muqueuse stomacale.

Il n'en est pas moins vrai que l'eau de Vichy et l'eau de Vals ont sur les goutteux une action très heureuse. Raison de plus pour les donner à beaucoup de dyspeptiques qui sont en même temps des arthritiques.

Il résulte aussi de ce qui précède que les eaux alcalines ne doivent pas être données aux hyperchlorhydriques ; pour faire usage chez eux des sels alcalins, il faut les donner à des doses élevées qui ne cadrent pas avec ce mode d'administration. L'usage des eaux alcalines en boisson équivaut forcément à l'administration de petites doses répétées de bicarbonate de soude.

Ces eaux peuvent, au contraire, être très utiles aux hypochlorhydriques, auxquels on pourra les donner soit avant, soit pendant le repas. C'est un

bon moyen de stimuler l'appétit, d'exciter la sécrétion de l'acide chlorhydrique et de diminuer l'acidité de fermentation.

Elles auraient aussi l'avantage de combattre l'acidité des milieux organiques, commune, d'après des
recherches récentes, aux arthritiques et aux neurasthéniques (1). Or, le plus grand nombre des dyspeptiques atoniques et hypochlorhydriques sont en
même temps soit des neuro-arthritiques, soit des
neurasthéniques.

(1) R. Vigouroux, *Neurasthème et Arthritisme*, 1893.

CHAPITRE VII

RÉPARTITION EN REPAS DE L'ALIMENTATION QUOTIDIENNE

Le plus souvent en France, il est fait trois repas : un premier déjeuner quelque temps après le lever, un second déjeuner vers onze heures ou midi, et le dîner vers sept heures du soir.

Dans nos habitudes de civilisation, cette division est utile et commode. Les animaux et les sauvages mangent sans réserve quand ils en trouvent l'occasion; les excès sont atténués par de longues périodes de privation et par l'absence d'une cuisine savante.

Prise en une seule fois, la masse alimentaire que représente la ration quotidienne serait trop considérable et amènerait une surcharge de l'estomac; de plus, la digestion en serait plus difficile et plus imparfaite.

On sait aussi qu'un jeûne prolongé produit chez beaucoup de personnes une sensation particulière de vide et de malaise, suivie, au contraire, d'une sensation de turgescence, de pesanteur et de conges- tion, lorsqu'après cette trop longue période d'ina- nition il est fait un repas trop copieux.

J. Ranke a montré que, lorsqu'on absorbait d'un seul coup une grosse ration de viande, on pouvait retrouver dans les fèces 12 p. 100 de substances sèches. Si la même quantité de viande est répartie en trois fois, ce résidu tombe à 5 p. 100.

L'urée correspondante s'élimine assez rapide- ment après l'ingestion de la viande ; il en résulte qu'en éloignant trop les heures de prise des substances albuminoïdes, il y aurait chaque jour un certain temps pendant lequel la désassimilation se ferait aux dépens exclusifs des tissus de l'organisme. Il est à croire que cette désassimilation ne serait pas sans dommage.

Un autre inconvénient des repas très abondants est de faciliter d'une façon plus grande les fermen- tations secondaires, soit dans l'estomac, soit dans l'intestin, ce qui devient une cause d'irritation locale et, par auto-intoxication, d'accidents à distance.

Les recherches physiologiques entreprises dans ce sens tendent à démontrer que la répartition de l'ingestion des aliments en trois repas est tout à fait logique et qu'elle doit être conservée.

Doivent-ils être répartis de la façon habituelle, et conserver vis-à-vis les uns des autres les proportions quantitatives qu'on leur attribue habituellement?

Le premier déjeuner succède à la période du repos nocturne, pendant lequel les dépenses organiques ont été réduites au minimum ; il est donc naturel qu'il-ne-soit-pas trop considérable. A midi, au contraire, il y a déjà à réparer les pertes subies dans la matinée et à subvenir encore à celles qui correspondront à la période active de l'après-midi. Il doit donc être plus considérable. Celui du soir le sera un peu moins, parce qu'il précède le repos de la nuit. En se basant sur ces considérations, on a donné la formule suivante :

Le premier déjeuner représentera le 1/6 de l'alimentation ;

Le deuxième déjeuner représentera les 3/6 de l'alimentation ;

Le dîner représentera les 2/6 de l'alimentation.

Cette répartition s'applique surtout, on le voit, aux travailleurs manuels. Convient-elle également au même titre et au même degré aux travailleurs de la pensée? La chose peut être contestée. Ceux qui ont à fournir l'après-midi un travail intellectuel un peu actif se trouvent beaucoup mieux de faire un second déjeuner assez léger. Il y a donc certaines situations individuelles dont il faut tenir compte.

Ceux qui ont à subvenir à des dépenses organiques considérables, comme les nourrices, qui donnent une somme de travail corporel considérable, comme les ouvriers, les soldats en campagne, par exemple, doivent avoir des repas d'autant plus rapprochés que les pertes qu'ils subissent sont plus importantes.

Les repas doivent être aussi plus rapprochés chez les enfants, à cause des nécessités de la croissance et des dépenses relativement plus fortes de leur organisme, qui produit, par unité de poids, une plus grande quantité de calories que les adultes.

CHAPITRE VIII

Quelle est l'influence de l'exercice sur la digestion? C'est là une question bien souvent soulevée, insuffisamment tranchée encore, qu'il importe de considérer sous ses divers aspects.

D'une façon générale, il n'est pas douteux que l'exercice facilite la nutrition.

Il favorise l'oxydation et la transformation des substances alimentaires, il augmente la vitalité de l'organisme. Les pertes ainsi subies demandent à être réparées ; de là, l'augmentation de l'appétit et, sans doute comme phénomène parallèle, une sécrétion plus intense des sucs digestifs. Les gens de profession sédentaire sont, on le sait, très sujets à la constipation, et la constipation devient par elle-même une cause de dyspepsie. Elle aggrave toujours, en tout cas, les diverses formes de la dyspepsie.

Tout le monde est d'accord sur ce point. Les divergences commencent lorsqu'il s'agit de décider à quel moment doit être pris l'exercice et quel doit en être la forme et la mesure.

Doit-on immédiatement après le repas prendre de l'exercice ou, au contraire, se reposer? Est-il sain ou malsain de dormir après avoir mangé?

Les nourrissons et les animaux, on le sait, dorment après avoir mangé, et ceux-ci d'autant plus profondément qu'ils sont mieux repus.

Beaucoup de personnes ont de la somnolence après les repas, surtout après les repas copieux. Lorsqu'elles y cèdent et qu'elles dorment un peu, elles éprouvent souvent au réveil une sensation de malaise et de torpeur, parfois même de mal de tête qui ne se dissipe que difficilement. Elles se trouvent mieux souvent de faire après le repas une petite promenade.

D'autres, au contraire, se trouvent très bien de dormir un peu après avoir mangé, de faire une sieste régulière, ou seulement de se tenir étendus sur le lit ou sur une chaise longue. Cette période de repos, de tranquillité est nettement favorable dans certains cas.

Elle a, chez quelques-uns, un inconvénient : c'est de leur permettre de penser trop à eux-mêmes, de s'observer d'une façon trop minutieuse, en l'absence de toute autre occupation. Pour eux, la promenade ou quelque jeu exigeant la station debout ou la marche sont plus favorables.

On voit donc qu'il faut tenir compte, dans une large mesure, des conditions individuelles. Nous ne croyons pas qu'on puisse donner ici une formule unique applicable à tous les cas indistinctement. Une chose que l'on déconseillera en tout cas, c'est un exercice violent après le repas.

Tels sont les enseignements fournis par l'observation purement empirique. Les observateurs ont cherché à trancher cette question par l'expérimentation. Les conclusions toutefois ne sont pas univoques.

Nous empruntons à von Noorden (1) les renseignements qui vont suivre.

Pour Forster, la durée de la digestion pour les différents aliments est la même au repos et pendant le travail. Cohn, au contraire, a constaté un ralentissement de la digestion chez les chiens qu'il faisait courir immédiatement après le repas.

Dans des expériences analogues, Salvioli est

______

(1) *Lehrbuch der Pathologie des Stoffwechsels*, 1893, p. 37.

parvenu à cette conclusion que, sous l'influence d'un travail musculaire fatigant, il y a diminution de la sécrétion de l'acide chlorhydrique dans l'estomac, mais passage plus rapide des aliments dans l'intestin. Les recherches de Spirig aboutissent, pour l'homme, à des conclusions analogues. Sous l'influence du repos après le repas, il voyait augmenter la quantité de l'acide chlorhydrique, mais l'estomac était plus lent à se vider ; plus le travail musculaire était actif, plus la sécrétion chlorhydrique diminuait et plus vite se vidait l'estomac.

Ces expériences sont certainement intéressantes, mais elles n'ont pas été faites avec une technique suffisante et elles n'éclairent, en somme, qu'un des côtés de la question, la façon d'être de la digestion intra-stomacale. Il est plus important de rechercher comment sont *utilisés* les aliments.

Pour Grandeau et Leclerc, les chevaux au travail utilisent moins bien les substances organiques que pendant les périodes de repos. Wolff, sur les mêmes animaux, n'a trouvé aucune différence.

D'après Rosenberg, les chiens, qu'ils soient au repos ou qu'ils fournissent un travail musculaire considérable pendant le cours de la digestion gastrique, résorbent tout aussi bien la graisse et les substances albuminoïdes. Il en serait, semble-t-il, de même pour l'homme. Avec le même régime, Krum-

macher a trouvé, après six jours de repos au lit,
1 gr. 005 d'azote dans les matières fécales, et après
sept jours d'ascension en montagne une quantité
très voisine, 1 gr. 17.

DEUXIÈME PARTIE

RÉGIMES. PRÉPARATIONS ALIMENTAIRES SPÉCIALES. CURES. ALIMENTATION ARTIFICIELLE

CHAPITRE PREMIER

LAIT ET SES DÉRIVÉS

Le lait. — Dans cette étude, il est naturel de donner la première place au lait, d'un si grand usage, d'une si grande utilité dans le traitement des diverses variétés de la dyspepsie. Il sera tout d'abord question du lait lui-même, puis des préparations qui en dérivent.

La densité du lait oscille de 1030 à 1034, suivant les espèces animales (1).

Chez la femme et chez la vache, cette densité

(1) A. Gautier, *Cours de Chimie*, 1892, p. 709.

oscille de 1028 à 1034. On n'est pas encore absolument d'accord sur la réaction du lait frais, avant qu'il ait encore subi la fermentation lactique.

Les uns l'ont donné comme acide, les autres comme alcalin.

Il semble, en réalité, qu'il soit légèrement acide immédiatement après la traite, grâce à la présence d'une certaine quantité d'acide carbonique dissous, et qu'après l'évaporation de cet acide il devienne légèrement alcalin, grâce à la présence du phosphate basique de soude. Le lait des carnivores serait toujours acide.

On sait, depuis Leuwenhœck, qu'il consiste en un plasma transparent qui porte en suspension de petits globules de graisse. Ce sont eux qui lui donnent son opacité. Les globules de graisse, sous l'influence du simple repos, du refroidissement, de l'agitation centrifuge, ont tendance à se réunir pour former la *crème*. Celle-ci, battue de façon à rompre les globules graisseux, s'agglomère de façon à produire le *beurre*.

Le lait contient de 79 à 80 p. 100 d'eau, 1,5 à 8,6 d'albumine, de 1,5 à 8 de corps gras, de 2,5 à 8,5 de sucre de lait et de 0,20 à 0,50 de sels divers (1).

Il présente donc une assez grande variété de

(1) A. Gautier, *loc. cit.*, p. 711.

composition lorsque l'on prend en bloc les différentes espèces animales.

Dans la même espèce, il y a encore des variétés assez étendues, suivant les individus, l'alimentation, l'état de santé.

Les chiffres suivants vont montrer cette différence de composition pour des laits usités dans l'alimentation de l'homme :

Eau.

Femme (Christenn)	87,20
— (Fery)	87,10
— (Filhol et Joly)	87,80
Vache (Filhol et Joly)	86,13
Anesse	90,12
Jument	82,80
Chèvre	79,10

Caséine et autres albumines.

Femme (Christenn)	1,90
— (Fery)	1,95
— (Filhol et Joly)	2,17
Vache (Filhol et Joly)	4,92
Anesse	2,03
Jument	1,64
Chèvre	8,69

Corps gras.

Femme (Christenn)	4,30
— (Fery)	4,20
— (Filhol et Joly)	4,50
Vache (Filhol et Joly)	4,05
Anesse	1,55

Jument............................... 6,87
Chèvre............................... 8,55

Sucre de lait.

Femme (Christenn).................... 6
— (Fery)........................ 7,37
— (Filhol et Joly)............. 5,50
Vache (Filhol et Joly).............. 5,50
Anesse.............................. 5,80
Chèvre.............................. 2,70

Sels divers.

Femme (Christenn)................... 0,28
— (Fery)....................... 0,21
— (Filhol et Joly)............. 0,18
Vache (Filhol et Joly).............. 0,40
Anesse.............................. 0,50
Chèvre.............................. 0,32

Il est facile, d'après ces chiffres et malgré les écarts qui existent dans les analyses fournies par les divers auteurs, de voir en quoi diffèrent les uns des autres les divers laits en question.

Le lait de vache est notablement plus riche en substances albuminoïdes que le lait de femme ; il en renferme environ le double.

Le lait d'ânesse est à peu près équivalent, à ce point de vue, au lait de femme ; le lait de chèvre renferme deux fois plus de substances albuminoïdes que le lait de vache et quatre fois plus que le lait de femme.

Le lait de vache est à peu près égal au lait de

femme au point de vue de sa richesse en corps gras ;
le lait d'ânesse en renferme plus de deux fois
moins, le lait de chèvre deux fois plus.

Le lait de vache semble avoir un peu moins de
sucre de lait que le lait de femme ; le lait d'ânesse
est en cela équivalent au lait de vache ; le lait de
chèvre ne renferme que la moitié du sucre de lait
que contient le lait de femme.

Il est fort important, pour la pratique, de savoir
combien il est nécessaire de prendre de lait pour
satisfaire aux exigences de la ration d'entretien.
C'est un calcul facile à établir.

La ration d'entretien doit apporter, nous l'avons
dit :

1° Pour un adulte de poids moyen, au repos :

Albumine.....................	100 grammes.
Graisse.....................	56 —
Hydrates de carbone.....	400 à 450 —

2° Avec un travail modéré :

Albumine.....................	110 grammes.
Graisse.....................	56 —
Hydrates de carbone...........	500 —

D'après cela, il est facile de voir que, pour obtenir
en chiffres ronds la quantité voulue d'hydrates de
carbone, il serait nécessaire de boire, au repos :
8 litres de lait de vache, 7 à 8 litres de lait
d'ânesse, 16 litres de lait de chèvre.

Avec ces chiffres, beaucoup trop élevés pour être tolérés sans inconvénient par l'estomac, on aurait une quantité excessive de graisse et de substances azotées.

La graisse, on le sait, peut, dans la mesure de sa digestibilité, compenser l'insuffisance des hydrates de carbone; elle a même l'avantage de fournir deux fois plus de calories que ceux-ci, à poids égal; mais pour cela il faut que la graisse soit utilisée. L'expérience montre, du reste, qu'un régime exclusivement lacté est insuffisant, alors même que, théoriquement, il devrait fournir à l'organisme la quantité normale de calories.

Prenons la question par un autre côté. Les médecins s'accordent à fixer à 3 ou 4 litres la dose du lait nécessaire par jour dans le régime lacté complet. Quelle ration d'entretien cela donne-t-il?

	3 litres	4 litres.
Albuminoïdes	147	197 grammes.
Graisse	121	161 —
Hydrates de carbone	165	220 —

Il y a donc dans ce régime un léger excès de substances albuminoïdes, un excès plus marqué de graisse et un notable déficit en hydrates de carbone.

A raison de 675 calories par litre de lait, on obtient : avec 3 litres, 1925; avec 4 litres, 2400. A en juger par ces chiffres, on devrait considérer 3 à

4 litres de lait comme un régime complet. Il n'est en réalité suffisant, et d'une façon passagère, que pour des personnes au repos absolu. Les personnes saines, soumises à un semblable régime, ne tardent pas à maigrir et à s'affaiblir; c'est quelquefois le contraire chez les malades, les dyspeptiques surtout, ce qui prouve qu'ils utilisent mieux le lait qu'ils n'utilisaient les autres aliments.

Le réigme lacté exclusif est donc, en réalité, un régime d'amaigrissement. Le régime lacté mixte est, au contraire, un régime d'engraissement. C'est qu'en effet il apporte à l'alimentation une notable quantité de graisse, d'autant plus facilement digérée et absorbée que précisément elle se trouve en minime quantité et parfaitement émulsionnée.

Digestion du lait. — Voyons comment se comporte le lait ingéré. Il ne tarde pas à se coaguler, non par le fait de l'acide lactique, comme on le croyait autrefois, mais sous l'influence de la *présure* que renferme l'estomac humain, ainsi que l'a démontré Hammarsten *(ferment lab)*. Il faut citer encore, sur la présure humaine, les recherches d'Arthus et Pagès. La présure coagule le lait, dans un milieu alcalin, beaucoup plus facilement en présence des sels de chaux. De là sans doute l'avantage qu'il y a à ajouter au lait une petite quantité d'eau de chaux. Elle suffit pour alcaliniser légèrement le lait et, le plus

souvent, le milieu gastrique ; elle fournit, d'autre part,
la quantité de calcium voulue pour que se produise
la combinaison chimique d'où résulte la coagulation
de la caséine.

Chez les hypochlorhydriques, on pourra ajouter
au lait une petite quantité de bicarbonate de soude,
en même temps qu'un peu d'eau de chaux. Elle aura
l'avantage d'assurer immédiatement l'alcalinisation
du milieu stomacal et de provoquer plus tard une
sécrétion plus abondante d'acide chlorhydrique (Gilbert, Linossier et Lemoine). La coagulation du lait
se fera ainsi dans de bonnes conditions, et, plus
tard, l'acide chlorhydrique sécrété rendra plus facile
la peptonisation du coagulum.

Chez les hyperchlorhydriques, il ne conviendra pas
de mélanger au lait cette petite quantité de bicarbonate de soude, pour ne pas exciter la sécrétion de
l'acide chlorhydrique, trop active déjà ; on donnera,
au contraire, des doses élevées d'alcalins, tardivement, lorsque la douleur se fera sentir.

Le lait de femme se coagule sous forme de petits
caillots très ténus ; le lait de vache donne, au contraire, un caillot volumineux, compact et d'une digestion parfois difficile. On peut remédier à cela en
faisant prendre le lait par très petite quantité à la
fois. Le lait stérilisé aurait l'avantage de donner
lieu à de fins caillots, beaucoup plus facilement

attaqués par les sucs digestifs qu'un caillot volumineux et compact.

D'après de Beaumont, Gosse, Ch. Richet, le lait
quitterait rapidement l'estomac, aubout d'une heure
à peu près.

Pour Reichmann, cette évacuation serait beaucoup plus tardive, un peu plus rapide avec le lait
bouilli qu'avec le lait cru. Après ingestion de
300 centimètres cubes de lait, l'évacuation ne serait
complète, dans le premier cas, qu'au bout de deux
heures et demie, au bout de trois heures seulement
dans le second.

L'albumine et la caséine sont en partie peptonisées dans l'estomac, mais une grande partie de leur
digestion se fait surtout dans l'intestin. Les recherches chimiques faites sur la digestion dans l'estomac n'ont donc qu'une importance relative.

La clinique a depuis longtemps démontré les bons
effets du lait dans les différents modes de la dyspepsie, dans l'ulcère rond, où il a été tout d'abord
préconisé par Cruveilhier lui-même, dans le cancer
de l'estomac. Or, ce sont là, on le sait maintenant,
des maladies dans lesquelles la composition du suc
gastrique varie dans des sens diamétralement opposés.
L'ulcère rond est sous la dépendance de l'excès de
l'acide chlorhydrique, de l'hyperchlorhydrie ; dans
le cancer de l'estomac, il y a, au contraire, dans la

majorité des cas, diminution notable de l'acide chlorhydrique, hypochlorhydrie.

Les bons effets du lait dans ces conditions opposées montrent qu'il est capable de s'accommoder à
elles.

Dans l'ulcère rond et l'hyperchlorhydrie légère, le
régime lacté suffit souvent pour faire disparaître les
douleurs et pour amener la guérison. C'est qu'en
effet il excite fort peu la muqueuse stomacale ; aussi
voit-on l'acide chlorhydrique libre diminuer et
même disparaître. C'est un fait que j'ai pu constater
personnellement, comme divers autres observateurs.

Cela n'empêche pas qu'il y ait, dans ces conditions, d'après M. Hayem (1), augmentation de la
quantité d'acide chlorhydrique en combinaison avec
les substances albuminoïdes. J'ai tendance à croire,
pour ma part, que la facile évacuation du lait a plus
d'importance que sa digestion gastrique, à condition
cependant que l'intestin soit normal. Malgré cela, il
est rassurant de savoir que, même dans des conditions
défectueuses de chimisme gastrique, la digestion du
lait tend à se faire dans l'estomac mieux que celle
du pain, par exemple, que l'on prend comme type,
malgré ses grands défauts, dans le repas d'épreuve
des dyspeptiques.

Une stase stomacale marquée constitue la condi-

____

(1) *Leçons de thérapeutique*, t. IV, p. 322.

tion la plus défectueuse pour la bonne digestion du lait, comme de tous les autres aliments du reste. Elle favorise, en effet, la production d'une abondante fermentation lactique et, peut-être, dans les cas d'hyperchlorhydrie, la formation, aux dépens des albuminoïdes, des albumines toxiques auxquelles MM. Bouveret et Devic attribuent la tétanie.

Comment remédier à cela? Il faut donner le lait par petites quantités, surtout lorsqu'il y a hyperchlorhydrie; il faut pratiquer régulièrement le lavage de l'estomac et donner de préférence du lait stérilisé.

Le régime lacté amène facilement la constipation, précisément parce qu'il laisse peu de résidus.

C'est un inconvénient dans certains cas, un avantage dans d'autres.

C'est un inconvénient lorsque cette constipation devient excessive.

Les matières blanchâtres, jaunâtres, compactes comme du mastic, ont dû être quelquefois évacuées mécaniquement par curetage rectal. Il faut faire tout son possible pour ne pas en arriver à cette nécessité.

C'est un avantage lorsqu'il s'agit de combattre la diarrhée, quelle que soit du reste sa cause, plus particulièrement encore lorsqu'elle résulte d'une lésion inflammatoire et ulcéreuse.

Au point de vue de la diarrhée et de l'auto-intoxication, le lait a l'avantage très grand de ne pas apporter de substances toxiques, de ne laisser que peu de résidus et d'être diurétique.

Il ne devrait pas non plus apporter de microbes, mais il représente malheureusement un très fertile milieu de culture pour les germes de divers ordres et il est souvent additionné frauduleusement d'une eau impure qui charrie des germes morbides.

Pour l'en débarrasser, on peut avoir recours à l'ébullition ou à la stérilisation.

Lait bouilli (1). — L'ébullition fait subir au lait certaines modifications. Les gaz sont chassés, il y a évaporation d'une certaine quantité d'eau. L'albumine se coagule et vient former la pellicule que l'on trouve à la surface.

Une question très discutée est de savoir comment se digère le lait bouilli, s'il diffère, à ce point de vue, du lait cru, s'il est plus ou moins assimilable. La caséine se coagulerait sous forme de petits caillots, de petits flocons, au lieu de se prendre en masse, comme cela a lieu pour le lait cru, ce qui indiquerait *a priori* une digestibilité plus facile. La perte des substances albuminoïdes, en poids, ne dépasserait pas 1 p. 20, d'après Gautrelet; elle serait donc parfaitement négligeable.

Les analyses faites par M. Yvon et par M. Girard,

(1) J. Rouvier, *Le lait*, 1893.

du laboratoire municipal, indiquent cependant une perte plus marquée :

Analyse de M. Yvon.

	Lait cru	Lait bouilli
Densité	1028	1029
Eau	887,78	897,77
Beurre	28,60	26,10
Lactose	50,85	56
Caséine et albumine	26,45	12,13

Analyse de M. Girard.

Densité	1029	1032
Eau	882,7	864,5
Beurre	38,10	44,7
Lactose	49	50
Caséine et albumine	44,6	34,2

Il y a, on le voit, un écart notable entre les chiffres donnés par les deux auteurs, surtout pour ce qui est des substances albuminoïdes.

L'ébullition suffisamment prolongée tue la plupart des germes contenus dans le lait ; mais certaines spores résistent. Pour être efficace, l'ébullition doit durer pendant environ vingt minutes.

L'expérience montre que le lait bouilli peut remplacer complètement le lait cru ; son plus grand inconvénient, c'est de prendre, par l'ébullition, un goût particulier qui rend sa saveur beaucoup moins agréable.

Il vaut donc mieux, pour le régime lacté, comme

pour l'alimentation des enfants, se servir de lait stérilisé que de lait bouilli, cela d'autant mieux que, grâce à des appareils très simples, cette stérilisation peut se faire très facilement dans les familles.

Lait stérilisé (1). — Dans l'industrie, le lait est stérilisé par des procédés différents.

Il ne suffit pas de soumettre le lait à une température de 100° pour le stériliser complètement ; en effet, plusieurs espèces bacillaires résistent à cette température.

Pour stériliser le lait d'une façon complète, il faut le soumettre, sous pression, à une température de 105° à 106°. Il devient alors un peu brunâtre et prend une saveur particulière, que certaines personnes trouvent désagréable, d'autres au contraire plutôt agréable.

Le lait peut être aussi soumis à la pasteurisation, procédé qui remplace l'élévation de la température par la durée de la chauffe. Le lait est chauffé à 70° pendant trente ou quarante minutes et brusquement refroidi à 10° ou 12°. A 70°, on n'est pas certain, d'après Bang, de détruire les germes de la tuberculose, ce qui est un grave inconvénient. Il faut pour cela atteindre 80° et même 100°. La pasteurisation laisse, de plus, toutes les spores intactes.

(1) E. RONDOT, *Le Régime lacté*, Bibliothèque Charcot-Debove, p. 44.

Le mieux est donc, ou bien de faire usage de lait industriellement stérilisé à 110° par la vapeur sous pression, ce qui assure une stérilisation parfaite, ou bien d'avoir recours à des procédés assez simples pour être usités dans les ménages.

Stérilisation du lait à domicile. — Elle se fait facilement, grâce à des appareils très simples, basés sur le même principe (Soxhlet, Budin, Gentile, etc.).

Le lait est réparti dans des flacons en verre, à goulot assez large, bouchés par un bouchon en caoutchouc, représenté par un disque plus large que l'embouchure du flacon, qui porte à son centre un cône destiné à entrer dans le goulot. Les flacons sont incomplètement remplis de lait et plongés dans un vase rempli d'eau, de telle façon que l'eau ne les recouvre que jusqu'au niveau du point où s'élève le lait. L'eau est soumise à l'ébullition pendant cinquante minutes.

Le refroidissement produit le vide dans les flacons et presse fortement le disque de caoutchouc contre le goulot de la bouteille, dont l'occlusion devient ainsi hermétique.

Quand l'adhérence n'existe pas, c'est que la stérilisation a été mal faite ou le bouchon déplacé; le contrôle est donc facile.

Le contenu de chaque flacon représente une dose de lait destinée à être immédiatement consommée.

Le lait ainsi stérilisé peut se conserver pendant plusieurs jours, sans subir de modifications.

Ce procédé, d'une manipulation et d'un appareillage si simples, a rendu à M. Budin d'éminents services pour l'élevage des nouveau-nés (1). Il serait d'un emploi tout aussi justifié toutes les fois que l'origine du lait serait incertaine, toutes les fois aussi qu'il y aurait lieu de diminuer l'intensité des fermentations gastro-intestinales.

C'est soit au lait stérilisé par l'industrie, soit au lait stérilisé à domicile, qu'il faut avoir recours de préférence lorsqu'il s'agit de combattre la diarrhée, les diarrhées persistantes, dues à des entérites chroniques, la dysenterie chronique.

Certains malades tolèrent le lait stérilisé, alors qu'ils vomissent le lait cru ou simplement bouilli. Il y a donc dans son emploi une ressource précieuse dans certaines circonstances.

Régime lacté. — Nous n'avons pas à nous inquiéter des indications du régime lacté ; il en sera question ultérieurement, à propos des divers types cliniques de la dyspepsie. Nous ne nous préoccuperons ici que de la façon dont il convient d'administrer le lait, de la façon dont on pourra quelquefois surmonter le dégoût qu'il provoque.

Nous avons dit que 3 à 4 litres de lait représen-

(1) Thèse de Chavane, 1893.

taient une quantité qu'on ne pouvait guère dépasser sans inconvénient. Au delà de cette dose quotidienne, le régime lacté peut amener la dilatation de l'estomac, fait qu'a signalé M. Debove; le lait séjournant dans un estomac dilaté tend alors à subir diverses fermentations, et en première ligne la fermentation lactique.

Il sera bon souvent de ne pas donner d'emblée les 3 à 4 litres de lait réglementaires. On pourra, habituellement, commencer par 1 litre 1/2 à 2 litres et augmenter de 1/2 litre par jour, jusqu'à 3 ou 4 litres. L'avantage de cette façon de faire, c'est qu'on permet à l'estomac et à l'intestin de se reposer un peu et de se désencombrer, s'il y a lieu, et qu'on obtient progressivement l'accoutumance voulue.

Le lait pourra être donné par petites quantités d'un coup, fréquemment renouvelées, ou, au contraire, en une série de petits repas. On donnera alors, par exemple, un demi-litre toutes les trois heures. Le malade boira ce demi-litre en quinze ou vingt minutes.

Le second procédé convient mieux dans les cas d'ulcère rond ou d'hyperchlorhydrie. En effet, lorsque le lait parvient dans l'estomac, il en sature le contenu hyperacide, surtout lorsqu'on l'a légèrement alcalinisé par l'addition d'une petite quantité d'eau de chaux. La douleur cesse alors, pour ne reparaître que lorsque réapparaît l'acide chlorhydrique libre ;

on le sature alors par une quantité suffisante d'alcalins, en attendant que le moment soit venu de prendre une nouvelle quantité de lait.

Il vaut mieux, d'une façon générale, donner le lait froid et non sucré. Le lait chaud demande du sucre et il est d'expérience qu'on se fatigue du lait chaud et sucré beaucoup plus facilement que du lait naturel.

Le lait stérilisé, nous l'avons dit, est souvent mieux supporté que le lait ordinaire.

Quelquefois, il faut écrémer le lait pour le faire tolérer ; cela n'a pas grand inconvénient au point de vue alimentaire, puisque, dans le régime lacté, il y a un notable excès de graisse. On peut quelquefois ajouter une petite quantité de sucre de lait, 40 à 50 grammes par jour, de façon à diminuer un peu le déficit en hydrates de carbone de la ration alimentaire.

Pour en masquer la saveur et la rendre plus agréable, plus acceptable, on pourra additionner le lait d'une petite quantité de cognac, de kirsch, de rhum, d'eau de menthe, d'anisette. On peut aussi le couper d'un peu d'eau de Seltz (1) ou d'eau de Vichy. Il est bon de remarquer, à ce propos, qu'il ne convient pas

(1) Goldschmidt a même proposé de le charger d'acide carbonique en le faisant passer dans la machine qui sert à faire l'eau gazeuse dans les familles (*British medical Journal*, 3 juillet 1893).

d'ajouter au lait une petite dose de bicarbonate de soude chez les hyperchlorhydriques ; ce serait un excellent moyen d'augmenter encore chez eux l'hypersécrétion chlorhydrique.

Le lait amène habituellement la constipation ; il arrive cependant qu'il provoque la diarrhée, surtout au début de son emploi. Il convient alors de le faire prendre par petites doses, de l'additionner d'eau de chaux, d'y ajouter de temps à autre, dans le courant de la journée, une cuillerée ou une demi-cuillerée à café de craie préparée ou de sous-nitrate de bismuth.

Il est bon de savoir aussi que le lait qui provient de vaches elles-mêmes atteintes de diarrhée a souvent des propriétés laxatives. Or, les vaches récemment mises au pâturage ont souvent de la diarrhée.

Dans le *régime lacté mixte*, on ajoute au lait une certaine quantité d'aliments. Le plus souvent, on aura recours à des potages au lait, faits avec du tapioca, de la semoule et de la farine de riz. Ces substances auront l'avantage d'apporter à l'alimentation un supplément d'hydrates de carbone. On pourra aussi ajouter, suivant les cas, des œufs, de la viande, des purées et revenir ainsi progressivement à un régime complet au point de vue de la ration d'entretien, en adoptant, suivant les indications, soit le type azoté qui convient dans l'hyperchlorhydrie, soit le type végétarien, qui réussit mieux dans certains cas (1).

(1) MM. Gilbert et Dominici ont tout récemment communiqué à la Société de biologie (séance du 17 mars 1894) leurs recherches sur l'action antiseptique du lait dans le tube digestif. Chez l'homme aussi bien que chez les animaux, ils ont constaté une diminution considérable du nombre des microbes dans les matières fécales sous l'influence du régime lacté. Au lieu de 67,000 microbes par milligramme de matière fécale, au début des expériences, ils n'ont plus trouvé que 14,000 microbes le second jour, 5,000 le troisième, 4,000 le quatrième et 2,500 le cinquième. Il y avait ainsi 71 fois moins de microbes après cinq jours de régime lacté. Le lait laisserait peu de résidus favorables à la culture des micro-organismes, et, suivant M. Ch. Richet, la formation d'acide lactique en quantité amènerait une véritable stérilisation du contenu gastro-intestinal.

Nous aurons, du reste, l'occasion de revenir plus tard sur cette action antiseptique du régime lacté.

CHAPITRE II

PRÉPARATIONS DÉRIVÉES DU LAIT

Il ne sera question ici ni du beurre, qui ne renferme presque que de la graisse, ni du fromage, qui renferme de la caséine et de la graisse et qui est un aliment richement azoté, très voisin du jaune d'œuf par sa composition chimique. Nous voulons surtout passer en revue les préparations à base lactée, qui ont été faites plus particulièrement à l'usage des dyspeptiques.

Lait condensé. — Le lait condensé est plutôt un lait que la condensation a rendu facilement transportable à de longues distances sans altération, qu'une préparation d'une utilité spéciale pour les malades de l'estomac et de l'intestin. Il pourrait pour eux remplacer le lait frais, si celui-ci ne pouvait leur être régulièrement fourni : dans des traversées, à bord des navires, par exemple.

Poudre de lait. — Le lait peut aussi être réduit en poudre. M. Debove s'en est servi comme de la poudre de viande pour le gavage des malades. La poudre de lait n'a pas eu le succès de la poudre de viande. On fait des comprimés à la poudre de lait, qui sont d'un petit volume et qu'on peut certainement utiliser, dans des conditions spéciales, pour remplacer le lait.

Lait humanisé. — C'est du lait de vache dont on a cherché à rapprocher la composition de celle du lait de femme, en lui faisant perdre une partie de sa caséine ; malheureusement, on lui fait perdre, par la même occasion, une certaine quantité de graisse et de sucre. Pour la graisse, cela n'a pas grand inconvénient ; la perte en lactose est plus regrettable.

Laits peptonisés ou diastasés. — On trouve dans le commerce des laits dont la caséine a été soumise à l'action de la pancréatine et de la pepsine. On y ajoute quelquefois une certaine quantité de maltose. Voici la composition d'un lait maltosé, fabriqué en Suisse (1) :

Maltose	33,84
Sucre de lait	12,63
Dextrine	8,63
Matières albuminoïdes	9,86
Graisse de lait	12,22
Cendres	2,24
Eau	20,58

(1) Hayem, *Leçons de thérapeutique*, t. IV, p. 321.

Ce produit, contenu dans des boîtes hermétiquement closes, doit être mélangé avec de l'eau chaude. Il renferme, on le voit, une très faible quantité de substances albuminoïdes. On pourrait s'en servir pour compléter dans le régime lacté total ce qui manque en hydrates de carbone.

Laits fermentés (1). — Deux laits fermentés sont utilisés en médecine : le koumys et le képhir. Comme il est impossible de se procurer du koumys en France, nous ne parlerons que du képhir.

C'est du lait soumis à l'action d'un ferment spécial venu du Caucase. Ce ferment renferme deux ordres d'éléments figurés : des bacilles courts, larges, portant des spores à leurs deux extrémités, et des cellules de levure de bière.

Le bacille produit la fermentation lactique; la levure, la fermentation alcoolique ; comme la première marche plus rapidement que la seconde, le lait soumis récemment à la fermentation renferme relativement beaucoup d'acide lactique ; la proportion d'alcool est plus grande lorsque la fermentation a été plus prolongée.

Le képhir est un liquide mousseux qui a la couleur du lait; sa saveur est aigre-douce, un peu piquante. Il renferme de légers flocons de caséine.

D'après les analyses chimiques, il contient de la

(1) HAYEM, *ibid.*, p. 329.

caséine, de l'albumine, de la syntonine, de la peptone et de la propeptone.

Pour M. Winter, le képhir de Paris n'a que 1 à 2 centimètres cubes d'alcool p. 1000 ; il renferme de l'acide carbonique en grande quantité, 7 à 8 grammes d'albumine et de syntonine, 3 grammes d'acide lactique dans le n° 2 et 6 grammes dans le n° 3, les sels du lait, fort peu de sucre. L'acidité n'excède pas 7 p. 1000.

Les qualités nutritives du képhir seraient, d'après cela, très faibles ; ce serait surtout un liquide excitant de la sécrétion gastrique. Il conviendrait dans les cas d'atonie gastrique et surtout d'atonie sécrétoire (1).

M. Hayem, l'auteur qui préconise le plus le képhir à Paris, le donne de la façon suivante. Il fait prendre en trois fois la quantité voulue ; la première portion est prise entre le premier et le second déjeuner, la seconde entre le déjeuner et le dîner, la troisième après le dîner.

La dose est progressivement augmentée ; quand elle atteint deux bouteilles, on en donne une partie au moment des repas. Les autres boissons sont supprimées à partir de trois bouteilles.

(1) Cette excitation, il est bon de le savoir, dépasse quelquefois la mesure, et nous avons vu une hyperchlorhydrie grave succéder à l'hypochlorhydrie après un usage un peu prolongé de ce breuvage. Le malade n'avait certes pas gagné au change ; ce n'est pas nous qui avions ordonné le képhir.

Le képhir serait contre-indiqué dans l'hyperchlor-hydrie au même titre que les autres excitants de la sécrétion ; il serait également contre-indiqué dans la grande dilatation avec stase et fermentation acide marquée.

Il donnerait de bons résultats en particulier lorsque la dyspepsie s'accompagne de diarrhée. Il agirait là sans doute par son acide lactique. On sait, en effet, que M. Hayem, après avoir d'abord essayé cet acide dans la diarrhée des enfants, l'a appliqué aussi au traitement des diverses variétés de diarrhée de l'adulte, contre lesquelles il donne, en effet, quelquefois des résultats favorables. La chose est malheureusement loin d'être constante.

CHAPITRE III

PRÉPARATIONS ALIMENTAIRES SPÉCIALES A L'USAGE
DES DYSPEPTIQUES

Les préparations alimentaires à l'usage des dyspeptiques sont en très grand nombre dans le commerce ; elles sont loin d'avoir une égale valeur. Notre but ne peut pas être ici de dresser un catalogue raisonné des spécialités proposées par l'industrie thérapeutique.

Nous examinerons ces préparations en considérant seulement les types généraux et non certaines individualités. Nous passerons aussi en revue des préparations que les personnes qui assistent les malades peuvent faire elles-mêmes, des préparations de ménage.

Nous avons parlé déjà plus haut des dérivés du lait, nous n'avons pas à y revenir. Il nous reste à exposer ce qui concerne les dérivés de la viande, et les substances qui ont les hydrates de carbone pour base.

Nous allons étudier successivement :

La viande crue ;

Le jus de viande ;

Les bouillons concentrés ;

Les viandes peptonisées ;

Les peptones ;

La poudre de viande ;

Les poudres à base végétale.

Viande crue. — La viande crue a été conseillée par Trousseau contre la diarrhée des enfants ; il imitait en cela la pratique des médecins russes. Il l'incorporait à une certaine quantité de confiture et, pour en masquer la provenance, désignait ce mélange sous le nom de « conserve de Damas ». C'est sous cette forme que la viande crue, en France, est entrée dans la thérapeutique.

Depuis, on l'a souvent employée dans des conditions différentes, dans la tuberculose, les diarrhées chroniques, l'ulcère de l'estomac, l'hyperchlorhydrie, etc. Elle a nettement paru utile dans bon nombre de cas. On peut la recommander souvent avec avantage, notamment dans les dyspepsies avec hyperchlorhydrie, dans les diarrhées chroniques.

Pendant longtemps on a employé exclusivement la viande de bœuf ; mais, par crainte du tœnia, très fréquent dans l'espèce bovine, il vaut mieux employer la viande d'autres animaux. On a conseillé la viande de cheval ; elle a l'inconvénient de provoquer de la répulsion chez beaucoup de personnes. Il vaudra donc beaucoup mieux se servir de la viande de mouton.

Il y a plusieurs façons de préparer la viande crue. On peut la hacher, la gratter au couteau ou la pulper au moulin américain.

Pour hacher la viande crue, on commencera d'abord par la faire hacher grossièrement par le boucher, qui enlèvera tout ce qu'il y a de blanc : les aponévroses, les tendons, les vaisseaux, la graisse ; à la maison, on la hachera de nouveau, le plus finement possible, et on lui fera subir une toilette beaucoup plus minutieuse encore. La viande ainsi traitée pourra être pétrie dans un mortier ou passée au tamis.

Il vaut mieux préparer la viande crue au couteau. La tranche de viande est étendue sur une planche à découper et grattée avec un couteau *mousse;* un couteau affilé trancherait la viande sans la pulper. On retournera la tranche de viande tantôt dans un sens, tantôt dans l'autre ; la viande recueillie sera déposée sur le bord d'un bol ou d'une tasse.

Enfin, on pourra se servir des pulpeurs mécaniques, du moulin américain ou des pulpeurs spéciaux, celui de Galante en particulier, qui ont été construits dans le but spécial de pulper la viande. Ces instruments, excellents pour la viande cuite, bouillie ou rôtie et pour les légumes, ont l'inconvénient de dessécher un peu trop la viande crue.

Sous quelle forme administrer la pulpe de viande crue ? Souvent, on la fait prendre dans du bouillon tiède ; si le bouillon était trop chaud, il coagulerait l'albumine et durcirait la viande.

Laborde (1) recommande de la mélanger à un potage au tapioca.

La viande crue, préparée comme il vient d'être dit, est d'abord délayée dans un peu de bouillon froid, jusqu'à ce que le mélange soit complet. Il doit avoir l'aspect d'une purée de tomates. On verse alors doucement le potage au tapioca sur cette purée de viande, en ayant soin d'agiter constamment avec une cuiller. L'aspect doit être à peu près celui d'un potage aux tomates. M. Laborde, pour les malades difficiles, dissimule son origine en le faisant présenter sous le nom de *potage au tapioca médicinal*. Certains, qui seraient pris d'un dégoût invincible s'ils savaient manger de la viande crue, en redemandent d'eux-mêmes.

La viande crue peut être aussi incorporée à de la purée de pommes de terre ou d'épinards.

(1) *Technique médicale*, 1875, p. 471, et *Bull. de thérapeut.* 1875, t. LXXXIX, p. 95.

M. Audhoui fait tout d'abord pulper la viande, il l'étale en une mince couche, qu'il fait passer au feu sur un gril ; il sale et en exprime le jus, il pile au mortier, passe à l'étamine et ajoute ensuite le jus primitivement extrait.

On peut se contenter tout simplement de faire cuire la viande pulpée au gril, comme un bifteck, d'ajouter un peu de beurre frais et de la manger ainsi, avec un peu de purée de pommes de terre. L'avantage est d'avoir, au préalable, finement divisé la viande et de l'avoir rendue beaucoup plus facilement assimilable.

L'expérience suffit à démontrer les avantages de la viande crue ; on a voulu cependant savoir expérimentalement si elle se digérait bien. Popoff (1), qui a fait des recherches dans ce sens, admet que la viande crue se digère beaucoup plus facilement que la viande cuite. Penzold (voir plus loin) range également la viande crue dans les aliments de facile digestion, puisqu'il lui donne place dans son second régime.

Jus de viande. — Le jus de viande n'a pas plus de propriétés nutritives que le bouillon, qui en est à peu près complètement dépourvu. Les personnes qui se donnent la peine bien inutile d'en préparer

(1) *Zeitschr. f. Physiol. Chemie*, Bd XIV, p. 524.

gardent précisément ce qui est inutile dans la viande et rejettent la partie utile.

Bouillons concentrés. — Nous laisserons de côté les préparations industrielles qui ne sont bonnes qu'à obtenir rapidement un bouillon qui n'a ni plus ni moins de valeur que le bouillon ordinaire (1), pour nous occuper des préparations dont le bifteck est le type, et qui résultent de la coction de la viande en vase clos, en présence d'une quantité de liquide extrêmement faible, ou même sans adjonction de liquide.

Voici un mode de préparation conseillé par Uffelmann :

300 grammés de viande fraîche, maigre, coupée en petits cubes, sont mis sans addition dans une bouteille à large embouchure. La bouteille est bouchée d'une façon peu serrée. On la met dans un vase rempli d'eau chaude ; on chauffe lentement et l'on fait bouillir pendant vingt minutes. On trouve alors environ 100 grammes d'un jus trouble, jaune ou brunâtre, ayant une odeur prononcée de bouillon et une saveur agréable. On fait prendre ce liquide par petites cuillerées à bouche, espacées à de petits intervalles.

On peut adjoindre à la viande hachée une petite carotte coupée en rondelles. On peut prolonger plus

(1) Voir p. 42.

ou moins la coction. Le résultat est de dissoudre la gélatine, qui peut servir, comme on l'a vu, d'aliment d'épargne, mais qui ne peut pas servir de base à l'alimentation.

Ces bouillons concentrés peuvent jouer le rôle d'assaisonnement pour des purées de divers ordres; c'est un des meilleurs moyens de les utiliser. La gélatine est, du reste, la base de beaucoup de sauces usitées en cuisine; chaque cuisinier digne de ce nom a ainsi le secret d'un « espagnol » qu'il ne confie à personne.

Il serait facile de multiplier les formules de semblables préparations gélatineuses. Nous allons encore, à titre d'exemple, donner la formule de la gelée de viande de Weil (1).

Quatre pieds de veau, deux livres de viande de bœuf, une vieille poule, sont mis à bouillir pendant une après-midi, avec 5 litres d'eau et 15 grammes de sel. On écume fréquemment.

Dans les dernières heures de la coction, on ajoute un petit brochet. La préparation se refroidit pendant la nuit. Le lendemain matin, on enlève la graisse et on recueille la gelée. On l'éclaircit en la faisant chauffer lentement avec 6 blancs d'œufs, on fait bouillir jusqu'au moment où des flocons d'albumine coagulée commencent à se séparer, on

(1) Boas, *Diæt und Wegweiser f. Magenkranke*, p. 42.

filtre à travers une serviette préalablement humec-
tée, on ajoute 20 grammes d'extrait de viande et
on laisse refroidir.

Quelquefois on ajoute une certaine quantité
d'acide chlorhydrique : c'est ainsi qu'est préparée
la solution de viande de Leube et Rosenthal, très
connue en Allemagne. On prend, pour l'obtenir,
1,000 grammes de viande de bœuf désossée, dé-
graissée et finement hachée, que l'on met, avec un
litre d'eau et 20 grammes d'acide chlorhydrique
officinal pur, dans un pot de terre ou de porcelaine.
Le vase de porcelaine, solidement bouché, est lui-
même placé dans une marmite de Papin. On fait
bouillir pendant quinze heures, en agitant de temps
en temps. On extrait alors le contenu, que l'on pile
au mortier jusqu'à ce qu'il prenne l'aspect d'une
émulsion. On fait de nouveau bouillir pendant douze
à vingt heures sans fermer le couvercle de la marmite
de Papin, puis on ajoute du bicarbonate de soude,
de façon à neutraliser l'acide ; on évapore jusqu'à
consistance de purée et l'on divise en quatre por-
tions. Cette solution de viande se prend par cuillerées à thé (3 à 4), ou bien on la prépare en bouillon (1).

C'est, en somme, de l'extrait de viande, obtenu en
présence de l'acide chlorhydrique.

(1) Boas, *eod. loc.*

Certains auteurs procèdent de la même façon, mais en ajoutant une petite quantité de pepsine.

Il en est ainsi pour la soupe peptonisée, dont Jaworski donne la formule ; l'acide chlorhydrique est ensuite saturé complètement ou à peu près complètement à l'aide du bicarbonate de soude.

Peptones. — Les peptones pures ne sont pas utilisables en médecine ; elles ont en général l'inconvénient de donner assez rapidement la diarrhée. Nous avions déjà porté ailleurs ce même jugement, quelques personnes l'ont trouvé sévère. Les peptones que j'ai personnellement essayées — leurs fabricants m'excuseront volontiers de ne pas les citer ici — ne m'ont pas donné de résultats satisfaisants. Il est possible cependant qu'on tire profit d'autres peptones mieux fabriquées ; je ne demande qu'à me rendre à l'évidence.

Pour l'alimentation intensive et l'alimentation des dyspeptiques, rien ne vaut la poudre de viande, dont nous allons maintenant parler.

Poudre de viande. — Il paraît que les Orientaux préparent depuis longtemps de la poudre de viande en la faisant sécher au soleil, et que Louvois, voulant imiter cette pratique, avait proposé de donner de la poudre de viande aux soldats. Ils eussent eu ainsi à leur disposition une substance très richement

nutritive, d'une conservation et d'un transport
faciles (1).

La poudre de viande a été introduite dans la thérapeutique par M. Debove. Il s'en est servi tout
d'abord pour la suralimentation des tuberculeux; il
l'a ensuite utilisée dans le traitement de l'ulcère rond
et des divers modes de la dyspepsie.

J'ai pendant longtemps suivi sa façon de faire
dans son service et étudié directement l'action de la
poudre de viande dans son laboratoire, et je me suis
convaincu de l'excellence de ce produit, dont le seul
inconvénient est de n'être convenablement pris que
par le tube œsophagien.

Dans leur traité des maladies de l'estomac,
MM. Debove et Rémond déclarent qu'avec la poudre
de viande on peut indifféremment traiter toutes les
dyspepsies, quel que soit leur chimisme. Nous avons
vu, du reste, M. Rémond et moi, dans des recherches longtemps poursuivies dans le service et le
laboratoire de M. Debove, que, sous l'influence du
traitement systématique par la poudre de viande, les
dyspeptiques ont presque toujours tendance à revenir
à l'état normal. Le relâchement atonique des parois
musculaires de l'estomac s'atténue, la stase tend
à disparaître; lorsqu'il y a excitation sécrétoire,

(1) DUJARDIN-BEAUMETZ, *Traitement des maladies de l'estomac*,
1893.

hypersécrétion, on voit diminuer la quantité d'acide chlorhydrique; quand il y a, au contraire, hyposécrétion, on voit l'acide chlorhydrique augmenter. On voit réapparaître la réaction de l'acide chlorhydrique libre dans des cas où elle avait disparu avant l'usage de cette préparation.

Il semble que la poudre de viande réduise au minimum le travail de l'estomac ; elle lui permet de se reposer lorsqu'il a été surmené ou qu'il y a de la neurasthénie générale. D'autre part, les malades reprennent de la force, de la vigueur et le tube digestif participe à cette reviviscence de l'être entier.

M. Debove a l'habitude de gaver les malades par la sonde, à l'aide d'une bouillie de viande claire et fortement alcalinisée.

Son intention est d'annuler complètement l'action chimique de l'estomac et de faire en sorte que la digestion se fasse surtout aux dépens de l'intestin. Il est probable qu'en procédant ainsi il combine les effets d'une cure alcaline et de la suralimentation. Quelle que soit, du reste, la façon dont on cherchera à interpréter les faits, ce qui importe, c'est que ceux-ci soient certains, bien établis ; la théorie ne vient qu'à l'arrière-plan.

La poudre de viande est de la viande condensée, dépourvue de toute gangue rebelle à la digestion et aussi finement divisée que possible. Elle représente environ cinq fois son poids de viande fraîche (1).

Il est facile, d'après cela, de comprendre son utilité ; il n'en faut pas davantage.

Le sérieux inconvénient de la poudre de viande du commerce, c'est son odeur désagréable. Fraîche et de bonne qualité, elle a une odeur supportable de colle forte, c'est-à-dire de gélatine. Vieille, elle peut prendre une odeur de putréfaction, qui rend son usage direct plus désagréable encore. Il est assez rare que les malades persistent longtemps à la prendre directement, en nature, et, à ce point de vue, son administration par le tube est bien préférable.

Il est souvent plus facile de s'habituer au passage quotidien du tube que de surmonter le dégoût provoqué par la poudre de viande du commerce.

Au début, elle sera donnée en petite quantité (30 à 40 grammes), une seule fois par jour. Cette dose sera augmentée progressivement ; on peut l'amener à 100 grammes. Il n'est guère utile de dépasser cette quantité chez les dyspeptiques atoniques et hypochlorhydriques. Il faut, au contraire, aller au delà avec les hyperchlorhydriques. On fera alors le gavage deux fois par jour.

Il arrive quelquefois que l'ingestion de cette

(1) YVON, Sur les poudres de viande (*Bull. de thérapeut.*, 15 janvier 1884, p. 17).

poudre provoque du malaise, un état sub-nauséeux ou de la diarrhée. Cela, en somme, est assez rare et il est tout à fait exceptionnel que l'on soit obligé, à cause de ces accidents, de renoncer à son emploi. Cela peut tenir à la mauvaise qualité de la poudre de viande ou à son peu de fraîcheur.

C'est bien plus souvent la constipation que la diarrhée que l'on observe, parce que la poudre de viande laisse fort peu de résidus, comme le lait. Du reste, on peut facilement obvier à l'un ou l'autre de ces inconvénients en ajoutant de la magnésie en cas de constipation, de la craie préparée en cas de diarrhée (Debove).

Il serait tout aussi aisé de faire pénétrer de la même façon du benzo-naphtol et du salicylate ou du sous-nitrate de bismuth.

Nous avons vu quelquefois les hyperchlorhydriques se trouver assez mal de l'ingestion par le tube d'une quantité un peu élevée de poudre de viande alcalinisée par le bicarbonate de soude. Ils éprouvaient, presque immédiatement après, une sensation de gonflement, de ballonnement, de tension épigastrique, que soulageaient quelquefois des renvois abondants. Cela tient au dégagement de l'acide carbonique lorsque le bicarbonate de soude est mis en présence de l'acide chlorhydrique du suc gastrique. On évite ce tympanisme aigu en faisant précéder le gavage d'un lavage de l'estomac. On peut aussi donner la poudre de viande faiblement alcalinisée par l'eau de chaux et faire prendre plus tard les alcalins, au moment où la douleur gastrique commence à se faire sentir. Cela évite de pratiquer trop souvent le lavage de l'estomac, ce qui a l'inconvénient de répéter une irritation mécanique de nature à entretenir l'hypersécrétion.

Nous avons dit tout à l'heure que la poudre de viande du commerce a, comme sérieux inconvénient, son odeur désagréable, parfois même nauséabonde. On peut fabriquer à domicile une poudre de viande fraîche, de très bon goût et d'un usage facile.

On peut, pour cela, procéder de différentes façons.

Tout d'abord, on peut se servir de viande crue râpée; on pourra employer la viande de cheval ou de mouton pour se mettre à l'abri du tænia. On gratte la viande au couteau, comme il a été dit précédemment, puis cette viande est mise à sécher au bain-marie. On l'étale en couche mince dans un plat creux, maintenu à la surface d'un vase suffisamment large, rempli d'eau. Cette installation est des plus faciles à réaliser. On la soumet ainsi au bain-marie jusqu'à ce qu'elle soit devenue parfaitement jaune et sèche. On la broie alors au mortier, ou bien on la passe plusieurs fois au moulin à café, en ayant soin de serrer progressivement la vis, de façon à obtenir une poudre de plus en plus fine.

On peut, du reste, modifier cette préparation, commencer la dessiccation de la viande au bain-marie et la terminer à sec, au four de la cuisinière ou en l'enfermant pendant quelque temps dans une bouteille non bouchée. placée elle-même dans un vase dont on fait bouillir l'eau.

La poudre de viande ainsi obtenue a une bonne odeur de rôti, son goût n'est nullement désagréable et il est facile de la faire prendre, soit pure dans du bouillon dégraissé et peu salé, soit de l'incorporer à des bouillies de divers ordres, à des purées claires, faites avec les diverses farines alimentaires.

Cette poudre, préparée à la maison, nous a rendu de véritables services. Il ne faut, pour l'obtenir dans de bonnes conditions, même avec l'installation de cuisine la plus modeste, que beaucoup de temps et de surveillance.

La poudre de viande peut s'obtenir aussi avec des viandes cuites, rôties ou bouillies. Il suffira, pour les préparer à la dessiccation, de les passer au pulpeur mécanique, après les avoir auparavant débarrassées de tout ce qui est blanc : graisse, aponévroses, vaisseaux, etc. On peut aussi faire des mélanges avec de la viande de veau, de poulet, etc.

On obtient ainsi des poudres plus agréables à prendre et d'une saveur plus variée.

Poudres d'origine végétale. — Les dyspeptiques trouveront dans le commerce un grand nombre de poudres et de farines dont l'usage aura pour eux de grands avantages. Nous voulons parler des farines de pois, haricots, lentilles, riz, maïs, orge, etc., dont on peut faire des potages épais ou des bouillies claires et accommodées d'une façon très variée, au bouillon, au lait, au jus de viande. Inutile d'y insister ici d'une façon particulière.

Nous voulons surtout signaler les poudres spécialement fabriquées à l'usage des dyspeptiques, surtout les poudres diastasées.

Ces farines sont faites avec des graines en voie de germination ; elles sont desséchées et broyées après qu'on les a *fait germer* dans un milieu suffisamment chaud et humide. C'est le procédé depuis longtemps usité pour l'orge dans la préparation de la bière.

Il se développe ainsi une certaine quantité de dextrine, de sucre et de diastase. La dextrine et le sucre auraient l'avantage d'être déjà en grande partie transformés en vue de l'assimilation, ce qui restreindrait et faciliterait beaucoup la besogne du tube digestif et de ses glandes annexes. Quant à la diastase, au ferment inversif, il continuerait à agir dans l'estomac et l'intestin, et viendrait suppléer dans leur action la salive et le suc pancréatique.

8

C'est par ce principe que seraient fabriquées des poudres alimentaires qui ont une renommée très grande, la revalescière, par exemple, qui serait un mélange de farines de lentilles, de pois, de haricots, de maïs, d'avoine et d'orge (Boas). On a fait, toujours d'après cette même idée, des *léguminoses* ou des *malto-léguminoses* diverses, qui peuvent avoir leur utilité.

On trouve aussi dans le commerce des bières de malt, diastasées, qui ne peuvent évidemment jouer qu'un rôle secondaire dans l'alimentation, mais qui semblent cependant parfois stimuler l'appétit et faciliter la digestion. On les ordonne quelquefois utilement aux dyspeptiques atoniques et aux convalescents.

On a fait aussi des mélanges qui renferment à la fois de la poudre de viande et des farines diastasées. On aurait ainsi des aliments complets, dans lesquels seraient observées les proportions voulues des divers ordres de substances alimentaires qui entrent dans la ration d'entretien théorique.

Ces poudres peuvent être utiles dans certains cas, chez les convalescents et les dyspeptiques très déprimés. Il ne faut, toutefois, les employer qu'avec beaucoup de mesure, même les meilleures d'entre elles. En effet, comme elles renferment beaucoup de dextrine et de sucre, elles augmentent facilement les fermentations acides, toutes les fois qu'il y a stase gastrique.

Cela est plus nuisible encore lorsqu'il y a hyperchlorhydrie, et, à mon avis, il ne faut alors employer les préparations diastasées qu'avec une grande réserve. Dans ce dernier cas, en effet, ces substances se trouvent dans un milieu hyperacide, de nature à arrêter la transformation des hydrates de carbone en sucre sous l'influence de la salive et de la diastase. Elles ont, dans ces conditions, le désavantage de fournir un nouvel et facile aliment à la fermentation acide.

On ne pourrait logiquement les faire prendre qu'après avoir lavé l'estomac et en faisant ingérer immédiatement des alcalins à dose élevée; mais cette façon de faire a le tort d'exiger un trop fréquent lavage de l'estomac.

Ces préparations ne conviennent guère mieux dans les cas d'ulcère rond, et pour les mêmes raisons.

CHAPITRE IV

Cure de raisin. — La cure de raisin consiste dans l'absorption quotidienne d'une quantité de raisin qui peut aller d'une livre à plusieurs kilogrammes. Les pelures et les pépins doivent être rejetés. Au début, il y a souvent du malaise, des phénomènes d'embarras gastrique sous l'influence de l'ingestion de cette quantité considérable de jus de raisin (1). Bientôt il s'établit un certain degré de diarrhée, l'appétit renaît, les malades se sentent soulagés.

Ce régime peut être utile aux obèses, aux goutteux

(1) Voici, d'après Henry et Chevalier, l'analyse de ce suc de raisin :

Matières albuminoïdes	1,7
Sucre, gomme	12 à 30
Substances minérales	2
Eau	75 à 83

atteints de pléthore abdominale, aux malades qui ont de la dyspepsie atonique avec constipation prédominante, aux hémorroïdaires. Comme pendant la cure on ne prescrit qu'une alimentation légère, que le suc de raisin exerce une action laxative plus ou moins marquée, il se fait une déplétion abdominale très favorable dans ces conditions. Souvent il s'établit aussi un certain degré de diurèse, et, en somme, les effets sont un peu ceux du régime lacté, avec une diminution momentanée de l'ingestion des albuminoïdes, ce qui peut être très avantageux chez certains malades. Il est bien évident qu'une semblable cure convient surtout aux individus vigoureux, pléthoriques.

Il est bon d'ajouter que le raisin, ici, n'agit pas seul ; il y a aussi le grand air et l'exercice. On ordonne, avec raison, aux malades de consommer ce fruit, non pas chez eux, mais dans la vigne elle-même, à laquelle ils doivent se rendre a pied trois ou quatre fois par jour. Il s'ajoute donc à la cure de raisin une cure de climatothérapie qui est loin d'être négligeable et dont la première peut être l'heureux prétexte (1).

(1) Les cures de raisin se font surtout dans plusieurs localités allemandes ; en Suisse, à Vevey, Montreux, Veytaux ; à Meran, dans le Tyrol ; en France, à Aigle, en Savoie ; à Celle-les-Bains (Ardèche). Il est évident qu'on peut les installer partout où il y a .

Cure de petit-lait (1). — Le petit-lait représente du lait qui a perdu la plus grande partie de ses substances albuminoïdes (les deux tiers environ) et presque toute sa matière grasse. Il lui reste toute la lactose et tous les sels du lait.

La cure de petit-lait, comme la cure de raisin dont il vient d'être question, se pratique surtout en Suisse et dans le Tyrol. On commence à prendre le matin 120 grammes de petit-lait; on augmente progressivement cette dose dans la mesure de la tolérance individuelle. Souvent une quantité un peu trop élevée de ce liquide provoque des vomissements et des coliques.

Il est à croire que le plus important, ici, est l'élément hygiénique et climatothérapique, dont le régime de petit-lait n'est que l'occasion. A ce point de vue, la cure de raisin et la cure de petit-lait ne sont pas sans analogie.

du raisin de qualité suffisante et les éléments d'une agréable villégiature.

(1) DUJARDIN-BEAUMETZ, *Traitement des maladies de l'estomac*, 2° édit., p. 70.

CHAPITRE V

L'ALIMENTATION PAR VOIE ARTIFICIELLE.

LAVEMENTS ALIMENTAIRES

Il peut arriver, dans des circonstances diverses, que l'alimentation par la voie buccale soit rendue impossible ; il en est ainsi dans le rétrécissement de l'œsophage, dans certains cas de vomissements incoercibles, d'ulcère simple de l'estomac, etc. Il peut se faire aussi qu'il y ait intérêt à soumettre l'estomac à un repos complet, par exemple dans certains cas d'ulcère rond avec hémorragie ou menace de perforation, dans certaines gastrites toxiques suraiguës.

Depuis très longtemps, on a cherché à faire pénétrer les éléments de la nutrition par le rectum. De nombreuses expériences ont été faites dans le but de rechercher s'il y a ou s'il n'y a pas absorption par cette voie.

Si l'on considère le nombre très grand des auteurs qui ont répondu par l'affirmation, il semblerait que la question fût tranchée et que l'alimentation par le rectum ne dût présenter aucune difficulté sérieuse. Ce ne sont pas les formules de lavements alimentaires qui manquent! Malheureusement, les cliniciens savent très bien que, dans la pratique, on se heurte à de grandes difficultés. Dès qu'on veut donner des lavements quelque peu concentrés, on provoque de l'irritation du gros intestin et la diarrhée. D'autre part, lorsqu'on diminue la quantité des substances ainsi ingérées, l'amaigrissement et l'affaiblissement des malades ne tardent pas à démontrer que l'alimentation était insuffisante et qu'ils étaient dans un véritable état d'inanition.

Cependant (1), pour Voit et Bauer, il y a résorption de la peptone et de l'albumine du blanc d'œuf, surtout quand on y ajoute une petite quantité de sel marin; il en est de même pour Eichhorst et Huber. Pour Czerny et Latschenberger, il y aurait résorption de la graisse par le rectum chez l'homme; cependant, J. Munk, chez un malade atteint de fistule chyleuse, ne constata qu'une résorption de graisse ne dépassant pas 3 à 5 p. 100. Leube, se servant de lavements nutritifs d'une formule particulière, a

____

(1) MUNK et UFFELMANN, *Die Ernæhrung des gesunden und kranken Menschen*, 2ᵗᶜ Hafte, p. 577.

admis également l'absorption de l'albumine et de la graisse.

Il faut dire toutefois que Voit et Bauer avaient conclu que par le rectum on ne pouvait faire absorber que le quart des éléments nécessaires à l'entretien de la vie.

Dans ces conditions, il est certain que ce qu'on fait pénétrer de plus important dans l'organisme par la voie rectale, c'est l'eau. Elle suffit, du reste, pour entretenir la vie pendant un temps très prolongé, ainsi que l'enseignent de nombreuses expériences faites sur l'homme et sur les animaux. Dans un grand nombre de cas, c'est beaucoup que de gagner du temps, de passer quelques jours. Cela peut suffire pour permettre à l'irritation stomacale de se calmer suffisamment pour que l'on puisse reprendre avec précautions l'alimentation par la voie normale.

Dans d'autres conditions, on peut diminuer la quantité d'eau ingérée par l'estomac et en faire pénétrer une certaine quantité par le gros intestin ; par exemple, dans la grande dilatation de l'estomac.

C'est donc l'eau que le médecin devra avant tout se préoccuper de faire pénétrer dans l'économie. Pour cela, il faut donner de petits lavements d'eau tiède, 100 à 300 grammes, suivant le degré de la tolérance individuelle. On peut y ajouter un peu de laudanum, pour les faire plus facilement supporter.

Si les raisons qui ont fait renoncer à l'ingestion buccale des aliments persistent, ou encore si les aliments ne peuvent être pendant longtemps ingérés par la voie stomacale qu'en quantité insuffisante, on pourra avoir recours aux lavements alimentaires.

Quelle composition leur donnera-t-on?

On a mis dans ces lavements alimentaires du lait, des œufs, de la peptone, du sucre, du bouillon, de l'huile, du vin, du cognac, du rhum, etc. Avant tout, il importe de ne pas chercher à les faire trop concentrés parce qu'alors ils ne sont plus supportés : d'alimentaires, ils deviennent purgatifs.

Des expériences d'Ewald (1), d'Armin Huber (2), il résulte que les œufs émulsionnés dans l'eau et légèrement salés (1 gramme de sel par œuf) constituent un lavement alimentaire très efficace.

Ewald a aussi expérimenté avec succès les œufs peptonisés, d'après la formule suivante :

Six œufs sont battus et émulsionnés avec soin dans 200 grammes de solution d'acide chlorhydrique à 1,50 p. 1000 ; on y ajoute 5 grammes de pepsine. Le tout est maintenu pendant plusieurs heures à 40° à l'étuve.

Armin Huber a fait des expériences suivies sur trois individus bien portants, un jeune garçon de treize

(1) *Zeitschr. f. klin. Med.*, Bd XII, 1887.
(2) *D. Arch. f. klin. Med.*, 1893, p. 495.

ans et deux vieillards, soumis à un régime iden-
tique. On leur donnait pendant des périodes successives de quatre jours, séparées de quatre jours de
régime simple, six œufs en lavement par jour, trois
matin et soir. On dosait l'azote dans l'urine et dans
les matières fécales, et on relevait soigneusement le
poids du corps.

Ces analyses ont montré que, pendant les périodes
où les lavements étaient donnés, l'urée augmentait
dans les urines, ce qui indiquait une utilisation des
substances albuminoïdes injectées. Le dosage de
l'azote dans les matières fécales indiquait aussi une
absorption très notable. Cette résorption était plus
marquée avec les œufs peptonisés qu'avec les œufs
salés, et plus avec ceux-ci qu'avec les œufs simplement émulsionnés.

La différence était du reste minime entre les œufs
peptonisés et les œufs salés. En pratique donc, on
pourrait avoir surtout recours à ces derniers.

Pour préparer ces lavements, on bat deux ou
trois œufs dans une petite quantité d'eau froide, puis
on ajoute ensuite une quantité suffisante d'eau tiède,
250 grammes au maximum. On met 2 grammes de
sel par œuf.

Ces lavements seront introduits lentement à l'aide
d'une longue canule molle. On donnera d'abord un
lavement évacuateur pour nettoyer le rectum.

Leube recommande des lavements pancréatisés, dont voici le mode de préparation : on hache très finement de la belle viande de bœuf ; on en mélange 150 à 300 grammes avec 50 à 100 grammes de pancréas de bœuf, finement haché, et on agite dans un vase avec 75 à 150 grammes d'eau tiède, de façon à donner une consistance de bouillie claire. Bien des auteurs ont essayé ce lavement très vanté sans succès satisfaisant.

On y a ajouté encore un peu de carbonate de soude. Maragliano, de Gênes, y a adjoint du fiel de bœuf :

Muscles de bœuf, finement hachés   300 grammes.
Pancréas........................   250   —

Mêlez dans un mortier, triturer et ajouter ensuite :

Eau............................   Q. s.
Carbonate de soude.............   5 grammes.
Fiel de bœuf récent............   25   —

On divisera en quatre lavements que l'on administrera dans le courant de la journée, après addition d'une quantité suffisante d'eau tiède.

Il aurait pu, à l'aide de ces lavements, nourrir pendant 93 jours une femme par le rectum ; pendant cette longue période de temps, elle n'aurait perdu que 2,700 grammes.

On a essayé aussi de faire l'alimentation artificielle par la peau ; on n'a guère réussi qu'à provoquer des abcès. Il est aisé, toutefois, de faire pénétrer par la peau une quantité considérable d'eau, ou mieux de sérum artificiel (5 à 6 grammes de chlorure de sodium p. 1000). Ces injections hypodermiques d'eau, employées par beaucoup d'auteurs dans le traitement du choléra, trouveraient leur utilisation dans tous les cas où l'absorption ne pourrait plus se faire par le tube digestif.

CONSIDÉRATIONS GÉNÉRALES SUR LE RÉGIME ALIMENTAIRE DES DYSPEPTIQUES

CHAPITRE PREMIER

RÈGLES GÉNÉRALES

Malgré la variété des formes cliniques de la dyspepsie, malgré la divergence des causes, l'existence certaine ou douteuse de lésions dans les différents cas, les processus physiologiques et les indications diététiques principales qui en dérivent peuvent se ramener à un certain nombre de formules assez simples. L'application aux cas particuliers peut être très délicate, mais les lois générales sont relativement peu compliquées. Elles correspondent tout aussi bien à la dyspepsie primitive, ou considérée comme telle, qu'à la dyspepsie secondaire. Quand, dans la dyspepsie secondaire, il y a des indications particulières, elles résultent beaucoup plus de la maladie principale que du mode même de la dyspepsie.

Au point de vue de la thérapeutique et de la diététique générale, les indications principales restent les mêmes, dans le plus grand nombre des cas, qu'il y ait ou qu'il n'y ait pas lésion définie du tube digestif, de ses annexes, ou d'organes éloignés dont la lésion retentit sur le fonctionnement du tube digestif.

C'est de la physiologie pathologique, et non de l'anatomie, que dérivent ces indications ; elles correspondent, en somme, à de grands complexus physiologiques et cliniques, que l'on peut considérer isolément en les détachant, pour la commodité de l'étude, des ensembles pathologiques dont ils font partie. Ces complexus, lorsqu'ils représentent le seul ordre de phénomènes appréciables ou prédominants, constituent la dyspepsie primitive.

Cela nous permet de commencer l'exposé du traitement diététique de la dyspepsie par des considérations générales sur le régime alimentaire des dyspeptiques.

Il n'en résulte pas, du reste, qu'il y ait une formule unique applicable aux diverses variétés. Cependant, un certain nombre de règles générales sont souvent susceptibles d'être appliquées dans la majorité des cas, parce que les dyspeptiques sont soumis à un certain nombre de conditions physiologiques communes. Il y a, du reste, une insensible transition entre les cas les plus extrêmes, et des dangers semblables peuvent menacer tous les dyspeptiques, le danger de la gastrite et de la dilatation secondaires de l'estomac, par exemple.

Il faut, chez ces malades :

1° Donner une alimentation qui se rapproche, autant que possible, de la formule connue de la ration d'entretien, tout en tenant compte des indications fournies par la variété physiologique de la dyspepsie ;

2° Éviter la surcharge du tube digestif ;

3° Éviter à la muqueuse gastro-intestinale les irritations inutiles ;

4° Réduire au minimum l'auto-intoxication d'origine gastro-intestinale.

Examinons en détail, dans ses raisons d'être et dans ses conséquences, chacune de ces indications principales.

1° Donner une alimentation qui se rapproche autant que possible de la formule connue de la ration d'entretien, tout en tenant compte des indications fournies par la variété physiologique de la dyspepsie.

Ce *desideratum*, dont l'importance s'impose, n'est pas toujours d'une réalisation facile.

On se trouve assez souvent, en effet, en présence de conditions pathologiques qui rendent presque impossibles l'exécution et l'utilisation de la ration normale d'entretien.

Cela peut tenir au manque d'appétit ou même au dégoût invincible manifesté par les malades pour l'alimentation ; cela peut tenir aussi à ce que les modifications des sécrétions gastriques ou gastro-intestinales rendent précaire la digestion d'un certain ordre de substances. C'est ainsi que, dans l'hyperchlorhydrie, la peptonisation se fait en général très bien, très énergiquement, tandis qu'au contraire la digestion des hydrates de carbone est rendue très difficile par l'excès de l'acidité et par la stase gastrique. Dans l'hypochlorhydrie accentuée, c'est, au contraire, la digestion des albuminoïdes qui se fait mal. Il est vrai qu'il se fait souvent une suppléance plus ou moins complète de l'estomac par l'intestin. Quand il y a à la fois hypochlorhydrie, stase gastrique et hyperacidité, il y a difficulté presque égale de la digestion pour les éléments alimentaires des trois ordres.

Les substances albuminoïdes sont difficilement peptonisées, à cause de l'insuffisance de la sécrétion chlorhydrique. Les substances amylacées seraient, semble-t-il à première vue, dans de meilleures conditions ; elles sont soumises d'une façon prolongée à

9

l'action de la salive en présence d'une faible quantité d'acide chlorhydrique ; mais le sucre subit facilement alors la fermentation acide, et l'hyperacidité organique tend à son tour à arrêter leur dissolution, c'est-à-dire leur transformation en dextrine et en glucose.

Quant aux substances grasses, elles tendent à se dédoubler et à donner lieu à des acides irritants pour la muqueuse.

Les inconvénients de la simple hypochlorhydrie sans stase stomacale accentuée sont beaucoup moins marqués, nous venons de le dire, en vertu de la suppléance exercée par l'intestin. Cette suppléance est démontrée par des faits de divers ordres.

Revenons aux diverses modalités de la dyspepsie et à l'application de la ration d'entretien.

Il ne suffit plus, chez les grands hyperchlorhydriques, avec hypersécrétion intense et surtout hypersécrétion continue, de restreindre l'alimentation aux aliments les plus riches sous le volume le plus petit. Il ne faut pas seulement les présenter sous la forme culinaire la plus simple : on est obligé de diminuer la proportion des hydrates de carbone. On peut essayer de les remplacer par une quantité équivalente de graisse. Le lait et la crème conviennent très bien pour cela, mais l'amaigrissement des malades prouve souvent qu'on n'y parvient que d'une façon très imparfaite.

Nous verrons, à propos du traitement spécial de l'hyperchlorhydrie, comment on a essayé de tourner la difficulté.

Toutes les fois qu'on prescrit le régime lacté complet, on prescrit, par là même, (1), un régime insuffisant au point de vue des hydrates de carbone, suffisant au point de vue de l'alimentation azotée, d'une richesse excessive en matières grasses. Et cependant, qui ne sait quels services peut rendre aux dyspeptiques le régime lacté absolu !

Du reste, l'inanition relative, pourvu qu'elle ne soit pas trop prolongée, n'a que des inconvénients passagers, que compense souvent largement le repos de l'estomac.

A l'extrême rigueur, on peut même supprimer pendant plusieurs jours les aliments solides. La clinique, l'observation des jeûneurs de profession, les expériences sur les animaux ont démontré d'une façon surabondante que la vie peut se maintenir pendant assez longtemps, à condition que la quantité d'eau nécessaire à l'organisme lui soit régulièrement fournie.

Si cette quantité d'eau ne peut être introduite par

(1) Voir page 77.

la voie stomacale, on peut la faire pénétrer parle rectum, ou même par la voie hypodermique.

Nous devons nous en tenir ici à l'exposé de ces principes généraux. Il conviendra d'entrer dans des détails plus circonstanciés lorsque nous envisagerons les diverses variétés chimiques et cliniques de la dyspepsie primitive et secondaire.

2° *Éviter la surcharge du tube digestif.* — S'il faut nourrir suffisamment les dyspeptiques, qui n'ont que trop souvent tendance à restreindre eux-mêmes leur alimentation, il ne faut pas cependant tomber dans l'excès contraire et leur faire ingérer une masse de substances alimentaires trop évidemment supérieure à la quantité qu'ils peuvent utiliser.

Il faut éviter aussi de charger l'estomac de matières pourvues de principes réellement nutritifs, riches en matériaux de charpente, rebelles à la digestion.

En effet, cette surcharge favoriserait toujours le relâchement et l'atonie de l'estomac qui menace tous les dyspeptiques, de même que l'asystolie menace tous les cardiaques. La stase ainsi créée devient la cause d'une réelle aggravation.

Les fermentations sont rendues plus faciles, les substances nocives qui en résultent plus abondantes. Dans l'estomac, ces fermentations donnent lieu à l'hyperacidité organique; dans l'intestin, il y a production en excès de substances toxiques résultant surtout de la putréfaction des matières azotées. D'autre part, les sucs digestifs pénètrent plus difficilement une masse considérable. Les produits qui prennent naissance dans cette masse entretiennent une irritation exagérée et trop prolongée de la muqueuse de l'estomac. Inutile d'insister davantage.

Comment parvenir à éviter cette surcharge ?

Tout d'abord, cela va de soi, il faut réduire la quantité des aliments à la proportion voulue pour que la ration d'entretien se trouve réalisée si la nature des accidents dyspeptiques le permet. Dans la première partie de cet ouvrage, nous avons indiqué ce que doit être cette ration, et quelle est l'équivalence chimique et calorique des principaux aliments. On devra s'y rapporter pour supprimer les excès et pour ramener l'alimentation à son taux physiologique, toutes les fois que cela sera possible ; nous n'y reviendrons pas ici.

Une remarque générale : suivant les classes sociales, l'excès d'alimentation tend à porter sur des variétés différentes d'aliments. D'une façon habituelle, dans les classes riches on abuse surtout des aliments azotés, mais parfois aussi de la graisse et du sucre. Dans les classes pauvres, la consommation de la viande et de la graisse est souvent insuffisante ; il y a quelquefois excès des féculents, des amylacés et en combrement par les légumes et les fruits verts fort peu nourrissants.

Le premier devoir du médecin sera, dans la mesure du possible, de réformer ces abus, d'élever le taux de certaines substances, d'abaisser celui des autres.

Il ne suffit pas de ramener la quantité des aliments à la quantité et à la proportion exigées par la ration d'entretien, il faut encore réaliser cette ration, en réduisant au minimum la masse des aliments, ce qui dépend à la fois de leur choix et de leur mode de préparation. Il faut tenir compte aussi de la digestibilité différente des diverses substances.

Il faut, enfin, rechercher s'il convient mieux de faire des repas rares ou plus rapprochés, par conséquent peu copieux.

Nous aurons donc successivement à considérer :

a) Le choix des substances alimentaires ;

b) Leur mode de préparation ;

c) La digestibilité des aliments ;

d) L'heure et le nombre des repas.

a) *Choix des substances alimentaires.* — Naturellement, la surcharge et l'encombrement du tube digestif seront d'autant moins prononcés que les aliments seront plus riches en éléments nutritifs. Qu'on se rapporte, à ce point de vue, à ce que nous avons dit à propos du régime à l'état normal, et on verra que les substances les plus riches en éléments alimentaires sont : la viande, les œufs, le poisson, le lait, les légumes féculents, les amylacés. On voit donc, *a priori*, qu'on sera souvent amené à prescrire aux dyspeptiques un régime qui comporte ces divers aliments en proportions variables suivant les cas.

Il y a un moyen général souvent employé d'augmenter le pouvoir nutritif des aliments, tout en diminuant leur volume : c'est de les dépouiller de leur gangue. La viande sera hachée, crue ou cuite ; on enlèvera toutes les fibres aponévrotiques ou tendineuses, toute la graisse, en un mot tout ce qu'il y a de blanc (1). En préparant la poudre de viande, M. Debove a donné le moyen de condenser la viande au maximum ; on a vu déjà, et nous aurons l'occasion d'y revenir, quels avantages considérables présente la poudre de viande pour le traitement de divers ordres de dyspepsies.

Cela s'applique également aux féculents et aux amylacés ; de là, la grande place que tiennent les farines et les purées dans le régime des dyspeptiques.

b) *Mode de préparation*. — Les aliments sont, d'une façon générale, d'autant plus facilement digérés qu'ils sont plus complètement divisés. La division

(1) Voir page 100.

est déjà nécessaire pour les priver de leur gangue.

Il est évident, en effet, que les sucs gastro-intestinaux pénètrent d'autant plus intimement les aliments et les attaquent par une surface d'autant plus considérable qu'ils sont réduits en particules plus menues.

A l'état normal, les dents sont chargées de ce travail de division. Quand la mastication est insuffisante, il n'est pas rare de voir se développer des troubles dyspeptiques plus ou moins accentués. Réciproquement, lorsque la dyspepsie existe déjà, on ne peut guère l'améliorer qu'en obtenant une trituration plus complète. Quelquefois, chez les gens qui ont de bonnes dents, il suffit de recommander que la mastication se fasse lentement et soigneusement; chez ceux qui en ont de mauvaises, de les faire réparer ou remplacer, pour obtenir une amélioration marquée. Dans bien des cas, la division artificielle des aliments doit remplacer la mastication et se substituer à elle.

La préparation culinaire, on l'a vu (1), a, entre autres, pour résultat de rendre les aliments plus facilement divisibles, de ramollir et quelquefois même de détruire leur gangue. Cela s'applique tout aussi bien aux substances d'origine animale qu'aux substances d'origine végétale.

(1) Voir page 37.

A cela ne se borne pas le rôle de la cuisine, et ce qui devrait être son but principal passe volontiers à l'état d'accessoire. En effet, ce qu'on lui demande souvent, c'est la sauce, l'assaisonnement, l'excitation d'un palais plus ou moins blasé.

De l'assaisonnement nous parlerons plus loin, à propos des irritants de l'estomac.

Les *sauces* ont généralement l'inconvénient d'être trop grasses, et la graisse en excès est, en général, mal supportée par les différentes variétés de dyspeptiques. Elles ont l'inconvénient de fournir un aliment assez facile à la fermentation et probablement aussi de protéger les particules alimentaires contre le contact et l'action des sucs digestifs dans l'estomac et l'intestin.

Les sauces qui ont la graisse émulsionnée pour base renferment souvent aussi de la farine, ce qui les rend encore plus indigestes.

L'expérience a, du reste, démontré depuis longtemps que les graisses et les sauces sont mal supportées par la généralité des dyspeptiques.

C'est pour cette raison qu'on est si souvent amené à prescrire la viande grillée, rôtie ou bouillie ; beaucoup de malades arrivent, du reste, spontanément à ne la prendre que de cette façon.

Les féculents et les amylacés doivent être aussi réduits en poudre et être pris sous forme de purée ou de bouillie. De cette façon, ils sont beaucoup mieux digérés qu'en nature.

c) *Digestibilité des aliments*. — Il n'y a pas de doute que certains aliments ne se digèrent beaucoup plus facilement que d'autres. C'est ainsi que les viandes grasses, les pâtisseries grasses, pour prendre des exemples, se digèrent beaucoup moins facilement que des viandes maigres bien divisées, que des œufs à la coque ou des œufs brouillés. Tout le monde le sait.

Cependant, il est extrêmement difficile de dresser une liste des aliments d'après leur digestibilité. Les individus sains, qui jugent d'après les sensations qu'ils éprouvent, ne sont pas d'accord à ce point de vue. Le désaccord est encore plus grand chez les dyspeptiques. Ce qui paraît à l'un un aliment léger et de digestion aisée est, pour l'autre, au contraire, très lourd et très indigeste. Il faut donc tenir compte des susceptibilités personnelles. Il y a des incompatibilités vraies et pour certains aliments; il y a aussi des incompatibilités apparentes, par auto-suggestion. Il n'est pas rare de rencontrer des personnes qui se figurent ne pas supporter tel ou tel mets, qui souffrent lorsqu'elles en ont mangé en le sachant, mais qui le supportent très bien lorsqu'elles en ont ingéré à leur insu.

Quelques personnes ne peuvent goûter de canard,

de bœuf à la mode, pour citer des faits que j'ai observés, sans être prises presque immédiatement de diarrhée. D'autres ne peuvent supporter l'ail ou l'échalote, et il arrive que l'estomac, par une sélection qui a l'air consciente, rejette exclusivement ces substances, tout en retenant les autres.

La conclusion pratique de ce qui précède, c'est que le médecin doit toujours s'enquérir avec soin près des malades de ce qu'ils digèrent ou ne digèrent pas. On cherchera, le cas échéant, à distinguer les incompatibilités vraies des incompatibilités apparentes, acquises par éducation, dans le cas où cela vaudra la peine de démontrer au malade qu'il peut très bien élaborer tel ou tel aliment qu'il prétend ne supporter ni peu ni point. C'est ainsi que beaucoup de personnes se figurent à tort qu'elles ne peuvent digérer le lait.

En déterminant la durée du séjour des aliments dans l'estomac chez l'homme et chez les animaux, on a cherché à trancher la question d'une façon plus précise et à se mettre à l'abri des caprices de l'imagination.

Les résultats ainsi obtenus ne sont pas concordants. C'est qu'il intervient là aussi un élément très personnel : un état spécial de la sensibilité réflexe de la muqueuse gastrique.

Il est assez curieux de remarquer, à ce propos, que

les physiologistes n'ont jamais pu se mettre d'accord et décider comment se vide l'estomac chez le chien, l'animal le plus souvent mis en expérience. Pour les uns, il se vide petit à petit, par petites quantités, sans interruption. Pour les autres, au contraire, il ne se vide que tardivement, quand la digestion chimique est complète, et cela rapidement par quelques contractions énergiques de l'antre prépylorique. M. Gley (communication orale) pense, pour sa part, et là pourrait bien être la vérité, qu'il n'y a pas de loi générale absolue, applicable à tous les individus de la race canine. Peut-être y a-t-il aussi chez l'homme des variétés individuelles et peut-être, chez le même individu, des variations temporaires.

Au point de vue de la digestibilité des aliments, d'une façon générale, on s'en tiendra aux principes suivants, que nous avons déjà, en grande partie, exposés dans les pages qui précèdent :

a) Les aliments sont, d'une façon générale, d'autant plus facilement digérés et rapidement évacués de l'estomac qu'ils ne présentent qu'un petit volume, à condition d'être très finement divisés.

b) Les substances albuminoïdes sont, en général, d'une digestion d'autant plus difficile qu'elles sont plus chargées de graisse. La graisse les protège sans doute contre l'action chimique des sucs gastro-intestinaux.

Elle est, de plus, irritante pour les muqueuses, soit par elle-même, comme l'admet Leven, soit par ses produits de dédoublement ou de décomposition.

La division à l'extrême, c'est-à-dire, en somme, l'*émulsion*, est la condition qui donne à la graisse son maximum de digestibilité. Aussi le lait est-il le meilleur des aliments gras ; c'est sous la forme de lait qu'il est le plus facile de faire absorber de la graisse.

c) Les expériences faites sur l'homme ne donnent pas une idée exacte de la digestibilité du *pain*, que les dyspeptiques supportent ordinairement assez mal, surtout lorsqu'ils le mâchent insuffisamment.

Aussi convient-il toujours d'en régler l'usage chez eux.

Depuis longtemps, on se préoccupe de déterminer exactement la digestibilité des divers aliments. Les médecins qui ont observé des individus atteints de fistule gastrique en ont profité pour rechercher quelle était la durée du séjour de chacun d'eux dans l'estomac. On a objecté, avec une certaine apparence de raison, que le fait même de la fistule constituait l'estomac dans un état anormal et que l'on ne pouvait conclure des fistulés aux non fistulés.

On a donc eu recours à la sonde, et Leube, le premier, a préludé aux repas d'épreuve, actuellement si couramment usités, en vidant l'estomac un certain temps après l'ingestion d'aliments variés. Cela lui a permis de dresser une liste de digestibilité et d'établir d'après elle des régimes différents.

Le professeur G. Sée a critiqué assez vivement les cartes culinaires de Leube ; on y trouvera cependant des indications intéressantes, ainsi que dans les cartes de Penzold, que nous donnerons ensuite.

Les régimes indiqués sont d'une digestibilité de plus en plus difficile, du premier au dernier.

Liste de Leube. — Premier régime.

Bouillon.
Viande dissoute de Leube-Rosenthal (1).
Lait.
OEufs crus.
Biscuit.
Gâteaux anglais (sans sucre, gâteaux Albert).
Eau.
Eaux gazeuses naturelles.

Deuxième régime.

Cervelle de veau bouillie.
Ris de veau bouilli.

(1) Viande finement hachée, cuite dans la marmite de Papin pendant vingt-quatre à trente-six heures, en présence d'une certaine quantité d'acide chlorhydrique.

Poulet bouilli (jeune et sans peau).
Pigeon bouilli.
Potage au tapioca.
OEufs à la neige.

Troisième régime.

Bœuf cru (finement haché).
Jambon cru (finement haché).
Bifteck cuit superficiellement dans du beurre
très frais.
Filet en pulpe.
Purée de pommes de terre.
Pain rassis blanc.
Café et thé au lait.

Quatrième régime.

Poule rôtie.
Pigeon rôti.
Chevreuil, perdreau rôtis.
Rosbif froid.
Rôti de veau.
Saumon cuit à l'eau.
Macaroni.
Purée de riz.
Épinards finement hachés.

Asperges.

Pommes cuites à la vapeur.

Vin blanc et vin rouge très étendus.

Les recherches commencées par Leube ont été reprises par Penzold, qui a engagé toute une série de ses élèves à faire leur thèse inaugurale sur la digestibilité des divers aliments à l'état normal ou mieux sur la durée de leur séjour dans l'estomac.

Ces jeunes gens se sont soumis eux-mêmes à l'expérimentation dans des conditions semblables, sinon identiques. Ils ont pu ainsi fournir les éléments d'une liste de digestibilité et des cartes culinaires appropriées, comme celles de Leube, à des régimes différents. Penzold, leur maître, a réuni ces données dans un travail d'ensemble (1).

Il range les aliments de la façon suivante, d'après la durée de leur séjour dans l'estomac :

De une à deux heures (2).

100 à 200 grammes d'eau pure.

220 grammes d'eau chargée d'acide carbonique.

200   —   de thé sans sucre.

200   —   de café.

(1) Penzold, *Deutsches Archiv f. klin. Med.*, 1893, Bd. LI, Heft 6, p. 53.

(2) C'est-à-dire aliments séjournant de une à deux heures dans l'estomac.

200 grammes de cacao.
200   —   de bière.
200   —   de vin léger.
100 à 200 grammes de lait bouilli.
200 grammes de peptones diverses, dissoutes dans l'eau.
100 grammes d'œuf dur.

De deux à trois heures.

200 grammes de café à la crème.
200   —   de cacao au lait.
200   —   de malaga.
500   —   d'eau.
300 à 500 grammes de bière.
300 à 500   —   de lait bouilli.
100 grammes d'œufs crus, brouillés, cuits durs ou en omelette.
100 grammes de saucisse de bœuf.
250   —   de cervelle de veau bouillie.
72 huîtres crues.
200 grammes de carpe bouillie.
200   —   de brochet bouilli.
200   —   de morue bouillie.
150   —   de choux-fleurs bouillis.
150   —   de choux-fleurs en salade.
150   —   de pommes de terre cuites à l'eau.

150 grammes de purée de pommes de terre.
150 — de compote de cerises.
150 — de cerises crues.
70 — de pain blanc frais ou rassis, sec ou avec du thé.
70 — de brezel.
70 — de biscuit Albert.

De trois à quatre heures.

250 grammes de poulet jeune, bouilli.
230 — de perdreau bouilli.
220 à 260 grammes de pigeon.
250 grammes de bœuf cru ou cuit.
250 — de pied de veau cuit.
160 — de jambon cuit.
160 — de jambon cru.
100 — de rôti de veau, chaud ou froid.
100 — de bifteck, chaud ou froid.
100 — de bifteck cru, haché.
100 — de filet.
200 — de saumon bouilli.
72 — de caviar salé.
200 — de raie au vinaigre.
200 — de hareng fumé.
150 — de pain noir.
150 — de pain blanc.

150 grammes de biscuit Albert.
150 — de pommes de terre en légumes.
150 — de riz bouilli.
150 — de chou-rave bouilli.
150 — d'épinards bouillis.
150 — de carottes bouillies.
150 — de salade de cornichons.

De quatre à cinq heures.

210 grammes de pigeon rôti.
250 — de filet de bœuf.
250 — de bifteck.
250 — de langue fumée.
100 — de viande fumée.
250 — de lièvre rôti.
250 — d'oie rôtie.
250 — de canard rôti.
200 — de hareng en salade.
150 — de purée de lentilles.
200 — de purée de pois.
150 — de pois verts, cuits à l'eau.

Voici maintenant des cartes culinaires dressées sur le modèle de celles de Leube, avec lesquelles elles coïncident du reste sur bien des points.

PREMIER RÉGIME

Bouillon. — 250 grammes, viande de bœuf maigre, peu ou pas salée, cuisson lente.

Lait de vache. — 250 grammes, bien bouilli ou stérilisé, lait non écrémé (quelquefois avec adjonction d'un tiers d'eau de chaux, au besoin avec un peu de thé).

Œufs. — 1 ou 2, crus ou seulement chauffés, frais. Les œufs crus seront délayés dans du bouillon pas trop chaud.

Solution de viande. — 30 à 40 grammes, solution de Leube-Rosenthal, n'ayant qu'une faible odeur de bouillon. A prendre par cuillerées à café ou mélangée à du bouillon.

Gâteaux (Albert). — 6, sans sucre, secs, mais bien mâchés et bien insalivés.

Eau. — 125 grammes eau ordinaire ou eau gazeuse naturelle faiblement chargée d'acide carbonique.

DEUXIÈME RÉGIME

Cervelle de veau. — 100 grammes, bouillie, dépouillée de ses enveloppes, cuite de préférence dans du bouillon.

Ris de veau. — 100 grammes, bouilli, bien épluché, cuit dans du bouillon.

Pigeon. — 1, bouilli, jeune, sans peau ni tendons, etc.

Poulet. — De la grosseur d'un pigeon. Pas de poulet gras. Mêmes recommandations.

Viande de bœuf crue. — 100 grammes, finement hachée avec un peu de sel, dans le filet, à manger avec des gâteaux.

Saucisses de bœuf crues. — Sans assaisonnement, légèrement fumées.

Tapioca. — 30 grammes avec de la purée de riz.

TROISIÈME RÉGIME

Pigeon. — Cuit dans du beurre frais, jeune, sans sauce.

Poulet. — Cuit dans du beurre frais, jeune, sans sauce.

Bifteck. — 100 grammes avec du beurre frais, à moitié cuit, à l'anglaise, filet, bien battu, sans sauce.

Jambon. — 100 grammes, cru, finement haché, légèrement fumé.

Pain au lait. — 50 grammes.

Biscuit. — Ou brezel.

Pommes de terre. — 50 grammes en purée.

Choux-fleurs. — 50 grammes, cuits dans l'eau salée; n'employer que la fleur.

QUATRIÈME RÉGIME

Chevreuil. — 100 grammes, rôti, sans sauce, relevé.

Perdreau. — Rôti, sans lard, sans peau ni tendons.

Rosbif. — 100 grammes, cuit rosé, battu, chaud ou froid.

Veau. — 100 grammes, rôti.

Brochet, carpe, truite. — 100 grammes, cuits dans l'eau salée, sans assaisonnement; enlever les arêtes avec soin.

Caviar. — 50 grammes, cru, peu salé, caviar russe.

Asperges. — 50 grammes, bouillies; les parties tendres seulement, avec du beurre peu fondu.

Riz. — 50 grammes, en purée, bien cuit.

Œufs brouillés. — 2 œufs, avec un peu de beurre frais et de sel.

Omelette soufflée. — 2 œufs, avec 20 grammes de sucre; doit être bien soulevée; à manger de suite.

Compote de fruits. — 50 grammes, fraîchement cuite à l'eau, dépouillée des pelures et des noyaux.

Vin rouge. — 100 grammes, Bordeaux léger ou un vin analogue, légèrement chauffé.

M. Charles Richet, qui a eu l'occasion d'étudier un jeune homme, du reste bien portant, chez lequel on avait dû établir une fistule stomacale pour l'alimenter (gastrostomie) à la suite d'un rétrécissement cicatriciel de l'œsophage, a, comme Beaumont, comme Gosse et d'autres, cherché à déterminer au bout de combien de temps les diverses substances quittaient l'estomac.

Il écrit (1) : « En général, mes expériences concordent avec celles de Beaumont et celles de Gosse. Ainsi, la durée maxima du séjour dans l'estomac paraît être de quatre heures et demie à six heures, pour les graisses par exemple et certains aliments très indigestes, comme les épinards. La durée minima s'observe dans la digestion du lait, qui paraît être de tous les aliments le plus facilement digéré. »

Les tableaux de Leube et de Penzold peuvent fournir des indications utilisables dans certaines circonstances. C'est ainsi qu'on pourra se guider sur eux dans la reprise de l'alimentation à la suite d'une maladie aiguë ou encore pour l'alimentation des anémiques, des chlorotiques. On en tiendra compte aussi lorsqu'il s'agira d'établir le régime de certains dyspeptiques : les hyperchlorhydriques qui ne présentent qu'un faible degré d'hyperchlorhydrie,

(1) *Du suc gastrique chez l'homme et les animaux;* Thèse de Paris, 1878.

les dyspeptiques nervo-moteurs, atoniques, surtout avec tendance à l'hyperesthésie de l'estomac, les malades atteints d'un léger degré de gastrite, de gastrite éthylique, par exemple.

Plus tard, du reste, nous aurons à établir des plans de régime et à recourir aux données qui viennent d'être exposées.

d) Heure et nombre des repas. — Il conviendra, à propos des diverses variétés de dyspepsies, de donner des indications sur le nombre et l'heure des repas.

Il serait inutile d'y insister ici ; on ne peut guère tracer de règle générale applicable à tous les cas.

Ces indications ne seront utilement données qu'à propos de chacune des variétés de dyspepsie examinée en particulier.

3° *Éviter les irritations inutiles.* — Il faut éviter au tube digestif, et surtout à l'estomac, qui reçoit le premier choc, toutes les irritations inutiles et modérer autant que possible celles qui peuvent être nuisibles. On sera plus ou moins sévère, suivant les cas, beaucoup plus avec un hyperchlorhydrique, par exemple, qu'avec un hypochlorhydrique sans signe évident de gastrite ou de dilatation stomacale.

Toutefois, il ne faut pas oublier que, dans ce dernier cas même, l'estomac doit être épargné dans la mesure du possible. On ne doit pas perdre de vue, en effet, qu'à une excitation trop vive succède souvent une dépression exagérée chez des névropathes, et que tous les dyspeptiques ont tendance à présenter secondairement, sinon primitivement, des lésions de gastrite.

Les irritations infligées à l'estomac peuvent être d'ordre chimique et d'ordre mécanique.

Les acides, l'alcool, le vin rouge, qui est à la fois assez riche en alcool et en acide, sont assez fortement irritants. Ils causent facilement des sensations douloureuses, et il est évident que leur contact trop répété provoque la gastrite, ou tout au moins tend à l'exagérer lorsqu'elle existe déjà. Le sucre qui se transforme facilement en acide lactique, en alcool et en acide acétique, est déjà certainement irritant par lui-même.

Il faut en modérer sévèrement la consommation.

Nous ne parlerons pas des irritations médicamenteuses, puisqu'il ne doit être question ici que du régime alimentaire. Nous nous contenterons de signaler la fréquence des troubles de la digestion, de l'irritation stomacale, due à des médications diverses. M. Hayem a fait remarquer que la dyspepsie des chlorotiques et des tuberculeux tient souvent à l'abus des médicaments, des préparations ferrugineuses et toniques. Il est bon de signaler surtout les effets nuisibles du vin de quinquina, qui est à la fois chargé d'alcool et de tannin, et que,

pour le rendre plus actif, on fait prendre souvent
à jeun, quelque temps avant le repas. Il en est de
même de beaucoup de préparations apéritives, qui
ne sont apéritives précisément que parce qu'elles
exercent sur la muqueuse stomacale une irritation
qui, à la longue, peut devenir très nuisible.

Ce qui est vrai pour la chlorose et la tuberculose
l'est également pour beaucoup d'autres états pathologiques ; que de neurasthéniques, d'asthmatiques
doivent en grande partie leur dyspepsie aux médicaments qu'on leur a trop libéralement ordonnés !

Les *irritations mécaniques* doivent être aussi
ménagées, pour les mêmes raisons, à l'estomac des
dyspeptiques ou des candidats à la dyspepsie. Elles
peuvent résulter de la surcharge alimentaire, de la
division imparfaite des aliments, de l'existence de
corpuscules solides ou d'une gangue rebelle à la
digestion, de l'ingestion de mets grossiers, mal cuits,
mal préparés.

Nous avons dit déjà combien il importe que les
aliments soient dépourvus de leur gangue animale,
comme le tissu conjonctif, les aponévroses, les
vaisseaux, les tendons ; de leur gangue végétale,
comme la cellulose.

On doit donc, dans la plupart des cas de dyspepsie,
proscrire les légumes verts crus, la salade, les
fruits verts. Les fruits cuits seront beaucoup moins

nuisibles; ils pourront être souvent concédés, surtout lorsqu'on aura obtenu déjà un degré notable d'amélioration.

C'est pour cette même raison, la suppression de la gangue et des enveloppes, que les purées sont beaucoup mieux tolérées que les légumes dont elles proviennent: purées de lentilles, de pois, de haricots, de marrons, farine de maïs, d'orge, de riz, etc. Inutile d'insister de nouveau sur leur utilité.

Les *condiments* de divers ordres sont souvent une cause de vive et dangereuse irritation pour l'estomac. La plupart d'entre eux doivent être interdits.

La cuisine des dyspeptiques doit être fort simple; le sel, en quantité modérée, devrait être le seul assaisonnement employé.

Il faut rejeter, en tout cas, toutes les sauces fortement additionnées de poivre, de clou de girofle, de moutarde, les cornichons confits, le piment, les pickles, etc.

D'une façon générale, les sauces de haut goût conviennent peu aux dyspeptiques; non seulement ce sont des sauces, mais des sauces pimentées.

Les viandes destinées aux malades de l'estomac seront simplement préparées : rôties, grillées ou étuvées, de préférence, quelquefois bouillies.

4° *Réduire au minimum l'auto-intoxication d'origine gastro-intestinale.* — L'auto-intoxication d'origine gastro-intestinale est chose très réelle, bien qu'on lui ait attribué parfois un rôle trop exclusif dans la pathogénie des accidents généraux qui accompagnent la dyspepsie. La toxicité des matières fécales, bien étudiée par M. Bouchard, les variations de la toxicité urinaire démontrent d'une façon certaine l'existence de cet empoisonnement de l'organisme par lui-même.

C'est surtout dans la dilatation de l'estomac que M. Bouchard attribuait un rôle important aux toxines développées par fermentation intra-stomacale. La dilatation avec stase permanente est certainement beaucoup plus rare que ne l'admettait M. Bouchard, d'une part, et, de l'autre, beaucoup de ces cas de dilatation primitive sont sous la dépendance de l'hypersécrétion chlorhydrique continue, condition peu favorable, d'après la théorie, à la production des toxines, puisque l'acide chlorhydrique présent en excès devrait jouer le rôle d'un antiseptique naturel. Or, c'est précisément dans ce seul cas que l'on a pu démontrer la présence d'une substance toxique dans le contenu stomacal. Cette substance, à laquelle seraient dus les accidents tétaniques si fréquents chez les hyperchlorhydriques, serait, pour MM. Bouveret et Devic, une peptone d'élaboration vicieuse.

Si la réalité de l'auto-intoxication d'origine stoma-

cale est mal établie dans la plupart des cas, il n'en
est pas de même de l'auto-intoxication d'origine
intestinale. Si cet empoisonnement n'a pas un rôle
bien démontré dans beaucoup de faits de dyspepsie,
il n'en est pas moins vrai que l'on doit, à l'occasion,
compter avec lui, et qu'il convient très souvent de
réduire au minimum les auto-intoxications de source
alimentaire. Cela, non seulement dans les dyspepsies,
mais aussi dans les maladies du foie et du rein,
lorsque le premier de ces organes devient incapable
de dénaturer les toxines au passage, et le second de
les éliminer par les urines.

Le régime lacté constitue l'alimentation la plus
propre à diminuer et à combattre les auto-intoxications digestives. En effet, le lait de bonne qualité
n'apporte lui-même aucune toxine, aucun produit
de putréfaction. Il ne laisse aussi qu'un résidu peu
considérable. Enfin, il provoque une polyurie qui aide
beaucoup à l'élimination des substances toxiques (1).

Certaines des précautions que nous avons recommandées dans le choix et le mode de préparation des
aliments, en même temps qu'elles ont pour avantage de diminuer la surcharge et de faciliter l'action
des sucs digestifs, tendent aussi à restreindre le
développement des fermentations et des putréfac-

(1) Voir page 73.

tions intestinales. En effet, les aliments finement divisés, très nutritifs sous un petit volume, ne laissent qu'un résidu minime. Leur emploi rend moins considérable la masse fermentescible et putrescible renfermée dans l'intestin.

S'il est bon que la masse des aliments et les résidus alimentaires ne favorisent pas trop la production des toxines digestives, il convient davantage encore que ces aliments n'apportent pas du dehors des poisons tout faits, comme c'est le cas avec des viandes fortement faisandées, des substances en voie de putréfaction, les fromages forts, par exemple.

Ce qui se passe avec les poissons de mer montre bien de quelle sensibilité peut être, à ce point de vue, la réaction organique. Certaines personnes qui ne peuvent manger de poisson de mer à Paris sans avoir des poussées d'urticaire, peuvent, au contraire, en user impunément lorsqu'elles sont en villégiature au bord de la mer. Il est donc à peu près certain que le transport du poisson suffit, même dans les conditions de rapidité dans lesquelles il s'opère, pour permettre le développement de toxines indéterminées, dont la dermato-neurose vient démontrer l'existence.

Il y aura particulièrement lieu de s'inquiéter des auto-intoxications alimentaires et de leur opposer une hygiène appropriée, sans préjudice du traitement médicamenteux, dans les cas de dilatation de l'estomac avec hypéracidité organique et stase permanente; dans les cas de diarrhée chronique, ou de débâcles diarrhéiques, consécutives à des périodes prolongées de constipation; dans les cas d'entérite muco-membraneuse, surtout lorsqu'il y a de temps en temps des poussées aiguës avec fièvre; toutes les fois encore qu'il y aura des phénomènes d'embarras gastrique passager ou permanent. L'embarras gastrique est un complexus symptomatique, fébrile ou apyrétique, qui paraît surtout indiquer l'existence de l'auto-intoxication gastro-intestinale.

CHAPITRE II

ALIMENTS DÉFENDUS. — ALIMENTS PERMIS.
CONSIDÉRATIONS GÉNÉRALES.

Dans les considérations qui précèdent, nous sommes resté forcément dans le vague des généralités. Il conviendrait maintenant d'entrer dans le détail et, en prenant les aliments et les boissons les plus usités les uns après les autres, d'indiquer ceux que l'on doit défendre absolument, ceux que l'on ne doit autoriser qu'avec réserve et de dire sous quelle forme culinaire seront donnés les mets permis.

Pour cette énumération motivée, nous avons supposé avoir affaire à un dyspeptique de l'espèce la plus commune, sans hyperchlorhydrie comme sans hyperacidité organique notables, sans dilatation et sans stase marquées. Chacune des variétés de dyspepsie, suffisamment caractérisée, comportera du reste des indications particulières qui seront exposées plus loin (1).

INTERDICTIONS ABSOLUES

Certains aliments seront interdits d'une façon absolue.

a) *Les aliments fortement épicés.* — Nous avons dit, dans les considérations générales qui précèdent, que les dyspeptiques ne devaient faire usage d'aucun autre condiment que du sel de cuisine. Moins ils prendront d'autres épices, mieux cela vaudra. Les plus dangereuses sont, naturellement, les épices les plus fortes : le poivre, la moutarde, le piment, les cornichons, les pickles.

Il y a, du reste, pour les diverses séries de cas, une mesure particulière dans laquelle on doit tenir compte du degré de la dyspepsie.

b) *Les hors-d'œuvre.* — On peut proscrire les hors-d'œuvre en masse. Ils sont souvent assez fortement épicés, comme les harengs, les anchois, gras comme les sardines ; ils laissent souvent des détritus solides absolument rebelles à la digestion et de nature à irriter mécaniquement et à surcharger l'estomac,

(1) On voudra bien excuser des répétitions inévitables et peut-être même utiles.

comme les olives, les radis, le céleri, etc, etc.

c) *Les salades et les légumes verts crus*. — Les légumes verts fournissent une surcharge indigeste, à peu près inutile pour la nutrition. Les salades sont, de plus, vinaigrées et poivrées.

d) *Sauces vinaigrées*. — Le vinaigre et les acides sont irritants pour la muqueuse ; ils tendent à exagérer l'hyperacidité organique de fermentation quand elle existe, à la susciter quand elle a tendance à se produire. Le vinaigre apporte, de plus, avec lui des éléments de *mycoderma aceti*, c'est-à-dire les éléments figurés de la fermentation acétique. D'autre part, il paraît très vraisemblable que les acides agissent en sens contraire des alcalins et qu'ils tendent à amener une diminution de la sécrétion chlorhydrique.

Cependant, l'acide citrique paraît beaucoup moins nuisible que le vinaigre. Aussi a-t-on proposé de remplacer celui-ci par le jus de citron.

L'acide lactique se rencontre en assez notable quantité dans le képhir ; peut-être agit-il un peu à la façon de l'acide chlorhydrique. Ce sont là des questions à l'étude, dont il serait inutile de préjuger la solution.

e) *Charcuterie*. — Elle sera exclue pour les mêmes raisons que les hors-d'œuvre. On fera cependant exception pour le jambon, que beaucou pde dyspeptiques supportent admirablement lorsqu'il est bien divisé et débarrassé de son gras. Il faut donner, de préférence, du jambon cru. Le jambon légèrement fumé se digère assez souvent tout aussi bien que le jambon non fumé.

f) *Sucreries. Pâtisseries.* — Les sucreries et les pâtisseries seront interdites aux dyspeptiques de tout ordre. Le sucre, certainement irritant par lui-même, représente, de plus, un élément facilement fermentescible, qui tend, par sa transformation, à augmenter l'hypéracidité organique.

Les pâtisseries peuvent être nuisibles parce qu'elles sont trop sucrées ou parce qu'elles représentent une pâte analogue au pain, dont nous parlerons plus loin, mais beaucoup plus grasse et quelquefois plus compacte.

Les pâtisseries sèches, peu riches en graisse, peu sucrées, échapperont seules à cette proscription.

g) *Mets faisandés. Fromages forts.* — Les mets faisandés renferment des produits de fermentation, de putréfaction, des toxines, dont il vaut mieux épargner l'influence à l'organisme. De plus, leur préparation amène à peu près forcément des sauces de haut goût, fortement épicées et de tout point condamnables pour les dyspeptiques, surtout dès qu'il y a une certaine tendance à l'atonie et à la stase ou encore à l'hyperchlorhydrie.

Il en est à peu près de même avec les fromages forts, avec cette circonstance aggravante que, pour eux, la cuisson n'a pas détruit les germes de fermentation et de putréfaction.

RESTRICTIONS

Les dyspeptiques ne doivent faire usage de certains aliments qu'avec prudence et modération.

Pain. — Le pain doit être complètement interdit à certains dyspeptiques, par exemple les hyperchlorhydriques avec hypersécrétion continue; les autres ne doivent pas en manger beaucoup, ainsi que nous l'avons dit déjà.

Aux dyspeptiques atoniques, on ne permettra que du pain rassis, en petite quantité, 100 grammes comme maximum aux deux principaux repas.

Le pain grillé et les gâteaux secs, dont il existe dans le commerce un certain nombre de variétés, sont beaucoup mieux supportés que le pain proprement dit. Dans les cas intenses, il faut toujours en faire usage. On choisira de préférence des gâteaux secs, non sucrés et dépourvus de graisse. La biscotte peut être utilisée de la même façon. Il en est de même du pain de légumine qui paraît convenir surtout aux hyperchlorhydriques en vertu de sa richesse en albumine. Or, on trouve actuellement dans le commerce du pain de légumine d'un goût très agréable.

Lorsque ces diverses préparations, succédanées du pain, ne sont pas elles-mêmes tolérées, la meilleure façon de faire prendre les féculents azotés analogues au pain est de les donner sous forme de potages, et surtout de potages au lait. On fera alors des potages à la biscotte, au tapioca, à la semoule, à la farine de riz, d'orge, d'avoine ou de maïs, des panades passées.

Graisse. — Beaucoup de dyspeptiques atoniques supportent mal la graisse, en particulier les sauces grasses. Le beurre frais et la crème sont les formes sous lesquelles la graisse est le mieux supportée.

On peut, à l'exemple de M. Seure (de Saint-Germain-en-Laye), leur recommander les sauces faites avec du jaune d'œuf et du lait, sans autre condiment que le sel. M. Seure recommande aussi de remplacer la farine par de la fécule dans les diverses sauces.

Lorsqu'on peut donner une certaine quantité de lait soit aux repas, soit dans les intervalles des repas, il n'est guère besoin de s'inquiéter de la façon dont on fournira à la ration alimentaire la quantité de graisse voulue. Un litre de lait donne, en moyenne, les deux tiers de la graisse nécessaire.

Fruits crus. — Dans les cas de quelque intensité,

les fruits cuits et les marmelades peu sucrées sont incontestablement préférables aux fruits crus. Cependant, dans des cas moins accentués, on peut permettre une quantité mesurée de certains fruits crus : le raisin, les fraises, les prunes bien mûres.

Ici du reste, comme pour beaucoup d'autres aliments, il faut savoir tenir compte des prédispositions individuelles. Il faut savoir faire le départ, autant que possible, entre les incompatibilités vraies et les incompatibilités imaginaires. La chose, il faut bien l'avouer, n'est pas toujours facile.

ALIMENTS PERMIS. — LEUR MODE DE PRÉPARATION CULINAIRE.

Arrivons maintenant aux aliments qui seront prescrits. Chemin faisant, nous dirons le mode de préparation culinaire qui leur convient le mieux. On a déjà trouvé, à ce point de vue, des indications générales dans les chapitres précédents.

Beaucoup de dyspeptiques pourront faire usage des aliments suivants : viandes, poissons, œufs, lait, laitage, pâtes, légumes, entremets, fruits.

Viandes. — On prescrira la viande de bœuf, de veau, de mouton, de volaille. On exclura la viande de porc, sauf le jambon, que les dyspeptiques supportent en général admirablement, à condition qu'il ne soit pas trop fortement salé et qu'il soit finement divisé.

Le jambon râpé, associé aux œufs brouillés, constitue un précieux aliment, agréable au goût et bien supporté.

La viande d'oie sera interdite comme la viande de porc, parce qu'elle est trop grasse. Certains dyspeptiques supportent fort mal le canard domestique ou sauvage.

La volaille sera permise, ainsi que le gibier à plumes. Celui-ci ne sera pas faisandé ou ne le sera que modérément. Penzold, on l'a vu, range le pigeon et le jeune poulet tendre bouillis parmi les mets de digestion très facile.

On pourra permettre aussi, dans les cas légers, le gibier à poil, mais exclusivement sous forme de rôti et à condition seulement qu'il ne soit pas trop avancé. Les sauces ordinairement usitées pour la préparation du gibier (civet, sauces relevées pour le chevreuil et le sanglier) ne conviennent guère aux dyspeptiques, à quelque variété chimique et clinique qu'ils se rattachent.

La viande sera rôtie, grillée ou cuite à l'étouffée. Les viandes bouillies sont très compactes et difficilement attaquées par les sucs digestifs, à moins toutefois d'être finement divisées. Les volailles jeunes et le poisson font exception à cette règle.

Les viandes rôties seront mangées chaudes ou froides. Les rôtis froids sont souvent très bien supportés. En Allemagne, on fait faire de véritables *cures* de rôti froid ; l'expérience nous a montré, en tout cas, que les rôtis froids, à condition d'être dépouillés de leur graisse et de leurs parties fibreuses, peuvent rendre de véritables services. Ils permettent de varier l'alimentation dans bien des cas. En les hachant assez finement, on augmente notablement leur digestibilité, cela malheureusement un peu aux dépens de leur saveur.

Ces viandes hachées peuvent être souvent données dans du potage ou incorporées à des œufs brouillés ou à des purées, ce qui les fait accepter beaucoup plus facilement.

Poissons. — Les poissons maigres seront tous permis et même recommandés ; ils sont d'une digestion facile.

Comme poissons maigres, signalons : le merlan, la sole, la limande, la barbue, le turbot, le brochet, la perche.

Ils seront bouillis ou grillés. On interdira la friture de petits poissons, de goujons. En effet, cette friture a le double inconvénient d'être fortement imbibée de graisse et de renfermer des corpuscules durs, agissant dans le tube digestif à la

façon de petits corps étrangers. Quand on fera frire
des pièces plus grosses, des soles, par exemple, on
les enveloppera d'une couche de pâte assez épaisse,
dont on les dépouillera au moment de les manger.

Les poissons bouillis seront, autant que possible,
mangés au sel tout simplement, ou avec une sauce
à la crème, peu riche en beurre.

Œufs. — Les œufs sont une précieuse ressource
pour les dyspeptiques ; ils peuvent leur rendre
autant de service que le lait.

Ils seront donnés sous la forme d'œufs à la coque
ou d'œufs brouillés. Les œufs à la coque seront peu
cuits ; les œufs brouillés ne renfermeront que peu
de beurre. Il vaut mieux encore les préparer au lait
ou à la crème.

Les œufs sur le plat et l'omelette ont l'inconvénient de demander trop de graisse ; on ne les
permettra qu'avec réserve, aux dyspeptiques en
bonne voie de guérison, par exemple.

Lait. Laitage. — Le lait et les préparations culinaires dont il est la base sont fort utiles dans un
grand nombre de cas.

Nous ne voulons pas parler ici du régime lacté
exclusif, dont il a été et sera question dans d'autres
chapitres de ce livre.

Le lait peut être donné aux repas ou en dehors

des repas. En boisson, aux repas, il pourra être coupé d'eau de Vichy ou de Vals.

Beaucoup de personnes le supportent mal, pris de cette façon. Le lait a quelquefois, en effet, dans ces conditions, l'inconvénient d'empâter la bouche et d'émousser l'appétit. Il faut réserver cette façon de faire aux cas plus graves, dans lesquels le régime lacté mixte est indiqué.

Si l'on juge devoir donner du lait aux dyspeptiques, il vaut mieux, le plus souvent, le faire prendre en dehors des principaux repas. Quelques-uns d'entre eux y sont, du reste, tout à fait réfractaires ; si chez certains l'intolérance est factice, affaire d'imagination, chez d'autres elle est véritable et réellement insurmontable.

Pâtes. — Les pâtes italiennes, nouilles, macaroni, vermicelle, etc., ne sont pas toujours bien supportées par les dyspeptiques. Ils ne devront, en tout cas, les prendre qu'en quantité modérée, assaisonnées d'une façon fort simple et de préférence préparées au lait.

Légumes. — Nous avons déjà condamné les légumes verts crus. Les légumes verts cuits sont beaucoup mieux tolérés, mais ils ne le sont pas également bien par tous les malades. Ils provoquent assez souvent des douleurs stomacales et quelquefois des coliques, des poussées de diarrhée. Les

choux verts sont surtout mal supportés; la choucroute
et les choux-fleurs le sont mieux. Les épinards, la
chicorée cuite, sont particulièrement à recommander;
l'oseille a le tort de renfermer de l'acide oxalique ;
elle doit être proscrite. On pourra conserver la
tomate, à titre d'assaisonnement, de temps à
autre.

Les légumes verts en purée, quand ils sont bien
tolérés par l'estomac, sont surtout utiles chez les
malades qui présentent, d'une façon prédominante,
de l'atonie intestinale et de la constipation. Quand ils
sont pris sans inconvénient, ils peuvent avoir un
autre avantage : c'est de servir de véhicule à la
graisse. A ce point de vue, toutefois, il importe de
s'assurer de la tolérance individuelle et de régler
d'après elle la quantité de graisse que l'on peut
incorporer aux purées de légumes verts.

On peut faire aussi des purées de carottes, de
céleri, des mélanges avec la purée de pommes de
terre, des purées de julienne, etc.

Dans les cas de dyspepsie atonique grave, avec
sensation de pesanteur marquée, crampes douloureuses, tendance à la stase alimentaire, à l'hypéracidité de fermentation et à la dilatation, ce sont surtout les purées de légumes secs et les farines qu'il
faut employer. Ce sont des aliments d'une puissance
nutritive très grande sous un petit volume, comme

nous l'avons dit et répété déjà dans les pages qui précèdent.

On pourra donc, en cas semblable, faire usage des purées de pois, de lentilles, de haricots, avoir recours aux farines de riz, d'orge, d'avoine, de maïs, de châtaignes et à la purée de pommes de terre.

La purée de pommes de terre est celle qui est le mieux supportée en général par les dyspeptiques de divers ordres. Les exceptions sont assez rares. C'est, par contre, la moins nourrissante. On peut l'accommoder au lait et y ajouter des œufs, ce qui augmente sensiblement sa valeur nutritive.

La farine de riz peut servir à faire des potages au lait, qui pourront être assez épais.

Avec la farine d'orge et d'avoine, on fait des potages gluants, très vantés en Allemagne, contre le « catarrhe stomacal ». Ils sont souvent pris avec plaisir et bien supportés; on peut donc les recommander.

La farine d'avoine a le tort de s'altérer, de s'aigrir avec une grande facilité; il faut s'assurer de sa fraîcheur et de sa bonne conservation.

Entremets. — Les entremets, qui ont les œufs et le lait pour base, sont utiles et bien supportés. Ils ne doivent pas être trop sucrés.

Fruits. — Dans les cas intenses, il faut s'en abstenir complètement; dans les cas plus légers, on pourra permettre les fruits cuits et les marmelades.

Quant aux fruits crus, il faut faire un choix : le raisin bien mûr, les prunes, les pêches, les fraises sont plus facilement tolérés que les autres. Les cerises le sont beaucoup moins bien, en général. Les amandes, les noix, les noisettes seront laissées de côté.

Avec les éléments qui viennent d'être énumérés et les précautions indiquées pour leur préparation, il sera facile de constituer un régime suffisamment varié, très acceptable et en même temps très utile. Ce régime s'adresse surtout aux atoniques de l'estomac, aux neurasthéniques atteints d'un degré moyen de dyspepsie, aux chlorotiques et aux tuberculeux dyspeptiques. En un mot, il s'adresse au plus grand nombre des dyspeptiques, aux malades que l'on rencontre chaque jour.

Ce régime peut servir de point de départ et de comparaison pour le traitement des variétés de dyspepsie nettement qualifiées. On trouvera, en tous cas, dans l'exposé qui précède des recommandations sur lesquelles nous n'aurons pas besoin de revenir ultérieurement à propos des diverses formes cliniques de dyspepsie primitive ou secondaire, que nous envisagerons successivement plus tard.

CHAPITRE III

Dans ce qui précède, il n'a été question que des aliments solides ; il faut maintenant nous occuper des boissons, dont la réglementation n'a pas moins d'importance. On sait même que c'est surtout aux boissons qu'on s'en est pris dans la pathogénie et le traitement des dyspepsies et des états généraux attribués à la dilatation et à la stase gastriques. Le *régime sec*, malgré ses sérieux inconvénients, est devenu affaire de mode, les médecins le prescrivaient presque uniformément et les malades eux-mêmes le réclamaient.

Il ne faut en rien tomber dans l'exagération. Quoi qu'il en soit, il importe, dans toute dyspepsie, de régler la qualité et la quantité des liquides donnés en boisson.

Vin. — Le *vin rouge* ne convient à aucun dyspeptique ; la chose, du reste, a été constatée empiriquement depuis longtemps par les malades et par les médecins. Beaucoup de dyspeptiques, après avoir bu du vin rouge, éprouvent une pesanteur plus marquée, des aigreurs, de la brûlure à l'estomac, de la brûlure le long de l'œsophage et quelquefois des vomituritions. A quoi tient cet effet nuisible du vin rouge ? Il faut considérer tout d'abord que ce liquide est fortement acide (5 à 6 p. 1000), en second lieu, qu'il est riche en tannin, en tartrates et en acide succinique.

Le vin blanc est beaucoup mieux supporté ; cela est aussi d'observation commune. Cela tient, sans doute, à son acidité moins grande, à sa richesse beaucoup plus faible en tannin et en tartrates. Il faut interdire aux dyspeptiques les vins aigrelets et ne permettre guère que les vins blancs de Bourgogne ou de Bordeaux. On les donnera coupés d'eau naturelle, d'eaux indifférentes (Alet, Évian, Contrexéville, etc.), ou d'eau légèrement alcaline (eau de Pougues, de Bussang, de Giesshübler, etc.). Le vin blanc sera coupé de deux tiers d'eau.

On trouve dans le commerce des vins qui ont été stérilisés ; ils ont ainsi l'avantage de n'apporter dans l'estomac qu'une quantité beaucoup moins considérable de germes de fermentation. C'est là, en théorie, une incontestable supériorité, et il y a lieu d'en recommander l'usage aux dyspeptiques.

Les vins blancs mousseux, le champagne en particulier, pourront être donnés également coupés d'eau dans quelques conditions particulières, en cas d'inappétence marquée, de tendance aux nausées, aux vomissements.

La bière peut être conseillée à peu près de la même façon que le vin blanc. On pourra faire prendre en nature les bières très légères du Nord et la petite bière de Paris. Lorsqu'on sera amené à se servir soit des bières dites par les brasseurs « façon Strasbourg », des bières allemandes, du pale-ale, on aura soin de les couper avec de l'eau, à peu près dans les mêmes conditions que le vin blanc.

Toutes les liqueurs fortes, sans exception, seront supprimées. Beaucoup de personnes, pour faciliter la digestion, prennent après le repas un petit verre de rhum, de cognac, de kirsch ou de quelque liqueur aromatisée, à la fois riche en sucre et en alcool. Les travaux récents, les recherches cliniques de Lancereaux, les recherches expérimentales de Cadéac et Meunier ont montré le danger des essences qui prennent part à la constitution des liqueurs de dessert, dont les types sont la chartreuse et le kümmel.

Le petit verre de la digestion peut être indéfiniment toléré, sans inconvénient appréciable, par des personnes tout à fait bien portantes, par les gros mangeurs, qui aiment mieux prendre après le repas, pour aider à la digestion, une liqueur qui flatte leur gourmandise, que se résigner à manger en quantité moindre des mets moins succulents.

Il n'en est plus de même pour les dyspeptiques. Chez eux, toute excitation anormale exagérée est suivie d'une période de dépression, d'atonie, d'autant plus marquée que cette excitation a été plus intense. Ce qu'il faut, chez eux, c'est beaucoup plutôt remonter le tonus général que d'exciter localement l'estomac par des moyens artificiels, industriels. D'autre part, on ne sait jamais quelle tendance ont les dyspeptiques à la gastrite, et, en prenant les choses à ce point de vue encore, il faut leur épargner les irritations inutiles. Par l'expérience, du reste, ils ne tardent généralement pas à reconnaître eux-mêmes que l'abstention leur réussit mieux que l'usage, même modéré.

Cette interdiction se justifie souvent aussi parce que la dyspepsie est fonction de diathèse et que les dyspeptiques sont souvent des neuro-arthritiques, pour employer l'expression si juste du professeur Landouzy.

La suppression du vin rouge et des liqueurs fortes — et il faut les supprimer systématiquement chez tous les dyspeptiques — suffit souvent par elle seule pour amener une amélioration marquée.

Si cette amélioration n'est pas obtenue malgré cette réglementation de la question des liquides, on supprimera même le vin blanc ou la bière (1).

On prescrira exclusivement alors, comme boissons, l'eau pure et les infusions chaudes.

On peut dire que l'eau pure est la boisson naturelle. Les boissons fermentées sont des conquêtes de la civilisation, d'une utilité fort douteuse, que, pour le bien de l'humanité, il eût peut-être beaucoup mieux valu ne pas connaître.

Il n'est pas toujours facile d'obtenir des malades qu'ils se mettent à ne boire exclusivement que de l'eau, même de l'eau minérale légèrement gazeuse. Dans ces cas, on pourra permettre l'usage des infusions froides et du grog léger froid.

Il ne sera pas fait usage des eaux artificiellement chargées d'acide carbonique. Elles finissent par émousser la sensibilité de la muqueuse et peut-être par provoquer de l'irritation inflammatoire.

Dans les cas accentués ou rebelles, on aura recours aux boissons chaudes, suivant une méthode très

(1) Nous n'avons pas parlé du cidre, n'ayant pas de son action une expérience personnelle suffisante. Notre tendance est beaucoup plutôt de l'interdire, tant à cause de son acidité que des manipulations plus ou moins frauduleuses auxquelles il est souvent soumis.

usitée, paraît-il, en Amérique et dont M. G. Sée s'est
fait, en France, le défenseur convaincu. Nous avons
pu nous assurer, par expérience, que les boissons
chaudes donnent d'excellents résultats dans un grand
nombre de cas.

Suivant la température de la boisson, on obtient des
résultats différents. On peut considérer les liquides
tièdes comme calmants, les liquides très chauds
comme excitants. Des expériences faites sur les animaux ont démontré que, quand on dépasse la température du corps, on amène une congestion de la
muqueuse stomacale qui pourrait être dangereuse si
elle était poussée trop loin. On ne devra donc guère
dépasser pour la boisson la température de 40° environ, ce qui donne la sensation d'un liquide un peu
plus que tiède.

La température de la boisson chaude sera élevée
quand on voudra obtenir surtout un effet d'excitation,
abaissée quand on recherchera surtout un effet cal-
mant de la douleur.

Comme on ne peut pas donner de l'eau pure, qui
serait écœurante, on aura recours aux infusions et
au grog léger. Comme infusions, on peut recommander le thé léger, le maté ou thé du Paraguay, la
camomille, le tilleul, la feuille d'oranger, etc. Le thé
léger chaud conviendra surtout pour les repas du matin ; si l'on redoute l'action de l'alcool, le grog sera

fait avec du punch, du sirop de punch ou de l'eau-de-vie brûlée.

Nous considérons l'*usage exclusif* des boissons chaudes comme un très bon moyen de combattre la dyspepsie atonique et la dyspepsie douloureuse sans hyperchlorhydrie. De toutes nos prescriptions hygiéniques, c'est peut-être celle à laquelle nous aurions tendance à attribuer l'importance la plus grande dans certaines conditions. Les infusions chaudes peuvent, du reste, être prescrites sans inconvénient dans la presque totalité des cas de dyspepsie.

Assez souvent, dans les cas d'asthénie à la fois motrice et sécrétoire, nous prescrivons un verre d'eau de Vichy bien chaude une demi-heure environ avant le repas. Nous combinons ainsi l'excitation sécrétoire avec l'excitation motrice.

Le bicarbonate de soude donné à petites doses, surtout avant le repas, excite certainement la sécrétion chlorhydrique (Claude Bernard, Gilbert, Lemoine et Linossier). D'autre part, il est vraisemblable que l'eau chaude excite la contractilité des tuniques musculaires de l'estomac, comme elle excite la contraction de toutes les autres fibres musculaires lisses (vaisseaux, utérus). Certains faits d'expérimentation et beaucoup de faits d'observation clinique sont en faveur de cette idée.

Par contre, le froid exagéré ne peut qu'exceptionnellement convenir aux dyspeptiques. Ils devront, en tout cas, ne jamais faire usage de glace.

L'effet du froid intense est assez complexe : il comprend des périodes successives d'excitation et de relâchement. A l'excitation qu'il produit sur la contractilité musculaire, qui se traduit quelquefois par des crampes douloureuses, des coliques et de la diarrhée, succède une période de relâchement et de distension atonique.

Comment devra-t-on fixer la quantité des boissons?

Elle se limitera elle-même lorsqu'il sera fait usage des infusions chaudes. Les personnes qui boivent chaud n'ont, en effet, nulle tendance à boire plus qu'il n'est besoin. A ceux qui boivent froid, il faut recommander de ne pas boire en quantité trop considérable. Soucieux avant tout de combattre la dilatation et la stase, M. le professeur Bouchard a conseillé le régime sec qui restreint beaucoup la quantité des boissons ; il la réduit à trois quarts de litre par jour. Le premier déjeuner est fait tout à fait à sec.

Si cette restriction sévère de liquides peut avoir son utilité dans quelques cas de grande dilatation stomacale (1), nous ne pensons pas qu'elle ait sa raison d'être pour le plus grand nombre des dyspeptiques.

(1) Voir plus loin.

Il convient assez souvent cependant de les mettre
en garde contre l'ingestion d'une quantité excessive
de liquide, de les empêcher, par exemple, ce qu'ils
ont parfois tendance à faire, d'avaler coup sur coup
de grands verres de boisson au commencement du
repas.

Quand il y a hypochlorhydrie et tendance à l'atonie
et à la stase, on peut donner un verre d'eau de Vichy,
chaude de préférence, avant le repas et un verre
d'infusion, également chaude, une heure après. On
peut ainsi restreindre beaucoup le volume de liquide
donné pendant le repas lui-même et on combat à la
fois l'asthénie motrice et l'asthénie sécrétoire.

CHAPITRE IV

On a vu combien nous avons eu le souci, dans les considérations qui précèdent, de nourrir les malades en restreignant la masse des aliments au volume le plus faible. Nous avons, d'une façon générale, éliminé la gangue, la charpente fibreuse ou fibro-graisseuse de la viande, la charpente celluleuse des végétaux.

Nous avons donné aussi, pour les mêmes raisons, une certaine prééminence à la viande. Il peut y avoir à cela des inconvénients de plusieurs ordres :

1° La diminution du volume des aliments, la suppression des résidus indigestes, enlèvent à l'intestin un de ses excitants naturels. La constipation, si fréquente chez les dyspeptiques, tend donc à augmenter encore.

2° Si les aliments azotés prédominent dans l'alimentation, cela peut n'être pas sans exercer une action défavorable chez les arthritiques, qui ont tendance au ralentissement de la nutrition, à l'hyperacidité des milieux organiques et à l'uricémie.

A ce second inconvénient on remédiera surtout en proportionnant, aussi normalement que possible, les éléments azotés à la graisse et aux hydrates de carbone. Toute la première partie de cet ouvrage a précisément pour but de donner les éléments de ce dosage proportionnel, de permettre assez facilement de le réaliser en pratique à ceux qui voudront s'en donner la peine.

Dans les cas sérieux de dyspepsie atonique avec diminution de la motilité et de la sécrétion, il sera bien difficile de se départir des règles que nous avons tracées. Dans les cas légers, surtout lorsqu'il y a une constipation marquée, chez les goutteux, et encore lorsqu'il y a lithiase biliaire, on pourra essayer du régime végétarien.

Il est quelquefois utile encore chez des personnes qui digèrent mal la viande, auxquelles elle donne de la diarrhée chronique, plus ou moins paroxystique. Ces cas sont plus fréquents qu'on ne pense.

Que doit-on donc entendre par cette expression : « régime végétarien? »

M. Dujardin-Beaumetz (1) en donne le résumé suivant :

« Le malade se nourrira exclusivement d'œufs, de légumes verts et de fruits.

« A. — Œufs sous toutes les formes : œufs à la coque, œufs brouillés, omelette, crème, etc.

« B. — Les féculents seront à l'état de purées : purées de pommes de terre, de haricots, de lentilles, racahout, farine lactée, chocolat, revalescière, bouillie au gruau de blé, panades passées, riz sous toutes les formes, pâtes alimentaires, nouilles et macaroni.

« C. — Tous les légumes verts sont autorisés : purées de carottes, de navets, de julienne, salades cuites, épinards, etc.

« D. — Les fruits seront en compote; la pâtisserie est autorisée.

« Le pain est permis.

« Comme boisson, boire de la bière, soit à l'extrait de malt, coupée avec de l'eau d'Alet, soit encore avec du lait. Le vin pur et les liqueurs sont défendus. »

Le lait et le laitage sous toutes ses formes, à l'exclusion toutefois des fromages forts, s'ajoutent naturellement à la liste précédente.

On se servira avec avantage du régime dit végétarien dans les conditions que nous avons indiquées.

(1) *Traitement des maladies de l'estomac*, p. 140.

Il conviendra toutefois assez fréquemment de réserver certains de ses éléments, soit au début, soit dans quelques conditions particulières.

C'est ainsi que les purées de légumes verts ne seront pas supportées également par tous les malades. Elles provoquent parfois des douleurs gastriques et des poussées diarrhéiques.

La quantité de pain permise sera mesurée d'après la tolérance individuelle des malades. Il sera bon parfois de ne le donner que grillé ou de le remplacer par des biscottes, des biscuits secs.

Enfin, comme boisson, on pourra donner soit du vin blanc coupé d'eau, soit des infusions chaudes.

MM. Dujardin-Beaumetz et Bardet ont cru pouvoir prescrire le régime végétarien dans les cas d'hyperchlorhydrie. Nous ne pensons pas qu'on doive les imiter, et nous nous associons aux réserves qu'a, sur ce point, formulées M. Huchard.

MM. Dujardin-Beaumetz et Bardet étaient surtout amenés à interdire la viande aux hyperchlorhydriques par cette considération que la viande excite la sécrétion stomacale.

Il n'est pas impossible que le fait de donner une alimentation finement divisée, de supprimer l'irritation produite sur la muqueuse par le vin, les liqueurs, des sauces plus ou moins épicées, suffise pour améliorer certains hyperchlorhydriques, au début, alors que l'hypersécrétion est encore peu marquée.

Cela ne suffit pas certainement dans les cas accentués, et le régime végétarien serait alors mal toléré le plus souvent, mais certainement toujours dangereux. Nous y reviendrons du reste dans le chapitre qui sera spécialement consacré au régime des hyperchlorhydriques.

CHAPITRE V

Il serait extrêmement important d'avoir des renseignements précis sur l'influence que peut avoir l'exercice corporel sur la digestion et l'assimilation dans les diverses variétés de dyspepsie. Malheureusement, on ne possède à ce sujet que des données fort incomplètes, et le médecin est souvent amené à faire à ce propos des prescriptions qui reposent sur la tradition et les préjugés, beaucoup plus que sur des raisons sérieuses et réellement scientifiques. Beaucoup de praticiens appliquent la même hygiène aux divers modes de la dyspepsie, quel que soit du reste leur degré, ce qui est un contresens évident, et c'est surtout ce qui leur convient à eux-mêmes qu'ils placent le plus volontiers au premier plan.

Il y aurait lieu de faire sur ce point des recherches

méthodiques ; elles ne manqueraient ni d'utilité, ni
d'importance ; elles seraient les bienvenues de tous,
malades et médecins. En attendant, on ne peut que
se baser sur des données générales et sur les quelques recherches physiologiques que nous avons
exposées dans la première partie de cet ouvrage.

Que peut-on tirer des expériences faites qui soit
utilisable en pratique? Pas grand'chose évidemment.
Ceci seulement peut-être : que le travail paraît favoriser le passage des aliments de l'estomac dans
l'intestin. L'exercice modéré serait donc une bonne
chose lorsqu'il s'agit de combattre l'atonie gastro-
intestinale ; c'est déjà ce que l'expérience avait
démontré.

Mais il n'y a pas seulement à considérer que la
digestion gastro-intestinale, il faut aussi prendre en
considération l'ensemble de la nutrition. On sait
que les maladies dites par ralentissement de la
nutrition sont beaucoup plus fréquentes parmi les
personnes de vie sédentaire, qui demandent trop à
leur système nerveux et pas assez à leurs muscles,
que chez les personnes de profession manuelle. On
ne voit guère de goutteux ni de diabétiques parmi
les malades des hôpitaux, qui se recrutent presque
exclusivement dans la classe ouvrière. Cela tient à
leur alimentation et à l'exercice qu'ils sont forcés
de prendre.

Comme ce sont précisément ceux qui ont l'alimentation la plus riche qui dépensent le moins physiquement, cela se paie, pour eux, par des maladies de nutrition, auxquelles les prédisposent déjà leur hérédité et la nature de leurs occupations.

Surmenage du système nerveux, alimentation trop abondante, trop riche en albuminoïdes et en graisse, et souvent en sucre de canne, usage des irritants de tous ordres et des substances d'épargne, telles que l'alcool, le thé, le café, telles sont les causes de l'arthritisme des classes fortunées. Ce neuro-arthritisme est, en somme, la première manifestation de la dégénérescence héréditaire, qui se traduira, en admettant qu'elle reste pure de toute tare mentale, par la neurasthénie, la goutte, le diabète, l'obésité, l'asthme, la lithiase biliaire et urique.

La dyspepsie est souvent un des symptômes de la neurasthénie, et la neurasthénie elle-même, pour certains auteurs, Huchard, Vigouroux, Levillain, et pour nous-même, serait proche parente de l'arthritisme. Pour MM. Vigouroux et Gautrelet, l'état chimique des urines dans la neurasthénie, qui traduit du reste l'état chimique des milieux organiques, serait caractérisé surtout par une acidité exagérée et une diminution de l'oxydation des substances azotées. Il y aurait, en un mot, comme le veut M. Bouchard, ralentissement de la nutrition.

L'alimentation, cela est certain, doit être ramenée aux données physiologiques ; elle doit être proportionnée à l'utilisation et à la dépense. Dans la première partie de cet exposé, nous avons donné des détails étendus sur la ration d'entretien qui doit servir de base à une hygiène alimentaire logiquement conçue.

Il conviendrait d'établir quel est le coefficient personnel d'utilisation des divers individus ; il servirait de base à leur régime, et l'on ne verrait plus le malade, consultant, dans la même semaine, deux médecins d'autorité reconnue en ce qui concerne les maladies digestives et nerveuses, recevoir du premier le conseil de manger beaucoup, de se soumettre à la suralimentation, de l'autre le conseil, non moins convaincu, de diminuer son alimentation ordinaire dans une très forte proportion.

Dans ces derniers temps, avec M. L.-A. Hallopeau, nous avons cherché un moyen facile de déterminer le coefficient individuel d'utilisation ; cela consistait à faire absorber à des dyspeptiques de divers ordres une quantité de lait progressive, et à déterminer le rapport entre l'azote du lait ingéré et la quantité d'azote éliminée par les urines. Nous avons vu varier ce coefficient d'une façon curieuse chez des dyspeptiques appartenant à des variétés chimiques différentes. Nous avons vu, ce qu'il était facile de supposer *a priori*, que, pour chaque individu, à partir d'une dose variable de lait, l'utilisation ne se fait plus qu'incomplètement. Cette dose était faible pour les cancéreux de l'estomac, élevée, au contraire, pour les hyperchlorhydriques. Malheureusement, nous nous sommes heurté à des difficultés pratiques imprévues et le temps nous a manqué pour mener nos recherches à bien. Nous espérons les reprendre prochainement.

En attendant, on se réglera, pour déterminer la *qualité* de l'alimentation, sur le mode chimique et clinique de la digestion, pour déterminer sa quantité, sur les règles de la ration d'entretien et sur des constatations faciles à faire : la tendance à l'amaigrissement ou, au contraire, à l'engraissement, sur la quantité d'urée contenue dans l'urine, sur la proportion de l'acide urique à l'urée, proportion qui sera établie *par jour*, et non sur un échantillon séparé d'urine.

Ces données serviront beaucoup aussi pour la direction du régime de l'exercice.

Suivant les conditions, on ordonnera le repos ou, au contraire, le mouvement.

Il serait évidemment tout à fait absurde de recommander l'exercice à des malades qui ont tendance à l'amaigrissement et à l'épuisement. On consignera même au repos le plus complet ceux qui sont atteints de formes graves de neurasthénie avec dyspepsie accentuée, inappétence et, en somme, alimentation tout à fait insuffisante. On mettra de même au repos presque absolu les hyperchlorhydriques à crises très douloureuses, à grande hypersécrétion. Il en sera de même encore des tuberculeux dyspeptiques. Ces malades amaigris et épuisés, il faut d'abord les gaver progressivement, les remonter comme force et comme poids, avant de leur conseiller l'exercice. Cet exercice, du reste, lorsqu'on pourra le permettre, sera sagement modéré et prudemment progressif.

C'est une erreur trop souvent répandue encore que de recommander beaucoup d'exercice aux chlorotiques si souvent dyspeptiques. M. Hayem est un de ceux qui ont le plus insisté pour la combattre. La fatigue est souvent une des causes principales de la chlorose, ainsi que cela se voit chaque jour, dans les hôpitaux, chez de jeunes ouvrières obligées de faire de longues courses de leur demeure à leur atelier et chez de jeunes bonnes surmenées. Le surmenage n'est pas tout dans la genèse de la chlorose, mais il y est pour beaucoup. Il faut, au contraire, ne pas craindre, au début du traitement, de soumettre les chlorotiques à un repos complet, mais autant que possible avec une alimentation appropriée aux ressources chimiques et motrices de leur estomac. Il en sera de même pour des neurasthéniques très déprimés, très amaigris, surtout lorsque chez eux il existe un rein mobile.

L'exercice, au contraire, sera recommandé dans des conditions opposées, chez des malades vigoureux, ayant tendance à la goutte, à l'obésité, au diabète. Cet exercice sera progressif, d'après un entraînement méthodique. Il faut toujours, chez les nerveux et les arthritiques, plus encore que chez les autres, éviter le surmenage. Il faut éviter aussi que cet exercice ne devienne l'occasion d'une suralimentation tout à fait déplacée dans ces conditions. Certains malades, lorsqu'ils font de l'exercice au grand air, acquièrent un appétit plus grand, qu'ils satisfont sans mesure ; ils ne tardent pas à s'en mal trouver : ils surchargent leur estomac, augmentent les accidents d'atonie gastro-intestinale auxquels ils pouvaient avoir tendance et favorisent le ralentissement de la nutrition, qu'ils voulaient précisément combattre.

L'exercice, surtout l'exercice au grand air, convient principalement dans les cas de dyspepsie atonique gastro-intestinale sans phénomène trop accentué de neurasthénie ou de nervosisme ; tout le monde est d'accord là-dessus. Cet exercice doit-il être pris immédiatement après le repas ou, au contraire, à jeun ? Ici, les opinions divergent.

« On digère autant avec ses jambes qu'avec son estomac », a dit Chomel, dans un aphorisme souvent cité et très exact dans sa concision. Cependant, on en a abusé, comme de tous les aphorismes. D'après les recherches physiologiques que nous avons citées dans un autre chapitre (1), l'exercice n'aurait pas une influence directe bien marquée sur les processus digestifs. Cela ne l'empêche pas d'en avoir une indirecte, très grande, parce qu'il agit sur la nutrition et la vitalité générales, qui agissent puissamment à leur tour sur la digestion.

Il faut prendre de l'exercice surtout pour favoriser les échanges et les combustions organiques, beaucoup plus que pour combattre directement la dyspepsie ; mais on peut trouver dans l'exercice lui-même une ressource contre cette dernière.

Les uns, faisant ressortir que les animaux et les enfants dorment immédiatement après le repas, et même d'autant plus profondément qu'ils ont plus abondamment mangé, conseillent le repos aux dyspeptiques. D'autres, cédant à la tendance qu'a volontiers le vulgaire et même le médecin à combattre un symptôme dès qu'il se présente, conseillent de marcher pour remédier à la sensation de pesanteur, à l'engourdissement, au malaise qu'éprouvent certaines personnes après le repas.

(1) Voir page 68.

Il faut distinguer les cas. Tout d'abord, il faut rechercher si l'on ne peut pas faire disparaître cette sensation de pesanteur et de malaise après le repas en réglant mieux l'alimentation. Ensuite, quel grand mal y a-t-il à laisser se reposer et dormir après le repas ceux qui s'en trouvent bien ? Cette sieste est évidemment regrettable chez ceux qui s'en éveillent mal à leur aise, avec de la lourdeur de tête et même un état demi-nauséeux, dont ils ne se débarrassent plus que lentement ; mais chez les autres ?

Pour notre part, nous conseillons volontiers, dans les cas de dyspepsie atonique de quelque intensité, un repos d'une demi-heure à une heure, étendu sur une chaise longue après le repas. On remarquera que les recherches précédemment citées sont en faveur de cette façon de faire, puisque, sous l'influence du repos, il y aurait augmentation de l'acide chlorhydrique et, sous l'influence de l'exercice, évacuation plus rapide du contenu stomacal.

Il conviendrait donc très bien de laisser au repos pendant quelque temps les atoniques hypopeptiques et de ne leur faire prendre de l'exercice que tardivement, à l'heure où l'estomac, sa tâche chimique terminée, doit commencer à expulser son contenu dans le duodénum.

L'exercice *très modéré*, la promenade lente après le repas, conviennent très bien à des neurasthéniques quelque peu hypocondriaques que l'on enlève pendant quelque temps, en les occupant, aux soucis d'une auto-observation méticuleuse. Ne pas oublier toutefois que l'exercice après le repas doit toujours être modéré.

Sous quelle forme se fera donc l'exercice à distance des repas ?

Cela variera naturellement beaucoup suivant les circonstances. Entre le neurasthénique séquestré suivant la formule de Weir-Mitchell, que l'on masse pour remplacer l'exercice musculaire supprimé, et le jeune homme vigoureux, arthritique menacé d'obésité, que l'on soumet à un entraînement intensif, il y a bien de la marge.

Chez les hyperchlorhydriques, on évitera avec soin tout excès de fatigue, toute excitation inutile ; cette excitation, on pourra, au contraire, la rechercher chez des dyspeptiques atoniques. Le travail musculaire sera donc dosé d'après les diverses données fournies par l'état général et le chimisme stomacal.

La marche, la chasse, les armes, la gymnastique avec appareils, pourront être recommandées aux arthritiques candidats à la goutte et à l'obésité, héréditairement prédisposés au diabète. Tous les exercices, à condition qu'ils ne se surmènent pas, leur conviennent du reste.

On a conseillé la bicyclette aux neurasthéniques,

à cause de la distraction qu'elle procure; il est bien évident qu'elle ne convient pas à tous; il est bien évident aussi que ceux qui croiront devoir s'en servir devront éviter avec soin les coups de collier, tout ce qui sent le *record* et n'est pas fait pour eux.

Contre certains accidents, et surtout le tympanisme et la constipation, on a conseillé une gymnastique spéciale, destinée à renforcer les muscles de la paroi abdominale et à agir sur l'estomac et l'intestin, par leur intermédiaire.

La gymnastique de chambre, avec un maître suivant le procédé suédois, ou à l'aide de ressorts ou de bandes élastiques suivant la méthode dite de l'*opposant*, est bonne surtout pour les femmes et les individus rebelles à tout autre exercice.

Toutes les fois que cela sera possible, on ajoutera l'influence de la villégiature et du grand air à celle de l'exercice. La villégiature apportera à l'esprit le repos moral qui lui est nécessaire; le grand air stimulera les fonctions digestives et activera les oxydations organiques.

Lorsque, comme souvent, les dyspeptiques seront des neurasthéniques, l'influence du séjour à la campagne aura sur eux l'influence la plus favorable. Son premier avantage est de les soustraire à leurs préoccupations habituelles, à leurs soucis quotidiens. La villégiature est pour beaucoup dans le succès des nombreuses cures faites chaque année dans des stations plus ou moins renommées. La climato-thérapie y est peut-être même pour beaucoup plus que tout le reste.

Les bons résultats obtenus dans les sanatoria destinés au traitement de la tuberculose en donnent, du reste, indirectement la preuve. C'est surtout en leur donnant de l'appétit, en les faisant vivre au grand air d'une façon aussi permanente que possible, qu'on obtient des améliorations et des guérisons. Il n'y a pas de doute que, avec les modifications convenables, le procédé ne soit applicable à un grand nombre de dyspeptiques, surtout aux neurasthéniques; il a du reste déjà fait ses preuves.

QUATRIÈME PARTIE

RÉGIME APPROPRIÉ
AUX DIVERSES FORMES CLINIQUES
DE LA DYSPEPSIE PRIMITIVE

Division. — Dans les chapitres précédents, nous avons donné les règles fondamentales de l'alimentation normale ; nous avons fait connaître les préparations alimentaires spécialement destinées aux dyspeptiques ; nous avons exposé les interdictions, les restrictions et les indications communes en ce qui a trait au choix et au mode de préparation des substances alimentaires dans le régime de ces malades. Il nous faut maintenant passer des considérations générales à l'application dans les cas particuliers et dire quelle sera l'alimentation — le traitement alimentaire — dans les diverses formes cliniques de la dyspepsie.

Il convient de commencer par dire ce qu'on doit
entendre, ou, tout au moins, pour être plus modeste,
ce que nous entendons par dyspepsie et par quoi
sont caractérisées les formes que nous admettons.

La chose est d'autant plus nécessaire que, sur ce
point, les auteurs sont loin d'être d'accord; les opinions émises sont très divergentes, et l'embarras du
médecin est grand lorsqu'il veut se faire une opinion
personnelle par la lecture des traités, des communi-
cations et des mémoires publiés depuis environ dix
ans. Il est amené à se demander si les nouvelles
méthodes actuellement employées, si les recherches faites d'après elles n'ont pas rendu la question plus obscure en la rendant plus complexe.

Cette hésitation et ce scepticisme se comprennent
aisément. En effet, cédant à une tendance bien
naturelle, on a voulu établir de suite des théories
générales et les traduire, les schématiser par des
divisions prématurées.

Les diverses écoles ont mis au premier plan, dans
leur conception de la dyspepsie, des éléments différents :

La douleur;

La névropathie;

Les troubles de la motricité et les auto-intoxications;

Les déplacements des viscères abdominaux;

La viciation des processus chimiques de la digestion ;

Les lésions de la muqueuse stomacale.

Tous ces éléments méritent évidemment considération ; mais on ne peut pas fonder sur chacun d'eux,
pris isolément, une conception générale et une division de l'ensemble des troubles de la digestion.

Si nous voulions faire l'historique de la question,
il nous serait facile de faire voir qu'à chacun de ces
éléments se rattache une théorie successivement
défendue et attaquée, successivement triomphante et
plus ou moins délaissée. La place nous manque pour
développer, comme il conviendrait, des considérations de cet ordre. Nous nous bornerons donc à dire
pourquoi on ne peut baser une théorie générale de la
dyspepsie exclusivement sur chacun de ces facteurs.

1° *La douleur*. — Pendant longtemps, les phénomènes subjectifs sont surtout ceux qui ont frappé
l'attention des dyspeptiques et des médecins. On a
été amené, en l'absence d'autre donnée, à classer
surtout les troubles digestifs d'après les phénomènes
accusés par le malade ou directement appréciables
sans exploration technique particulière. Les malaises
et la douleur tenaient naturellement une place importante dans l'ensemble de ces accidents. Pour notre
maître Lasègue, par exemple, on n'était dyspeptique que si l'on en souffrait, si on en avait cons-

cience (1). Il nous paraît évident que l'on ne doit pas rejeter du cadre de la dyspepsie les cas dans lesquels il y a une viciation marquée du processus chimique ou moteur de la digestion, un vice d'utilisation des aliments ingérés, des auto-intoxications gastro-intestinales sans trouble local suffisant pour attirer particulièrement l'attention du malade. Il y a certainement, pour prendre des exemples, des hypochlorhydries et des hyperchlorhydries latentes, il y a des ulcères latents qui méritent considération. Si l'on désignait exclusivement par l'appellation de dyspeptiques ceux qui *souffrent* de l'estomac ou de l'intestin, il faudrait inventer un autre mot pour désigner ceux qui digèrent mal sans souffrir. Il est beaucoup plus naturel d'admettre que celui-là est dyspeptique qui présente dans sa digestion des phénomènes anormaux ou une viciation quelconque.

2° *La névropathie.* — Il est hors de doute que l'élément névropathique joue un rôle considérable dans la genèse de beaucoup de cas de dyspepsie ; quand la névropathie n'est pas primitive, elle peut être souvent considérée comme secondaire, et à son tour elle réagit sur la digestion ; il se crée là un cercle vicieux d'observation fréquente. Beaucoup de dyspeptiques sont des névropathes, et nous sommes per-

(1) Préface de la traduction française du *Traité de Brinton.*

suadé que beaucoup d'entre eux sont précisément des dyspeptiques parce qu'ils sont des névropathes. C'est pourquoi la dyspepsie est si fréquente chez les membres de la famille névropathique, les arthritiques, les neurasthéniques, les goutteux, etc. Chez beaucoup de malades encore, les influences névropathiques ont sur l'évolution de leur dyspepsie une action marquée, évidente, d'observation tout à fait banale. Malgré cela, l'élément nerveux n'est pas le seul dans la dyspepsie, et il est certain qu'on doit prendre aussi en considération les irritations locales de l'estomac et les lésions inflammatoires de la muqueuse stomacale, auxquelles il serait excessif, d'autre part, d'attribuer une importance exclusive.

3° *Troubles de la motricité et auto-intoxications.* — On sait quelle place importante prépondérante a été attribuée aux auto-intoxications dans l'interprétation de certains états morbides. Sous l'influence de la dilatation de l'estomac, de la stase des liquides dans sa cavité, de l'augmentation des fermentations et des putréfactions gastro-intestinales, il se produirait des toxines en excès ; par l'auto-intoxication due à ces toxines s'expliqueraient, en particulier, dans beaucoup de cas, presque la généralité des accidents attribués à la neurasthénie.

La dilatation de l'estomac et le phénomène de l'auto-intoxication gastro-intestinale sont des faits incontestables ; mais la dilatation stomacale avec stase prolongée, assez prolongée pour que l'estomac ne se vide jamais complètement d'un repas à l'autre, même la nuit, est chose relativement rare. Beaucoup de neurasthéniques dyspeptiques, considérés comme des dilatés primitifs, ont, en réalité, de la névropathie générale et de l'atonie gastro-intestinale sous l'influence de cette névropathie même.

La dilatation vraie de l'estomac, l'auto-intoxication d'origine gastrique et, plus encore, l'auto-intoxication d'origine intestinale sont des phénomènes très réels, aussi bien établis l'un que l'autre ; mais on doit se montrer réservé dans la détermination de leur valeur pathogénique. Il appartiendra aux recherches de l'avenir d'en mesurer l'importance et d'en déterminer la fréquence clinique.

4° *Le déplacement des viscères abdominaux.* — Il n'y a pas de doute que les viscères abdominaux, fixés à la colonne vertébrale par des replis du péritoine, ne soient susceptibles de se déplacer, de tomber dans l'intérieur de l'abdomen. Ces ptoses viscérales, par les tiraillements qu'elles provoquent sur les filets nerveux émanés des ganglions abdominaux, par les coudures, les godets qu'elles causent, lorsqu'il s'agit du tube digestif, sont susceptibles de donner lieu à des troubles fonctionnels locaux et à des accidents à distance. Les ptoses abdominales, amenées souvent par un relâchement général des tissus et par le relâchement de la sangle musculaire de l'abdomen, sont un élément dont il faut savoir tenir compte dans l'appréciation du mécanisme de la dyspepsie et dans son traitement ; mais on a eu certainement tendance à en exagérer la portée et la fréquence. Par l'entéroptose on a voulu expliquer des phénomènes qui dépendent d'autres éléments : la névropathie préalable, la viciation du chimisme de l'estomac, l'atonie gastro-intestinale. On a diagnostiqué l'entéroptose non plus seulement par les signes palpables, matériellement appréciables de la chute viscérale, mais par des manifestations d'ordre subjectif. On en a ainsi étendu le domaine d'une façon non suffisamment justifiée.

La ptose est un élément dont il faut savoir tenir grand compte, mais il ne faut pas la voir là où elle n'existe pas, où elle n'est pas directement appréciable.

5° *La viciation des processus chimiques de la digestion*. — Depuis longtemps déjà on a soupçonné *a priori* que les processus chimiques pouvaient être modifiés et plus ou moins complètement dénaturés et insuffisants chez les dyspeptiques. On n'en a donné la preuve qu'assez récemment, le jour où l'on a eu l'idée d'extraire le contenu de l'estomac au cours de la digestion et de l'examiner chimiquement. On s'est servi d'abord de méthodes de détermination qualitative pour l'acide chlorhydrique, puis, plus tard, de méthodes plus parfaites de détermination quantitative. Actuellement, on dose l'acidité totale, l'acide chlorhydrique libre et combiné, et au besoin les acides organiques. On a recueilli ainsi des données intéressantes, très instructives; mais on n'a pas trouvé dans ces faits chimiques les éléments exclusifs d'une classification utilisable en clinique.

C'est qu'en effet il peut y avoir dyspepsie sans trouble chimique de la digestion. Cela même est loin d'être rare si l'on n'attribue pas une importance exagérée à des variations dans la composition du suc gastrique qui ne dépassent pas la limite des erreurs d'expérience ou les oscillations physiologiques. Du reste, dans beaucoup de cas, les modifications de l'innervation et de la motricité semblent avoir, pour l'estomac tout au moins, une importance plus grande que celle du chimisme.

On doit utiliser les notions chimiques dans le diagnostic de chaque cas pris en particulier et dans l'histoire de la dyspepsie prise dans son ensemble; mais il ne faut pas baser exclusivement sur elles la délimitation des diverses formes de la dyspepsie si l'on veut avoir une classification vraie en clinique et utile en thérapeutique.

6° *Les lésions de la muqueuse stomacale*. — Depuis Broussais, on a souvent identifié la dyspepsie et la

gastrite. Cette idée a toujours depuis trouvé des défenseurs. Actuellement encore, elle est soutenue avec
une ardeur convaincue par M. Hayem et ses élèves.
Il distingue quatre variétés principales de gastrites :
1° la gastriste hyperpeptique, qui a pour caractéristique l'augmentation de volume, le développement
excessif des cellules bordantes des tubes glandulaires
de l'estomac ; 2° la gastrite atypique dans laquelle les
éléments différenciés tendent à disparaître ; 3° la
gastrite avec dégénérescence muqueuse des éléments
cellulaires ; 4° la gastrite interstitielle. Des combi-
naisons pourraient se faire entre ces différentes
variétés de gastrites, de façon à donner lieu à des
types de gastrite mixte.

Ces gastrites correspondraient, dans une certaine
mesure, à des types cliniques différents. Cela est
vrai, dans une certaine mesure, pour la gastrite avec
hypergenèse des cellules bordantes, qui correspond à
l'hyperchlorhydrie, tout au moins à l'hypersécrétion
chlorhydrique permanente; pour les autres variétés,
la chose est beaucoup moins bien établie.

Il n'est guère possible d'admettre que la gastrite
suffise à tout expliquer. En effet, la gastrite est, on
peut le dire, un phénomène banal chez l'homme; on
ne rencontre presque jamais d'estomac absolument
exempt de toute lésion inflammatoire ; la gastrite, à
moins d'être très prononcée, perd donc une grande

14

partie de sa signification physiologique, précisément parce qu'elle est un fait en quelque sorte habituel.

L'influence si nette des causes morales, les relations indiscutables, le mode de succession dans le temps de certaines névropathies et de la dyspepsie, montrent bien que la gastrite est loin d'être tout ; ils semblent indiquer même que, dans beaucoup de cas, elle n'est ni la chose principale, ni la chose primitive. Il ne faut pas oublier que la gastrite peut être la conséquence de désordres primitivement nerveux, l'atonie gastrique par exemple. Comment, d'autre part, expliquer avec la seule notion de la gastrite les crises d'hyperchlorhydrie des tabétiques ou des névropathes sans lésion appréciable du système nerveux ?

Il faut ajouter, du reste, que la notion de la gastrite n'apporte pas à la pratique d'indications bien nettes. Qu'il faille, chez les dyspeptiques les hypersécréteurs surtout, épargner à la muqueuse de l'estomac des irritations inutiles, c'est là une notion depuis longtemps acquise. La fréquence de la gastrite inviterait à épargner même la muqueuse des gens sains.

Enfin, à l'heure actuelle, on ne peut établir de correspondance symptomatique exacte entre les diverses formes de la gastrite et les diverses formes de la dyspepsie. Le pût-on même, qu'au point de vue du traitement ce ne serait pas la lésion qui guiderait le médecin dans son intervention, mais les manifestations symptomatiques concomitantes, les grands complexus de physiologie pathologique.

Si l'on ne peut définir la dyspepsie par les phénomènes douloureux, par la névropathie, par l'auto-intoxication, les troubles de motricité, les déplacements organiques, par les lésions de la muqueuse, pris isolément, comment peut-on la définir? Qu'est-ce donc que la dyspepsie?

Il y a dyspepsie toutes les fois que la digestion s'opère d'une façon anormale. — La dyspepsie, c'est l'ensemble des manifestations qui résultent d'un trouble quelconque de la digestion gastro-intestinale. Elle se traduit par un certain nombre de complexus symptomatiques, qui, lorsqu'ils sont ou paraissent isolés, constituent la dyspepsie dite primitive ou protopathique. Lorsqu'au contraire ils surviennent au cours d'une maladie locale ou générale bien définie, ils constituent la dyspepsie secondaire. Mais, en somme, qu'il s'agisse de dyspepsie primitive ou secondaire, ce sont toujours, diversement combinés, les mêmes éléments symptomatiques, expliqués physiologiquement par les mêmes raisons.

Il n'y a donc pas de limite bien nette entre la dyspepsie secondaire et la dyspepsie primitive; d'une façon générale, les indications diététiques qui s'adressent à l'une s'adressent aussi à l'autre. Toutefois, la maladie principale peut, de son côté, comporter des indications dont il faut tenir compte ; de là, nécessité d'étudier à part les dyspepsies secondaires.

Les phénomènes dyspeptiques peuvent, en réalité, se grouper sous un assez petit nombre de complexus symptomatiques : ce sont les phénomènes chimiques, moteurs, ou mieux nervo-moteurs, les phénomènes sensitifs et les phénomènes de retentissement à distance.

Le vice de fonctionnement peut porter plus particulièrement sur les divers segments du tube digestif : l'estomac, l'intestin grêle, le gros intestin, soit d'une façon uniforme, soit avec une prédominance marquée sur tel ou tel de ces segments.

Dans la première partie de l'intestin grêle viennent déboucher les conduits excréteurs de glandes annexes très importantes : le foie et le pancréas. Il peut y avoir ainsi des phénomènes dyspeptiques prédominants, d'origine hépatique et biliaire ou d'origine pancréatique. Malheureusement, ces états dyspeptiques sont d'une distinction très difficile, et, dans l'état actuel de la science, il est très souvent impossible de faire exactement la part qui, dans les phénomènes observés, revient à l'estomac, aux différents segments de l'intestin, au foie et au pancréas.

D'autre part, la mauvaise digestion retentit par

des voies différentes et multiples sur l'état général,
et l'état général a son tour suscite la dyspepsie. Il
est souvent bien difficile de savoir ce qui a commencé
dans tout cela.

La dyspepsie que l'on connaît le moins mal,
c'est la dyspepsie gastrique, parce que l'estomac
peut être assez facilement exploré par les méthodes
d'examen intérieur et extérieur. Aussi est-ce forcément la dyspepsie stomacale qui prend la place
— on pourrait dire qui usurpe la place la plus
importante dans les travaux actuels. Il y a là quelque
chose d'artificiel qui tient à l'état insuffisant et
transitoire de nos connaissances.

Nous devons subir cette situation regrettable,
mais il ne faut pas oublier que la dyspepsie est le
plus souvent, sinon toujours, gastro-intestinale,
bien que ce soit l'estomac qui attire le plus vivement l'attention.

Dans notre ignorance de la nature exacte des
choses, dans l'état précaire de nos connaissances sur
l'ensemble des phénomènes de dyspepsie gastro-
intestinale, c'est à l'étude des grands complexus
physiologiques et symptomatiques qu'il faut s'en
rapporter pour déterminer les indications diététiques
et thérapeutiques.

Voici la division que nous allons suivre dans l'étude
des grands complexus symptomatiques qui consti-

tuent, en réalité, les dyspepsies dites primitives. Nous passerons successivement en revue :

1° La dyspepsie nervo-motrice, gastro-intestinale, dans laquelle on peut établir les subdivisions suivantes :

a) La dyspepsie nervo-motrice simple ;

b) La dyspepsie nervo-motrice avec hypochlorhydrie ;

c) La dyspepsie nervo-motrice avec tendance à la stase et à l'hyperacidité organique.

2° L'hyperesthésie et l'intolérance gastriques.

3° L'hyperchlorhydrie, qui comprend trois formes principales :

a) L'hypersécrétion qui se montre sous forme de crises éloignées ;

b) L'hypersécrétion quotidienne intermittente ;

c) L'hypersécrétion continue (maladie de Reichmann).

4° La dilatation permanente de l'estomac.

5° L'entéroptose.

6° La constipation habituelle.

7° La diarrhée.

Nous allons examiner successivement ces différents complexus symptomatiques, auxquels nous donnons le rang de dyspepsies primitives, dire comment ils se caractérisent, justifier leur établissement et, cela fait, indiquer le régime alimentaire qui leur convient.

Dans la dernière partie de cet ouvrage, nous passerons en revue les *dyspepsies symptomatiques* d'une lésion gastro-intestinale et les *dyspepsies secondaires*, attribuables à une maladie générale ou à la lésion d'organes éloignés.

CHAPITRE PREMIER

C'est faute d'une expression meilleure que nous
désignons par cette dénomination commune les types
de dyspepsie que nous y rangeons. Par cette appellation, nous voulons nettement indiquer que la
viciation de la motricité joue ici un rôle important
et même prépondérant et que le nervosisme a une
grande part dans cette viciation et dans la séméiologie observée. Ce n'est pas à dire toutefois que
l'élément nervo-moteur soit le seul en jeu dans ces
formes cliniques.

Le plus souvent, c'est l'atonie qui domine, et il peut
y avoir en même temps atonie motrice et sécrétoire;
mais, à côté de l'atonie, il y a souvent en même temps
un certain degré d'*irritation*. Ici comme dans la
neurasthénie, il y a souvent *faiblesse irritable*. Bien

que l'atonie et la faiblesse aient toujours tendance à l'emporter en dernier terme, il y a des cas nombreux dans lesquels l'irritation et l'excitabilité exagérées ont aussi une certaine part. L'hyperesthésie et l'excitabilité motrice exagérée interviennent souvent dans une mesure plus ou moins grande.

En tenant compte de la fréquence et de l'intensité des phénomènes, souvent antérieurs à la dyspepsie, de l'influence si nette sur sa genèse ou son exacerbation des impressions morales vives, on est tenté de donner à ces formes cliniques le nom de *dyspepsie nerveuse* (1). Nous préférons cependant la dénomination de dyspepsie nervo-motrice, qui s'applique plus au syndrome digestif qu'à la cause générale et qui engage moins au point de vue de l'interprétation théorique.

Les malades atteints de dyspepsie nervo-motrice sont souvent des névropathes, des neurasthéniques, des arthritiques, des prédisposés à toutes les maladies de la série névropathique. Ce sont surtout des prédisposés par hérédité. Souvent, les chagrins, les émotions vives, les inquiétudes, les ennuis prolongés, répétés, etc., jouent un rôle manifeste dans l'éclosion des accidents.

Tout le monde cependant n'est pas d'accord sur

____

(1) Voir M. Soupault. *Thèse de Paris*, 1893.

cette interprétation : les uns mettent au premier plan la lésion anatomique de la muqueuse, les autres l'auto-intoxication; d'autres encore, dans certains cas tout au moins, la ptose des viscères abdominaux.

Or, la gastrite, les auto-intoxications et la ptose ne sont nullement démontrées dans bon nombre de cas de cette catégorie, et, lorsqu'elles le sont, il n'est pas du tout prouvé qu'elles auraient le pouvoir de provoquer à elles seules l'apparition de l'état morbide que nous allons étudier sans la prédisposition diathésique, névropathique que nous invoquons.

On peut, comme nous l'avons dit, distinguer trois formes, trois variétés secondaires dans la dyspepsie nervo-motrice, suivant qu'il y a simplement désordre nervo-moteur, atonie avec hypochlorhydrie et atonie avec stase et hyperacidité organique :

a) Dyspepsie nervo-motrice simple ;

b) Dyspepsie nervo-motrice avec hypochlorhydrie accentuée ;

c) Dyspepsie avec tendance à la stase et hyperacidité organique.

Un degré de plus, c'est la stase permanente, c'est-à-dire la dilatation de l'estomac.

A la dyspepsie atonique, il peut toujours se lier un certain degré d'excitabilité sensitive, d'hyperesthésie de la muqueuse stomacale. Cette hyperesthésie paraît être particulièrement provoquée par la présence en quantité exagérée des acides de fermentation. De là, des formes cliniques assez nombreuses et, chez le même malade, des périodes d'aspect variées.

Il ne faut pas oublier non plus que les mêmes désordres se produisent souvent à la fois du côté de l'estomac et de l'intestin, avec des manifestations symptomatiques en rapport avec le rôle physiologique des divers segments du tube digestif. Souvent, c'est surtout l'estomac et le gros intestin qui paraissent simultanément le plus atteints; il est vrai que les symptômes auxquels donne lieu leur atteinte sont plus facilement relevés que ceux qui résultent de l'affection de l'intestin grêle.

a) *Dyspepsie nervo-motrice simple.* — Ici, le chimisme de l'estomac est à peu près normal. M. Hayem, qui admet la réalité de ces dyspepsies à chimisme normal, les considère comme rares.

Nous les considérons comme beaucoup plus fréquentes que lui. C'est qu'à notre sens il attribue une importance trop grande à des variations minimes, en plus ou en moins, des différents éléments chimiques que permet de doser le procédé d'analyse de M. Winter. Il ne tient pas assez compte des variations que l'on rencontre, à des analyses successives, chez les mêmes individus, ce qui fait que, suivant les joürs, on pourrait les ranger tantôt dans une variété chimique, tantôt dans une autre.

Nous croyons aussi qu'il ne faut pas attribuer une importance trop grande à la diminution modérée de l'acide chlorhydrique libre ou combiné, cela parce que des faits cliniques et expérimentaux démontrent que l'intestin peut suppléer l'estomac et qu'à la rigueur on peut se passer complètement de ce dernier organe. Il est à croire qu'à l'état normal la digestion n'est que commencée dans l'estomac. Elle est achevée dans l'intestin, où elle peut, dans quelques cas, se faire de toutes pièces.

Nous appuyant sur ces raisons théoriques et sur un bon nombre d'observations cliniques (1), nous pensons que la diminution de l'acide chlorhydrique total et la disparition de l'acide chlorhydrique libre n'ont qu'une importance minime, lorsque la nervo-motricité de l'estomac est intacte. Quand il n'y a pas stase prolongée, les fermentations gastriques ne peuvent pas prendre un grand développement, et, dans l'espèce, c'est là le principal.

Nous invoquerons encore un autre argument en faveur de notre façon de voir. Des malades, qui, par les manifestations de leur maladie, appartiennent à la

______

(1) HAYEM et WINTER, *Chimisme gastrique*. — A. MATHIEU et RÉMOND (de Metz), Société médicale des Hôpitaux, 1892.

catégorie des dyspeptiques nervo-moteurs, peuvent être très soulagés et même guéris, sans qu'il se manifeste de modification sensible dans leur chimisme stomacal. On trouvera en particulier des observations très convaincantes à ce point de vue dans la thèse du D⁏ Cautru (1).

Il est à remarquer que M. Cautru se servait exclusivement du massage dans le traitement de la dyspepsie, c'est-à-dire d'un procédé propre à agir surtout sur la motilité du tube digestif.

Plusieurs de ses malades présentant des chiffres chimiques que nous considérons comme normaux pouvaient être rangés dans la dyspepsie nervo-motrice simple. Ils ont été très améliorés, sinon guéris, sans présenter de modification notable dans les chiffres de l'analyse. D'autres, qui étaient des hypochlorhydriques, se sont améliorés également, tout en restant des hypochlorhydriques, à peu près au même degré.

De tout cela, on peut conclure que la viciation de la nervo-motricité gastro-intestinale est un élément important dans toutes les dyspepsies et qu'il est l'élément prédominant dans un grand nombre d'entre elles ; que, dans la dyspepsie nervo-motrice, le chi-

(1) F. Cautru. *De l'emploi des agents physiques, et en particulier du massage, dans le traitement des dyspepsies. Massage de l'estomac dans ses rapports avec le chimisme stomacal*, 1894.

misme peut être normal ; et, enfin, que, dans les cas où il y a diminution de la sécrétion chlorhydrique, l'état de la motricité a plus d'importance que le chimisme.

Comment se présente en clinique la dyspepsie nervo-motrice simple?

Ces malades sont ordinairement des neuro-arthritiques ou des neurasthéniques, des névropathes en tout cas. Souvent on trouve chez eux, comme cause occasionnelle, des émotions, des impressions morales vives ou pénibles et prolongées. Souvent aussi il y a eu des causes d'irritation directe de la muqueuse gastrique : excès de boissons, ingestion de médicaments (iodures ou bromures, fer, quinquina, etc.), mastication incomplète, aliments grossiers, irritants ou mal préparés, etc. Ceux qui mettent la gastrite au premier plan s'autorisent de cela pour déclarer que l'inflammation de la muqueuse est le substratum étiologique du complexus symptomatique lui-même et que les phénomènes névropathiques généraux sont secondaires à la lésion stomacale et au trouble de la digestion qu'elle entraîne.

Cependant, le fait que la sécrétion de l'estomac peut être normale dans ces conditions plaide contre cette façon de voir. Et, d'autre part, on peut admettre que les névropathes par hérédité, prédisposés à la goutte, au rhumatisme, à la neurasthénie, au diabète, à la chlorose, etc., ont en même temps une sensibilité et une vitalité particulières de leurs muqueuses qui les prédisposent également à la gastrite. En tous cas, ils sont généralement des névropathes avant d'être des dyspeptiques ; et la névropathie, en admettant qu'elle soit exagérée par la dyspepsie, tient une place importante dans l'ensemble morbide.

Quoi qu'il en soit, dans les formes les plus simples, il y a, quelque temps après le repas, de la pesanteur, du malaise général, de la lourdeur de tête et parfois de la congestion de la face. Souvent aussi il y a du ballonnement du ventre et de l'estomac. Les malades sont obligés de desserrer leurs vêtements, ils ont des renvois qui les soulagent. Par l'examen direct, on constate, en particulier, la distension gazeuse de l'estomac, même en dehors des périodes digestives. Comme cette distension se fait surtout aux dépens de la grosse tubérosité, la sonorité gastrique paraît remonter vers le thorax. Dans certains cas, elle atteint le voisinage du mamelon, ce qui est assez caractéristique.

La constipation est habituelle chez ces malades ; elle s'accompagne parfois d'entérite muco-membraneuse et d'hémorroïdes. L'entérite muco-membraneuse se traduit par l'apparition dans les selles de mucus liquide ou concret, par poussées plus ou moins prolongées. Disons, du reste, qu'elle n'est pas l'apanage de l'hypochlorhydrie et qu'on la trouve très bien aussi dans l'hyperchlorhydrie.

Il n'est pas rare de rencontrer la distension gazeuse de l'estomac et du côlon transverse, et le resserrement spasmodique du côlon ascendant ou descendant, donnant naissance à la corde côlique décrite par F. Glénard dans l'entéroptose. Quelquefois, le côlon transverse est lui-même resserré de façon à produire la corde côlique transverse, dont le mécanisme et la signification sont du même ordre. C'est là une constatation intéressante qui fait percevoir sur le tube digestif des segments où dominent l'atonie et la distension, et d'autres où dominent, au contraire, le spasme et le resserrement.

Les malades de cet ordre maigrissent quelquefois, en grande partie parce qu'ils ne s'alimentent pas suffisamment, de peur des malaises provoqués par la digestion.

Le tympanisme, la flatulence, ne sont pas toujours aussi accentués, et quelquefois ce qui est le plus marqué, c'est la simple sensation de pesanteur et de malaise général. Souvent alors les autres signes de la neurasthénie sont très accusés.

Par l'examen intérieur, le repas d'épreuve et l'analyse chimique, on peut trouver, soit un suc gastrique normal, soit une légère hypochlorhydrie. L'acidité totale est normale ou légèrement diminuée (des environs de 2 p. 1000 aux environs de 1,50), mais elle s'éloigne peu de la normale. Il y a des peptones ; la réaction qualitative de l'acide chlorhydrique libre est tantôt positive et normale, tantôt, au contraire, atténuée ou même nulle. Les acides organiques sont en quantité modérée ; le peu d'élévation de l'acidité totale suffit, du reste, pour le démontrer.

L'estomac se vide de son contenu liquide et solide à peu près dans les délais normaux, mais il reste distendu par les gaz, même à jeun.

b) *Dyspepsie nervo-motrice avec hypochlorhydrie accentuée.* — Les symptômes ne diffèrent pas sensiblement de ceux que nous venons de passer en revue rapidement. Il peut y avoir, comme dans les cas précédents, de la flatulence, de la pesanteur après le repas. L'appétit est beaucoup plus souvent diminué, l'amaigrissement plus prononcé, le teint est pâle, quelquefois jaunâtre ou terreux. Ces malades sont habituellement des neurasthéniques qui présentent un degré marqué de dépression générale des forces. Ils ont quelquefois, assez souvent même, les femmes surtout, de l'entéroptose, le rein mobile.

Toutefois, la dyspepsie atonique avec hypochlorhydrie se rencontre aussi dans des conditions différentes, en dehors de la neurasthénie et de l'entéroptose, dans la tuberculose pulmonaire, la chlorose, diverses cachexies et intoxications chroniques, l'alcoolisme, etc.

15

Quand la gastrite est accentuée, la guérison devient plus difficile et même impossible. Au surplus, nous le répétons, l'existence de la gastrite ne modifie en rien l'intervention thérapeutique correspondant au syndrome.

L'examen direct permet de reconnaître qu'il n'y a pas de stase permanente ; l'évacuation de l'estomac se fait sans retard marqué, dans les cas typiques tout au moins. Le repas d'épreuve et l'examen chimique montrent à la fois l'abaissement de la quantité d'acide chlorhydrique sécrété par la muqueuse et la faible proportion des acides de fermentation organique. Dans ces conditions, l'acidité totale est peu élevée (1,50 à 0,50 et même moins) ; elle peut tomber même à zéro dans certains cas (apepsie d'Hayem).

Cette diminution de la valeur chimique et physiologique de la sécrétion stomacale n'empêche pas cependant que la nutrition puisse se faire suffisamment, grâce à l'intestin et à ses glandes annexes. Les preuves de cette suppléance abondent, elles sont de divers ordres.

MM. Hayem et Winter ont pu constater que la digestion gastrique était à peu près nulle chez des malades, des femmes suffisamment bien portantes pour vaquer à leurs occupations habituelles (1).

______

(1) Hayem et Winter, *Chimisme stomacal.*

Czerny a pu enlever complètement l'estomac chez des chiens et les conserver en parfait état pendant plus d'une année. Haidenhain a pu s'assurer, en faisant l'autopsie d'un des chiens opérés par Czerny, que l'estomac avait réellement été enlevé en totalité.

Cette expérience a, du reste, été reproduite avec le même succès par MM. Pachon et Carvallo (1). Ces auteurs ont récemment présenté à la Société de biologie un chien auquel ils avaient enlevé l'estomac. Cet animal, complètement remis de ce grave traumatisme, prenait chaque jour 250 grammes de viande de cheval cuite et 150 grammes de pain. Il utilisait bien cette alimentation, puisque, sur 10 grammes d'azote ingéré, on n'en retrouvait que 1 gr. 6 dans les fèces. En revanche, il digérait beaucoup moins bien la viande crue non hachée, dont une notable partie passait dans les selles.

Cette expérience tend, en tout cas, à confirmer l'importance du rôle moteur de l'estomac dans la dissociation des fibres musculaires, ainsi du reste que Claude Bernard l'avait admis.

Von Noorden (2) s'est assuré que les substances azotées étaient tout aussi bien utilisées chez des malades hypochlorhydriques que chez des personnes présentant une sécrétion gastrique normale. Se

(1) *Société de biologie*, 25 novembre 1893.
(2) *Lehrbuch der Pathologie des Stoffwechsels*, 1893, p. 245.

basant sur cette constatation, il déclare qu'il faut non pas diminuer, mais augmenter la quantité des aliments donnés aux hypochlorhydriques. Ainsi s'expliqueraient les bons effets souvent obtenus chez ces malades par le gavage à la poudre de viande, tel que le conseille M. Debove et que nous l'avons pratiqué à son exemple, sans avoir lieu de nous en repentir, au contraire, chez un bon nombre de malades.

La viciation de la motricité de l'estomac a donc une importance plus grande encore que la viciation de sa sécrétion, à condition naturellement que le pancréas et l'intestin ne soient pas également atteints.

e) *Dyspepsie nervo-motrice avec tendance à l'hypéracidité organique et à la stase.* — Ici, l'acidité totale est élevée (2,50 à 4 p. 1000); il n'y a pas, dans beaucoup de cas, d'acide chlorhydrique libre ou combiné. Il est possible cependant de trouver une quantité élevée d'acide chlorhydrique, avec une quantité excessive d'acides de fermentation organique. Cela se rencontre lorsqu'il y a stase sans altération marquée de la sécrétion stomacale et même hypersécrétion. L'acide chlorhydrique, fourni en quantité normale et même exagérée, est, en effet, incapable, dans ces conditions, de réprimer suffisamment les fermentations secondaires, et l'acidité organique se surajoute à l'acidité minérale de sécrétion. Cela contribue aussi à prouver que la motricité gastrique a une importance considérable, presque prépondérante; s'il n'y a pas stase, en effet, il n'y a pas d'hypéracidité organique notable, et on ne constate que de l'hypochlorhydrie simple, beaucoup moins grave que l'hypéracidité de fermentation, car, lorsque celle-ci existe d'une façon marquée et prolongée, elle conduit à la gastrite chronique irréparable et à la dilatation irréductible.

Les malades de cette catégorie accusent souvent des phénomènes dyspeptiques plus accentués que ceux des catégories précédentes. Ils ont de l'inappétence, la langue blanche, de la pesanteur après le repas, des aigreurs, du pyrosis, des régurgitations acides, quelquefois même des vomituritions Ils peuvent avoir des crises douloureuses presque aussi vives que celles des hyperchlorhydriques. Le plus souvent cependant, les phénomènes douloureux, qui commencent assez rapidement après l'ingestion des aliments, sont plus modérés que chez ces derniers.

A certaines périodes, il y a des exacerbations de cet état, des douleurs plus vives, des aigreurs presque continuelles et même des vomissements. Certains aliments, le pain, le vin, les féculents, les légumes verts, les mets vinaigrés sont particulièrement mal tolérés.

L'examen de l'estomac permet de constater, par l'exploration extérieure, l'existence d'une quantité de liquide plus considérable et d'une façon plus prolongée après les repas que dans les conditions ordinaires. Que l'atonie s'accentue encore, et on aboutira à la dilatation permanente.

Il y a donc, des faits les plus simples aux plus graves, passage de la simple atonie à la grande dilatation par des degrés intermédiaires, progressivement échelonnés. Il y a ainsi des périodes plus ou moins prolongées de dilatation passagère avant d'en arriver à la dilatation permanente.

Le même malade peut aller du premier au dernier de ces échelons par une aggravation continue de sa dyspepsie. Il peut, il est vrai, sous l'influence d'un traitement et surtout d'un régime alimentaire convenable, retourner en arrière et guérir.

Quel sera le régime des dyspeptiques nervo-moteurs? C'est ce que nous allons maintenant exposer.

Dyspepsie nervo-motrice simple. — C'est le régime alimentaire de la *dyspepsie nervo-motrice simple* qui va nous servir de point de départ et de comparaison.

Du reste, les considérations générales dans lesquelles nous sommes précédemment entré à propos de l'alimentation dans la dyspepsie considérée en général, et surtout celles qui s'appliquent aux aliments défendus ou permis et à leur mode de préparation culinaire, s'appliquent surtout à la dyspepsie nervo-motrice simple, ou avec hypochlorhydrie légère. On devra, pour le traitement de ces malades, s'inspirer des principes qui y ont été exposés. Suivant les cas, on sera plus ou moins sévère.

On le sera moins s'il s'agit d'un état momentané d'atonie, sans lésion gastro-intestinale probable; on le sera davantage avec des cas invétérés, accentués, surtout s'il y a des probabilités pour l'existence de lésions étendues de gastrite.

Chez des malades peu gravement atteints, sans hérédité nerveuse chargée, chez lesquels la neurasthénie générale et gastro-intestinale est survenue d'une façon en quelque sorte accidentelle, sous l'influence de causes passagères : fatigue, surmenage intellectuel, chagrins, hygiène alimentaire vicieuse, il suffira souvent d'un séjour à la campagne, dans de meilleures conditions physiques et morales, pour que l'équilibre se rétablisse.

En tout cas, le principal est d'éloigner les causes de dépression nerveuse et les écarts de régime, les erreurs d'alimentation, les excès, pour que la santé se rétablisse et que la digestion redevienne parfaite.

Ces malades demandent avant tout à être disciplinés ; cela explique qu'avec des théories tout à fait différentes et des pratiques hétérogènes, les diverses écoles obtiennent également des succès. Du reste, il est à remarquer qu'au point de vue du régime alimentaire il tend à se faire un accord que l'expérience clinique explique beaucoup mieux que les doctrines professées.

L'accord s'est fait précisément surtout à propos des types que nous allons envisager tout d'abord; si le régime que nous allons exposer, et que l'expérience a pour la plus grande part consacré avant que la théorie ne l'ait expliqué, n'a pas réussi dans tous les cas, c'est que, en l'absence de notions séméiologiques suffisamment précises, on a voulu appliquer indistinctement à la généralité des cas les formules qui s'étaient montrées utiles dans le plus grand nombre.

Prenons donc le cas très commun du dyspeptique atonique plus ou moins neurasthénique, qui se plaint surtout de pesanteur après le repas, avec malaise, congestion, de gonflement, de ballonnement du ventre, de renvois, assez rarement d'aigreurs. Le chimisme gastrique est normal ou bien il y a une légère diminution de l'acide chlorhydrique libre ou combiné, sans acidité marquée de fermentation, ce qui se traduit par une acidité totale faible.

Nous allons indiquer avec détails, repas par repas, ce qu'il conviendra de lui permettre, de lui ordonner, en appliquant les règles générales que nous avons précédemment données et en les adaptant à la séméiologie et à la physiologie pathologiques que nous avons exposées.

Il n'est que juste de faire remarquer que nous avons, dans ce régime, beaucoup pris à celui qu'indique M. Seure, de Saint-Germain-en-Laye.

Fixité de l'heure des repas. — Les repas auront lieu à heures fixes, le principal à midi environ, le plus léger le matin, peu de temps après le lever.

Chez la plupart des dyspeptiques, il y a intérêt à diminuer la quantité des aliments pris le soir; il vaut mieux souvent, lorsqu'il arrive que les malades doivent se coucher tard, leur conseiller de faire deux petits repas, l'un à l'heure ordinaire, l'autre quelque temps avant de se mettre au lit.

Les repas ne seront jamais pris trop rapidement; tous les dyspeptiques doivent mâcher lentement, *religieusement;* c'est un point qu'il ne faut jamais oublier. La mastication insuffisante est certainement souvent par elle-même une cause de dyspepsie.

De plus, l'insalivation parfaite ne sert pas seulement à la digestion des féculents, elle sert aussi à provoquer et à régler la sécrétion gastrique, ainsi que l'ont démontré des recherches spéciales.

Premier déjeuner. — Sept heures à sept heures et demie. On donnera, au choix :

a) Lait chaud, une grande tasse additionnée de

café ou de thé, avec un peu de pain grillé ou des gâteaux secs.

b) Un œuf à la coque avec une demi-tasse de thé léger chaud et un peu de pain grillé ou des gâteaux secs.

c) Potage au lait, assez léger, aux pâtes, au tapioca, à la semoule ou à la biscotte.

Boissons. — Les boissons prises aux deux autres repas pourront consister en vin blanc, bière, infusions chaudes ou eaux naturelles.

Le vin blanc et la bière seront coupés pour les deux tiers d'une eau de table indifférente (Alet, Évian, Contrexéville, etc.), ou, si l'appétit tend à faiblir, d'une eau légèrement gazeuse (eau de Pougues, de Bussang, de Giesshübler, etc.). On proscrira l'eau de Seltz artificielle, parce que l'eau qui sert à sa fabrication est souvent d'origine douteuse, qu'elle est trop chargée en acide carbonique et aussi qu'elle est souvent rendue acide par la présence d'une petite quantité de l'acide minéral qui a servi à mettre l'acide carbonique en liberté.

Les dyspeptiques de cet ordre peuvent prendre, de temps en temps, des eaux alcalines, faiblement comme l'eau de Pougues, fortement comme l'eau de Vichy ou de Vals. Ces mêmes eaux seraient utiles surtout aux malades de souche et de tendance arthritiques.

Ce qu'il faut éviter, c'est de donner les eaux alcalines à des hyperchlorhydriques, chez lesquels elles ne feraient qu'augmenter encore la sécrétion acide déjà trop active.

Ces malades pourront toujours avoir recours aux boissons chaudes, aux infusions indifférentes. Elles seront indiquées surtout en cas de pesanteur, de malaise plus marqué au moment des repas, d'aigreurs.

Ils se trouveront bien quelquefois de ne boire que modérément aux repas et de réserver une certaine quantité de leur boisson pour la prendre dans le cours de la digestion. Cette façon de faire a l'avantage de diminuer la quantité de liquide ingérée d'un seul coup et de stimuler, au moment le plus favorable, la motricité paresseuse de l'estomac.

Second déjeuner. — Il aura lieu à onze heures et demie environ; il sera le repas le plus copieux de la journée. On permettra 60 grammes de pain ordinaire.

On donnera deux ou trois plats suivis d'un dessert.

Premier plat. — Un ou deux œufs à la coque ou brouillés et préparés à la crème ou au jus.

Second plat. — 100 à 150 grammes de viande. On choisira parmi les mets suivants :

Filet rôti ou grillé ;

Côtelette de mouton ;

Gigot rôti ou cuit à l'étuvée;

Poulet rôti, faisan, perdreau;

Jambon, cru de préférence ;

Ris de veau frit;

Cervelles bouillies;

Sole ou merlan frits ;

Barbue, turbot bouillis, avec une sauce très simple, à la crème, à la fécule et au jaune d'œuf;

Brochet ou perche au court bouillon.

Troisième plat. — Purée de pommes de terre au lait ou au bouillon (1);

Choux-fleurs en purée ;

Purée de pois, de lentilles, de haricots;

Purée de châtaignes;

Purée de julienne.

Purée de carottes, de céleri, d'artichauts ;

Épinards au lait ou au jus ;

Chicorée, laitue cuite, au lait ou au jus ;

Petits pois à la crème (dans les cas de dyspepsie légère);

Salsifis, scorsonères, crônes, topinambourgs.

Entremets. — On permettra les entremets aux œufs, peu sucrés.

____

(1) Nous rangeons ces légumes dans l'ordre de leur digestibilité habituelle; il n'y a rien là d'absolu, en vertu des susceptibilités personnelles, mais on fera bien de s'inspirer des indications que nous donnons ici lorsqu'il s'agira de faire de nouveaux essais.

Desserts. — Fromage blanc, fromages d'odeur modérée, fruits cuits, fruits en compote ou en marmelade, gâteaux secs peu sucrés. Pas de pâtisserie grasse, pas de sucrerie, pas de glaces.

Pas de fruits secs, de fruits à amandes (noix, noisettes).

Les dyspeptiques le plus légèrement atteints pourront, dans la saison, manger des prunes bien mûres, des pêches, des raisins, que l'expérience a montrés être peu nuisibles dans ces conditions.

Encore une fois, il faudra recommander aux malades de bien diviser leurs aliments, de mâcher lentement, d'insaliver avec soin ; c'est un point capital. Ils ne guériront pas sans cela, ou ils ne guériront que beaucoup plus difficilement (1).

Formes plus graves. — Ces formes plus sérieuses sont, on l'a vu, représentées par les cas dans lesquels il y a une hypochlorhydrie marquée et surtout tendance à la stase et à l'hyperacidité organique.

La stase, résultat d'une atonie poussée très loin, et l'hyperacidité sont surtout graves. Il y a des aigreurs, du pyrosis, des vomituritions acides et même des vomissements, des phénomènes d'embarras gastrique chronique. La langue est quelquefois blanche et même

(1) Nous n'avons fait ici qu'indiquer des mets à recommander ; pour les interdictions, on se reportera à ce que nous avons dit ailleurs (Voir p. 161).

saburrale. Il y a de l'inappétence, du malaise, de
l'affaiblissement général, tendance à l'anémie, à
l'amaigrissement.

Le régime, bien que reposant sur les mêmes principes, sera plus sévère.

Les malades se trouveront bien d'être soumis, au
début du traitement, à la diète lactée pendant plusieurs jours, en commençant par 2 litres de lait et en
allant jusqu'à 3 litres ou 3 litres 1/2, en augmentant
de 1/2 litre par jour. On pourra, en cas de fermentations excessives et de stase, faire quelques lavages de
l'estomac.

Après cette période préparatoire que les exigences
sociales forcent quelquefois à négliger, on commencera le régime proprement dit.

On donnera de préférence des boissons chaudes
aux repas ; avant le repas, un verre d'eau de Vichy ou
d'eau de Vals également chaudes.

On diminuera la quantité de pain (30 à 60 grammes, le matin seulement) ; le soir, on le remplacera
par des biscuits secs ou de la biscotte.

On donnera, au début seulement, des œufs à la
coque ou brouillés, du poulet ou pigeon bouillis, du
filet de sole ou de merlan frits, du jambon râpé, seul
ou mélangé avec des œufs brouillés, plus tard seulement de la viande grillée ou rôtie, chaude ou froide,
des potages épais au tapioca, à la semoule, à la farine

d'orge, plus tard encore des potages au riz, des panades passées.

Au début, on ne permettra comme légumes que des pommes de terre bouillies ou de la purée de pommes de terre avec du lait et des œufs si l'on veut.

Plus tard, à la purée de pommes de terre, on adjoindra d'autres purées, que l'on pourra mélanger (purées de carottes, de navets) ; plus tard encore, des purées de légumes secs, et, en dernier lieu, des légumes verts, cuits.

Les desserts et les entremets seront complètement supprimés au début.

On reviendra ainsi progressivement au programme que nous avons donné pour la dyspepsie nervo-motrice simple.

Dans les conditions que nous supposons ici, la viande crue hachée est très bien supportée et parfaitement indiquée. On peut aussi avec avantage faire le gavage à la poudre de viande, en commençant par une faible quantité (30 à 40 grammes et en allant jusqu'à 100 à 150 grammes et même plus).

Nous avons vu souvent, à l'hôpital, des malades de cette catégorie s'améliorer rapidement sous l'influence du régime lacté et du gavage à la poudre de viande, mode d'alimentation qui, du reste, s'accommode de toutes les variétés cliniques et chimiques de la dyspepsie. En ville, il est plus difficile d'employer ce moyen héroïque.

Ce gavage combiné au régime lacté est à mettre en parallèle avec la méthode de Weir-Mitchell, dont il sera question tout à l'heure. Elle peut rendre les mêmes services chez les dyspeptiques qui en sont arrivés à ne plus s'alimenter que d'une façon très insuffisante, soit parce qu'ils ont de l'inappétence, soit parce qu'ils ont de la douleur stomacale et qu'ils redoutent l'ingestion des aliments.

Lorsqu'on part du régime lacté donné au début, en quelque sorte à titre de préface au traitement proprement dit, on peut le conserver comme base de l'alimentation et lui adjoindre successivement des œufs, des potages aux farines, au tapioca, à la semoule, puis de la viande crue, du jambon, de la viande rôtie froide, etc. Cette façon de procéder réussit mieux que la précédente chez certains malades. Il faut pour cela que le lait soit pris avec plaisir et bien toléré ; sans cela, rien à faire dans ce sens.

Le régime ne dispense naturellement pas d'un traitement médicamenteux, et surtout d'un traitement hygiénique et physique. Il tient, en tout cas, la première place dans l'ensemble des moyens thérapeutiques dirigés contre la dyspepsie. L'hydrothérapie, le massage, l'électrisation, rendront aussi de grands services, surtout lorsqu'il existe, ce qui est fréquent,

des phénomènes généraux d'anémie, de neurasthénie,
de dépression, d'irritabilité.

Nous ne pouvons y insister davantage ici, où il ne
doit être question que de l'hygiène alimentaire.

- *Formes très graves.* — Certaines formes graves se
confondent avec la dilatation permanente de l'estomac; il en sera question plus loin.

Dans d'autres cas, ce qui domine, ce sont les
phénomènes généraux.

Les malades sont alors très déprimés, amaigris, la
peau jaunâtre, bistrée, terreuse. Quelquefois, dans les
cas extrêmes, ils ont à peine la force de sortir et
même de quitter leur lit. Ils ont non seulement de
l'inappétence, mais même un réel dégoût pour les
aliments. Parfois ils se privent de manger par une
crainte exagérée, déraisonnable, des douleurs ou des
malaises qui accompagnent la digestion.

Ces malades sont le plus souvent des neurasthéniques, et c'est à propos de la neurasthénie que nous
exposerons le traitement qui leur convient.

Hypéresthésie et intolérance gastrique. — La sensibilité exagérée de la muqueuse est une circonstance assez fréquente au cours des maladies de l'estomac; on la rencontre dans la gastrite aiguë,
l'ulcère rond, l'hyperchlorhydrie; on la voit aussi en
dehors de ces conditions, en particulier lorsqu'il
existe un certain degré d'hyperacidité organique. La

sensibilité de a muqueuse stomacale à l'acidité est, du reste, tout à fait individuelle et les malades sont loin de réagir également en présence d'une même quantité d'acide. Pour prendre l'hypersécrétion pour exemple, on voit certains cas d'hyperchlorhydrie marquée, avec un taux élevé d'acide chlorhydrique libre et combiné, rester latents, ou à peu près, tandis que, dans certains cas où l'acidité chlorhydrique dépasse peu la moyenne physiologique, il y a, au contraire, de vives souffrances. Il en est de même avec l'acidité organique. Certains malades, sous son influence, ont des douleurs intenses et des vomissements répétés.

A la limite même, on trouve des cas de sensibilité excessive de l'estomac, sans cause chimique ou organique appréciable. Cela se rencontre surtout chez des névropathes à tendance hypocondriaque, qui surveillent le fonctionnement de leur estomac avec une extrême minutie et qui deviennent ainsi les victimes d'une de ces douleurs périphériques que M. Blocq a dénommées topoalgies et M. Huchard algies centrales. La douleur, lorsqu'elle est réelle, est beaucoup plus pénible qu'elle ne le serait si l'attention n'était pas constamment tendue à sa perception et à son analyse. Les topoalgies sont des images fixes de la douleur, qui sont, à la sensibilité, ce que les idées fixes sont à l'intelligence; ce sont des obsessions douloureuses (Paul Blocq).

De l'hyperesthésie à l'intolérance stomacale il n'y a qu'un pas, et souvent l'hyperexcitabilité sensitive de l'estomac s'accompagne d'une tendance aux vomissements. Les aliments sont rejetés quelquefois d'une façon absolument régulière et monotone : cela se voit au début de la grossesse, chez les femmes atteintes de rein mobile, surtout au moment des règles, chez les alcooliques atteints de gastrite et d'hyperexcitabilité nerveuse générale, dans certains cas d'urémie à forme gastrique, et, en dehors de ces diverses conditions, chez des névropathes de divers ordre, des hystériques et des neurasthéniques.

Dans le traitement de cette hyperesthésie et de cette hyperexcitabilité de l'estomac, on aura surtout recours aux calmants généraux et locaux : à l'eau chloroformée, à la cocaïne, à l'extrait gras de *canabis indica*, à la morphine, à la belladone ; mais il faudra bien nourrir ces malades et il conviendra d'obtenir que les aliments, par leur choix approprié et leur mode de préparation, concourent à calmer l'irritation de l'estomac ou tout au moins qu'ils ne contribuent pas à l'exciter.

Dans certains cas graves de douleurs extrêmement intenses avec ou sans vomissements, mais surtout avec des vomissements, dans l'ulcère rond en particulier, on pourra mettre les malades à une diète absolue pendant plusieurs jours au besoin.

On aura alors recours aux lavements alimentaires.

En cas de vomissements, la glace et les boissons glacées conviendront surtout ; en cas de douleurs vives, les boissons chaudes, modérément chaudes.

Le lait sera, dans ces conditions, le meilleur des aliments. Il sera souvent avantageux de l'additionner d'eau de chaux dans la proportion de 50 à 100 grammes par litre.

On pourra aussi, surtout contre les vomissements incoercibles, avoir recours au gavage à la poudre de viande et, d'une façon générale, essayer le mode d'alimentation qui convient aux différentes formes de l'hypersécrétion gastrique, car elle est avant tout le résultat d'une excitation vive de la muqueuse, exaspérée souvent par une grande excitabilité névropathique.

Chez tous ces malades, en tout cas, il faut tenir toujours grand compte de la cause première et traiter avant tout la maladie principale. C'est ainsi que, chez les femmes atteintes de néphroptose, on cherchera à immobiliser le rein déplacé ; que, chez les névropathes, on combattra la névropathie.

CHAPITRE II

HYPERCHLORHYDRIE

L'hyperchlorhydrie, considérée isolément comme
un symptôme, est constituée par l'exagération de la
quantité d'acide chlorhydrique sécrétée par l'estomac,
que cet acide reste libre ou qu'il se combine avec les
substances albuminoïdes.

Que l'acide soit libre ou combiné, c'est là une circonstance secondaire, et il n'y a pas lieu de se baser
sur cette distinction pour établir des formes cliniques
différentes. Chez les mêmes malades, l'acide chlorhydrique est tantôt libre, tantôt combiné, suivant la
façon dont s'est faite l'évacuation du contenu de
l'estomac au moment où on l'extrait.

L'examen qualitatif du suc gastrique ne pouvait
trahir que l'existence de l'acide chlorhydrique libre.
Les procédés d'analyse chimique, et au premier

rang celui de M. Winter, permettent de retrouver
également l'acide chlorhydrique lorsqu'il est en
combinaison avec des substances azotées. L'hyperchlorhydrie peut exister sans qu'il y ait trace d'acide
chlorhydrique libre.

Décrite tout d'abord par Reichmann, Riegel, Gluzinski et Jaworski, Boas, et après eux par de nombreux
auteurs, l'hyperchlorhydrie peut se présenter sous des
formes cliniques différentes. Il peut y avoir :

_a_) Des crises séparées d'hypersécrétion ;

_b_) Hypersécrétion quotidienne intermittente ;

_c_) Hypersécrétion continue.

Les *crises d'hyperchlorhydrie* ressemblent souvent
beaucoup aux crises gastriques du tabes. Du reste, ces
dernières s'accompagnent fréquemment, mais non
toujours, d'hypersécrétion chlorhydrique paroxystique. Quelquefois, ces crises rappellent d'assez près
des crises de migraine avec vomissements (gastro-
xynsis de Rossbach, gastroxie de Lépine).

Dans l'intervalle des accès, les malades n'éprouvent
plus aucun phénomène anormal ou ne présentent que
des signes de dyspepsie nervo-motrice tout à fait
banale.

Ces crises se caractérisent, le plus souvent, par des
douleurs gastralgiques intenses, suivies de vomissements incoercibles, aqueux, glaireux ou fortement
acides. Par l'examen chimique, on constate que les

matières vomies sont très riches en acide chlorhydrique libre.

Hypersécrétion quotidienne intermittente. — Ici, il y a exagération de la sécrétion chlorhydrique à chaque repas. Le maximum d'acide chlorhydrique libre et combiné est plus élevé que normalement. De plus, la sécrétion persiste, alors que l'évacuation du contenu de l'estomac est déjà très avancée. Il en résulte que l'on constate une quantité exagérée d'acide chlorhydrique libre et combiné, ce dernier tendant surtout à diminuer à mesure que les aliments sont éliminés de l'estomac. Cependant l'hypersécrétion n'est pas continue; l'estomac finit par se vider complètement de son contenu entre deux repas successifs, pendant la nuit en tout cas. Le matin, à jeun, on ne trouve pas de liquide, contrairement à ce qui se voit dans l'hypersécrétion continue.

Les malades éprouvent des douleurs tardives plus ou moins vives; elles surviennent deux ou trois heures après le repas, ou tout au moins présentent leur maximum à ce moment.

Souvent cette hypersécrétion intermittente conduit à l'hypersécrétion continue.

Hypersécrétion continue. — Ici, il n'y a plus aucun repos pour la muqueuse. La sécrétion exagérée se poursuit même dans l'intervalle des repas, même pendant la nuit. Lavez l'estomac d'un hypersécréteur le soir, et, le lendemain matin, vous y trouverez cependant encore une certaine quantité d'un liquide riche en acide chlorhydrique et en chlorures. Non seulement il y a hypersécrétion, mais il y a fatalement aussi dilatation de l'estomac et stase permanente. On retrouve dans l'estomac des débris d'aliments absorbés la veille et quelquefois l'avant-veille. Les substances albuminoïdes ont disparu ; au contraire, on rencontre des débris de pain et d'aliments féculents qui n'ont pas pu être digérés dans un milieu trop acide. En revanche, les féculents, les amylacés et les substances sucrées peuvent y subir la fermentation acide, et des acides organiques viennent se surajouter à l'acide chlorhydrique en excès. L'hypéracidité totale résulte donc, ici comme toujours, de la somme de l'acidité chlorhydrique et de l'acidité organique.

Les malades éprouvent des douleurs souvent très vives tardivement après le repas, deux ou trois heures environ après l'ingestion des aliments. Ils sont souvent réveillés par les souffrances dans le courant de la nuit, vers deux heures du matin. Ces crises douloureuses aboutissent souvent au vomissement. Après qu'ils ont vomi, les malades se sentent soulagés. Ils sont soulagés encore par l'ingestion d'une certaine quantité de liquide ou d'aliments solides, soulagés surtout par l'ingestion de lait ou d'eau de Vichy. Ils sont souvent tourmentés par une soif vive.

Dans les cas intenses, ils présentent un amaigrissement souvent très marqué.

A l'examen, le suc gastrique des hyperchlorhydriques se caractérise par des propriétés plus ou moins nettement accentuées. Le contenu de l'estomac, après le repas d'épreuve d'Ewald, ne présente qu'une franche odeur de croûte de pain délayée. Son acidité est élevée, elle atteint de 2,50 à 3,50 p. 100, rarement davantage. Les réactions qualitatives de l'acide chlorhydrique libre sont des plus accusées. Le suc gastrique fait virer la solution de vert brillant au vert jaunâtre, au vert-feuille morte et la décolore d'autant plus rapidement qu'il est plus riche en acide chlorhydrique libre. Quand on fait évaporer le liquide dans des capsules de porcelaine, en vue de l'analyse par le procédé de Winter, on voit le suc gastrique desséché se colorer fortement en noir, ce qui est aussi une réaction qualitative d'une réelle valeur : elle indique la présence d'une certaine quantité d'acide chlorhydrique libre.

L'analyse chimique montre la richesse du suc gastrique en chlore total et en acide chlorhydrique libre et combiné ; tantôt il y a plus de l'une, tantôt plus de l'autre, cela n'a pas d'importance bien grande, quoi qu'on en ait dit.

En pratique, il suffit, pour diagnostiquer l'hyperchlorhydrie, de constater une acidité élevée de 2,50 à 4 p. 1000, les réactions positives marquées sur le vert brillant et, consécutivement, sa décoloration rapide, pour être certain qu'il y a sécrétion d'acide chlorhydrique en excès.

Dans l'hypersécrétion permanente, il y a toujours tendance à la stase gastrique et à la dilatation irréductible de l'estomac. On constate alors, soit longtemps, six à sept heures après le repas, soit même le matin à jeun, qu'il y a encore dans l'estomac une notable quantité de liquide. Souvent on y trouve aussi des débris alimentaires, et la nature de ces débris est quelquefois capable de faire soupçonner la variété chimique de la dyspepsie. En effet, les substances albuminoïdes se digèrent, en général, facilement et complètement dans ce liquide riche en acide chlorhydrique et en pepsine et elles disparaissent rapidement. Il n'en est pas de même des féculents, que l'on retrouve plus ou moins divisés, plus ou moins gonflés, mais non dissous. Au fond du vase qui renferme le suc gastrique, on constate un dépôt grisâtre plus ou moins considérable, formé surtout par des débris d'aliments féculents. Le pain se digère fort mal également dans ce milieu hyperacide.

La quantité de liquide est généralement plus considérable chez les hyperchlorhydriques qu'elle ne l'est à l'état normal. La chose est peu marquée dans les formes légères, elle est très accentuée, au contraire, dans l'hypersécrétion continue. On peut, le matin à jeun dans les cas graves, trouver jusqu'à 1,200 ou 1,500 grammes de liquide.

Si on lave l'estomac le soir vers neuf ou dix heures, on trouve cependant encore le lendemain matin une quantité de liquide, riche souvent en acide chlorhydrique libre, qui peut atteindre 300 à 600 grammes. Il s'agit alors exclusivement d'un liquide de sécrétion anormale.

Les données qui précèdent permettent de se rendre parfaitement compte de la physiologie des symptômes de l'hypersécrétion chlorhydrique. Les malades ont conservé l'appétit ; il est souvent même exagéré, ce qu'on peut attribuer à l'insuffisance de la nutrition et à l'excitation de l'estomac. Les substances albuminoïdes sont parfaitement digérées et facilement supportées ; il n'en est pas de même des féculents et du pain surtout, lorsqu'ils sont incomplètement divisés. Or, il est à remarquer que les hyperchlorhydriques mangent souvent très vite, sans se donner la peine de mastiquer assez les aliments. Le défaut de la mastication a même pu quelquefois être considéré comme la cause principale de la maladie ; elle peut être regardée, en tout cas, comme une cause sérieuse d'aggravation.

Tant que l'acide chlorhydrique se trouve dilué par les aliments et saturé par les substances albuminoïdes, les malades ne souffrent pas. Ils éprouvent, au contraire, des douleurs souvent très intenses lorsque l'acide chlorhydrique peut agir librement sur la muqueuse.

Les douleurs dans l'hyperchlorhydrie sont donc des douleurs tardives. Elles surviennent ordinairement trois ou quatre heures après les deux principaux repas. Généralement, elles ne se montrent pas dans la matinée après le premier déjeuner ; aussi, la matinée est-elle, habituellement, le meilleur moment de la journée. Dans les cas d'intensité modérée, la douleur ne survient pas la nuit ; elle apparaît, au contraire, assez fréquemment vers une heure ou deux du matin dans les cas graves, lorsqu'il y a hypersécrétion marquée et dilatation stomacale avec stase.

Les douleurs, quelquefois si vives, des hyperchlorhydriques sont calmées par le vomissement. Elles le sont aussi par l'ingestion d'une certaine quantité d'aliments solides ou de liquides. Cela est dû à la fois à la dilution et à la saturation d'un suc gastrique riche en acide chlorhydrique. Elle est calmée beaucoup mieux encore par l'ingestion d'une quantité suffisante de base alcaline.

Les malades se font quelquefois vomir pour échapper à la douleur ; quand ils ont appris le maniement du tube œsophagien, ils ont tendance, dans le même but, à abuser du lavage de l'estomac.

Souvent ils maigrissent d'une façon marquée. Cela

tient au vice de l'alimentation, à la diminution dans l'ingestion et l'utilisation des substances féculentes, et aussi à la douleur, au manque de repos, à l'insomnie.

Ils présentent souvent des signes accentués de nervosisme. La névropathie est souvent antérieure à l'hyperchlorhydrie et à l'hypersécrétion. Il n'est pas rare que, dans l'étiologie de cet état morbide, on relève des émotions vives, de grands chagrins, de grandes commotions morales. Il faut aussi donner une place importante dans l'étiologie aux irritations exagérées de la muqueuse stomacale par les boissons alcooliques, les mets irritants, les médicaments, les aliments grossiers et mal divisés ; mais comme, à irritation égale, deux individus différents réagissent d'une façon différente, que l'un présente de l'hyperchlorhydrie et que l'autre en reste complètement indemne, comme ce sont, de préférence, les individus de souche névropathique, névropathes eux-mêmes, qui deviennent hyperchlorhydriques, comme l'hyperchlorhydrie accompagne fréquemment les crises tabétiques, que les accidents subjectifs débutent souvent à la suite de causes morales, on ne peut guère ne pas donner une grande place au système nerveux dans la pathogénie de l'hypersécrétion.

D'un autre côté, la gastrite est un fait indiscutable dans l'hyperchlorhydrie chronique, dans l'hypersécrétion continue. Cette gastrite est une gastrite particulière, avec hypergenèse des cellules bordantes des tubes glandulaires de l'estomac. Cette lésion, signalée d'abord par Korczinski et Gluzinski dans l'hypersécrétion compliquée d'ulcère rond, a été retrouvée par MM. Hayem et Thiercelin en l'absence de l'ulcère.

L'existence de cette gastrite spéciale paraît donc être un fait acquis.

Il n'est pas démontré encore cependant qu'il ne puisse pas y avoir hyperchlorhydrie sans gastrite parenchymateuse, ni que la multiplication et l'augmentation de volume des cellules bordantes ne puissent pas être la conséquence d'une hypersécrétion chlorhydrique d'origine névropathique.

Du reste, au point de vue qui nous occupe, cela n'a qu'une importance très médiocre. Qu'il y ait ou non gastrite, les indications du traitement et du régime alimentaire n'en restent pas moins absolument les mêmes.

Ici comme dans les autres cas, l'existence des lésions de gastrite aurait plus d'importance pour le pronostic que pour la thérapeutique.

Hyperchlorhydrie et ulcère rond. — Il paraît bien démontré, à l'heure actuelle, que la production de l'ulcère rond est intimement liée à l'hyperchlorhydrie. L'ulcère simple des chlorotiques, si fréquent, relativement, est la conséquence de l'hypersécrétion

chlorhydrique et d'une gastrite chronique en aires
(Korczinski et Gluzinski, Bouveret, A. Mathieu, etc.).

Dans l'hyperchlorhydrie avec ulcère rond, on a
constaté, nous venons de le dire, l'hypertrophie et la
multiplication des cellules bordantes des glandes
gastriques (Korczinski et Jaworski). C'est une lésion
que nous avons nous-même relevée dans un cas. Que
cette hypertrophie des cellules bordantes soit la cause
première de l'hyperchlorhydrie ou qu'elle soit consécutive à un fonctionnement glandulaire exagéré,
comme cela semble se produire dans quelques cas,
elle peut s'accompagner d'une gastrite banale interstitielle, et c'est cette gastrite interstitielle, répartie
par taches, qui paraît être la cause de l'ulcère rond.

Le suc gastrique doué de propriétés digestives exagérées digère les points de la muqueuse dans lesquels
la circulation et la vitalité sont très diminuées. Le
nombre et l'étendue des ulcérations produites se
limite, en général, parce que la douleur même force
les malades à supprimer les causes d'irritation et
d'hypersécrétion.

Quelquefois, l'ulcère survient alors que l'hyperchlorhydrie est presque latente, intermittente ; d'autres fois, il est la complication tardive d'une hyperchlorhydrie de longue durée. En tout cas, il faut toujours redouter l'ulcère rond chez les hypersécréteurs.

On a prétendu que l'hématémèse pouvait se produire chez ceux-ci sans ulcère ; mais nous ne voudrions pas nous y fier pour notre part.

Il sera donc tout naturel de rapprocher le traitement de l'ulcère rond de celui de l'hyperchlorhydrie. Ces deux traitements même se confondent d'une façon à peu près complète.

En somme, qu'il y ait ou non gastrite, qu'il y ait ou non ulcération, c'est le phénomène hyperchlorhydrie qu'il faut viser et chercher à atténuer.

Nous allons exposer maintenant quel sera le régime alimentaire dans le traitement des diverses formes de l'hyperchlorhydrie et dans l'ulcère rond.

Crises d'hyperchlorhydrie. — Certaines crises intermittentes d'hyperchlorhydrie, comme la gastroxie, sont surtout causées par des excès de travail intellectuel chez des névropathes. C'est donc à la névropathie en première ligne et aux causes occasionnelles de la crise qu'il faut toujours s'attaquer. Quant aux crises elles-mêmes, elles ne paraissent guère se produire qu'à l'heure des repas, sous l'influence de la faim. Les douleurs sont rapidement calmées par l'ingestion d'une petite quantité de liquide. Les boissons tièdes seraient à préférer dans ces conditions.

Le véritable traitement consistera surtout à recommander le repos intellectuel, la climatothérapie, l'hydrothérapie. On devra supprimer aussi toutes les causes d'irritation de l'estomac, en mettant en œuvre pour cela les règles que nous avons données déjà et celles que nous donnerons plus loin à propos du régime alimentaire des cas peu accentués d'hyperchlorhydrie persistante, mais de faible intensité et sans hypersécrétion continue.

Lorsque l'hyperchlorhydrie se produit sous forme de crises gastriques analogues aux crises tabétiques, ou même lorsqu'il s'agit de vraies crises tabétiques avec hyperchlorhydrie, le rôle du régime alimentaire est des plus restreints. Le régime a peu à faire là où les aliments ne peuvent être tolérés.

Les boissons chaudes paraissent souvent très utiles pour atténuer l'intensité des douleurs, diminuer la fréquence des vomissements et la durée de la crise elle-même. On les associera à des calmants de divers ordres, internes et externes.

Nous avons vu un malade qui ne tolérait que le bouillon Liebig glacé.

Si les crises ne durent que quelques jours, si elles sont suffisamment espacées, cette inanition de courte durée ne présente pas grand inconvénient.

On pourra, au besoin, faire pénétrer de l'eau dans la circulation, soit en lavements, soit, à la rigueur, par la peau, sous forme d'injections hypodermiques.

S'il y avait un rein mobile et si les crises paraissaient être sous l'influence de la néphroptose, il faudrait immobiliser complètement le malade — ou plutôt la malade, car c'est généralement alors d'une femme qu'il s'agit — et lui ordonner le repos absolu au lit pendant la durée de la crise.

En dehors de la crise, il faudrait recommander l'usage d'une ceinture ou d'une sangle abdominale bien faite.

Hyperchlorhydrie simple et hypersécrétion continue. — Il n'y a pas de limite distincte entre l'hyperchlorhydrie simple, caractérisée seulement par des douleurs survenant tardivement après le repas et de l'hyperacidité chlorhydrique, sans stase, sans dilatation stomacale, et l'hypersécrétion continue dans laquelle l'estomac sécrète, même à jeun, et ne tarde pas à présenter une dilatation et une stase permanentes.

L'hyperchlorhydrie simple n'est souvent que le premier degré de l'hypersécrétion continue. C'est une raison pour chercher à la dépister là où elle existe et, dès qu'on l'a reconnue, à la traiter d'une façon suivie et persévérante. L'hygiène alimentaire est la base même de ce traitement ; ce n'est que grâce à un régime convenable que l'on pourra arrêter dans son évolution cette maladie de l'estomac si grave déjà par elle-même, si grave quelquefois par ses complications.

Le régime à prescrire aux hyperchlorhydriques

doit s'inspirer directement des données de physiologie pathologique qu'ont fournies l'observation clinique, l'analyse chimique et l'anatomie pathologique.

Il faut restreindre d'autant plus l'irritation de la muqueuse que son excitabilité sensitive et sécrétoire paraît plus exagérée.

Ces malades, nous le répétons, digèrent le plus souvent très bien la viande, les œufs, le lait, fort mal les féculents, les amylacés, le pain, qui se gonflent et séjournent dans leur estomac, devenant ainsi une cause nouvelle d'irritation pour la muqueuse.

Nous indiquerons, tout d'abord, ce qu'il convient de faire dans les cas les plus graves, lorsqu'il y a hyperacidité chlorhydrique élevée, hypersécrétion, dilatation et stase stomacales, douleurs vives, vomissements, intolérance gastrique très grande, amaigrissement et tendance marquée à la cachexie.

Nous indiquerons ensuite le régime convenable, au fur et à mesure que l'amélioration s'accentue, et, en dernier lieu, en cas de simple hyperchlorhydrie, sans hypersécrétion permanente et sans stase. Les régimes que nous indiquerons ainsi successivement seront donc de plus en plus riches et variés ; ils correspondront à des phases décroissantes ou à des degrés de moins en moins marqués de la maladie.

Quand celle-ci est récente, quand l'hypersécrétion, la dilatation et la stase ne durent pas depuis longtemps, la guérison complète est possible ; elle devient de plus en plus problématique, de moins en moins probable, à mesure que s'éloigne l'époque du début de cette grave triade de symptômes. Nouvelle raison pour ne pas attendre et pour soumettre le plus rapidement possible les malades au mode d'alimentation qui leur convient.

Dans les cas de grande hypersécrétion chlorhydrique, il convient surtout, on le comprend, de donner une alimentation aussi finement divisée que possible, et même exclusivement liquide.

Le lait et la poudre de viande sont pour cela tout indiqués.

Le régime lacté, institué par Cruveilhier dans la cure de l'ulcère rond, a si bien fait ses preuves qu'il est souvent l'unique traitement prescrit par les médecins. Il donne aussi de bons résultats dans l'hypersécrétion ; c'est que, dans les deux cas, il pourvoit à l'alimentation du malade, en restreignant au minimum l'irritation de l'estomac et en saturant l'excès d'acide. Le lait doit être donné d'une façon méthodique.

Voici, pour notre part, comment nous conseillons de procéder aussi bien dans l'hypersécrétion chlorhydrique que dans l'ulcère simple.

Le lait sera additionné de 100 grammes d'eau de chaux par litre et donné à intervalles égaux, à raison d'un demi-litre de lait toutes les trois heures. Les douleurs seront généralement supprimées par l'ingestion du lait ; elles ne reparaîtront que quelque temps après, une heure et demie, deux heures, par exemple. On donnera alors, par doses fractionnées et répétées, une quantité de poudre alcaline suffisante pour faire disparaître la douleur. Par exemple, par demi-cuillerées ou par cuillerées à café, un mélange de bicarbonate de soude, de magnésie ou de craie préparée. La douleur mesure la quantité d'alcalin que l'on doit employer dans ces conditions : il faut en donner assez pour la faire cesser, dût-on aller jusqu'à 25 ou 30 grammes par jour d'une poudre semblable à celle que nous venons d'indiquer.

Au régime lacté on pourra joindre bientôt la poudre de viande. Toutes les fois que cela sera possible, il vaudra mieux, à l'exemple de M. Debove, introduire cette poudre de viande par la sonde. On la donne à doses croissantes : tout d'abord 30 grammes, puis 50, 80, 100, 150 et même 200 grammes. Au-dessus de 80 grammes, il conviendra de faire le gavage deux fois par jour.

Les malades ayant une grande habitude du tubage œsophagien pourront faire ces gavages avec un minimum de réaction et de sensations désagréables. Le matin surtout, ils pourront profiter du passage du tube, pour vider leur estomac, par expression, en toussant volontairement, sans faire de lavage de l'estomac. Il ne faut pas abuser du lavage dans l'hyperchlorydrie; c'est une cause d'irritation répétée et d'hypersécrétion.

Le plus souvent, sous l'influence du régime lacté, du gavage et des alcalins à haute dose, on obtiendra une amélioration notable; on verra diminuer et même disparaître complètement les douleurs et les vomissements. On verra en même temps l'état général devenir beaucoup meilleur. Les malades gagneront rapidement en poids; récemment, à Lariboisière, j'ai vu un hyperchlorhydrique gagner pendant trois semaines une livre par jour.

Parvenu à ce qu'on peut appeler la *seconde phase* du traitement, on cherchera à introduire les hydrates de carbone dans l'alimentation en quantité plus considérable et à varier davantage la nature des substances albuminoïdes ingérées.

Avec le régime lacté et la poudre de viande, la prédominance des aliments azotés sur les hydrates de carbone est très marquée. C'est que les hyperchlorhydriques supportent fort mal les substances amylacées ou féculentes, comme nous l'avons dit plus haut.

Dans le lait, les hydrates de carbone, représentés par la lactose, sont en quantité relativement faible. Il faudrait, comme on l'a vu, 7 à 8 litres de lait de vache pour fournir à l'organisme la quantité voulue

d'hydrates de carbone. Cette énorme dose de lait serait
d'autant plus déplacée que ces malades sont déjà
voués spontanément à la dilatation de l'estomac.

La graisse, il est vrai, très abondante dans le lait,
peut, dans une certaine mesure, remplacer les
hydrates de carbone et combler leur déficit. Cette
substitution ne se fait pas complètement, ainsi que
l'indiquent l'affaiblissement et l'amaigrissement des
malades qui sont soumis au régime lacté exclusif.

On peut augmenter la quantité du lactose dans le
lait ainsi que M. Soupault et moi en avons eu sépa-
rément l'idée. On peut très bien ainsi ajouter
20 grammes de lactose par litre de lait; les malades
tolèrent parfaitement ce surcroît de sucre de lait.

Quand on a obtenu une amélioration suffisante, on
peut tenter de donner des potages au lait, de plus en
plus épais ou de véritables bouillies. On se servira
pour cela du tapioca, de la semoule et, enfin, de la
farine de riz.

Plus tard encore, on essaiera des panades passées,
faites avec du pain grillé ou de la biscotte.

Il est plus facile de varier la forme des aliments
azotés. La viande crue peut être substituée à la
poudre de viande. On peut encore faire de la
poudre de viande à domicile, par le procédé que
nous avons indiqué (1).

(1) Voir page 111.

Les œufs sont l'aliment commun que l'on pourra conseiller le plus rapidement. Tout d'abord, ils seront donnés fort peu cuits, sans pain ; on pourra aussi les ajouter aux potages ou les donner sous forme d'œufs brouillés préparés au lait.

On trouve dans le commerce des poudres de viande diastasées. Elles ne conviennent nullement dans la première phase du traitement de l'hypersécrétion continue, mais on peut les essayer dans la seconde phase ou dans les cas plus légers, correspondant à cette seconde phase par la modalité et l'intensité de leurs manifestations. Elles ne sont pas toujours bien tolérées dans ces conditions, ce qui tient probablement à ce qu'elles sont assez riches en maltose ou en glucose, qui subissent facilement la fermentation acide. On peut quelquefois mélanger la poudre de viande diastasée à de la poudre de viande pure.

Lorsque, pendant un certain temps, les malades ont toléré convenablement, en plus du lait et de la poudre de viande, des œufs, de la viande crue et des potages, ils entrent dans une *troisième phase* de leur traitement.

Pendant cette phase nouvelle, en conservant le lait comme base de l'alimentation, comme boisson unique, on cherchera à remplacer la poudre de viande par des aliments azotés d'usage commun et on cherchera à augmenter la quantité et la variété des hydrates de carbone. On diminuera le lait dans la proportion de l'augmentation progressive des autres aliments.

Les œufs seront encore conseillés à la coque ou brouillés ; si les malades prennent volontiers ou tout au moins facilement de la viande crue, on leur en fera ingérer 100 à 150 grammes tous les jours ou tous les deux jours.

C'est, du reste, un aliment très tonique qui leur fait absorber de l'hémoglobine et qui remplace avantageusement les préparations de fer qu'ils ne pourraient pas tolérer.

Comme aliments azotés, on pourra avoir recours, en outre, aux volailles et au poisson bouillis, pigeon bouilli, poulet jeune bouilli, faisans maigres, bouillis ; on pourra donner aussi, de temps en temps, du ris de veau et de la cervelle également cuits à l'eau. Les aliments seront mangés avec une petite quantité de sel, comme tout assaisonnement, ou, quand ce sera possible, avec une sauce aux œufs, au lait, à la crème ou au beurre frais.

Comme substance féculente, on pourra essayer à cette période les pommes de terre cuites à l'eau ou en purée, au lait, avec ou sans œufs. Les pommes de terre, surtout en purée, sont peut-être la meilleure façon de donner un aliment féculent chez les malades

de cet ordre. Il faut avoir soin de choisir une variété
de pommes de terre très farineuses.

Les malades supportent bien aussi, en général,
les pommes de terre cuites au four et écrasées.

La possibilité de manger des pommes de terre
procure aux hyperchlorhydriques une grande satis-
faction.

Ils réclament souvent du pain avec insistance;
c'est une grande privation pour beaucoup d'entre
eux que d'en être privés, cela d'autant plus que
beaucoup d'hyperchlorhydriques, avant d'être soumis au régime, étaient de grands mangeurs de
pain.

Dans les cas graves, il convient de le supprimer
complètement; dans les cas modérés ou suffisamment améliorés, on peut le remplacer par des
gâteaux secs, de la biscotte ou une petite quantité
de pain grillé. L'avantage de ces diverses préparations est de se prêter à une division aussi parfaite
que possible par une mastication soigneuse.

Dans ces derniers temps, M. Bovet a recommandé
une biscotte de légumine qui est d'assez bon goût
et qui a l'avantage de renfermer une quantité beaucoup plus élevée d'albumine végétale que le pain
ordinaire.

Avec la façon de faire que nous venons d'indiquer,
on aborde en quelque sorte de front la difficulté qu'il

y a à donner des hydrates de carbone aux hyper-chlorhydriques. Cette difficulté, on a cherché à la tourner et à parvenir, grâce à certains artifices, à faire tolérer et élaborer convenablement cet ordre d'aliments.

MM. Bouveret et Devic (1) conseillent de faire le lavage le matin à jeun et d'injecter immédiatement après des féculents en poudre, non sans les avoir assez fortement alcalinisés. Avant que l'acidité de l'esto-mac ait saturé cette alcalinité, la ptyaline de la salive aurait ainsi le temps d'agir et d'hydrater, de saccharifier la fécule ou l'amidon.

On peut élever une objection contre cette façon de faire : elle force à pratiquer tous les jours le lavage de l'estomac. Or, ce passage quotidien de la sonde a certainement le tort d'exciter la sécrétion de la muqueuse stomacale dans une forte proportion. J'ai vu plusieurs fois des hyperchlorhydriques hypersécréteurs, qui se pratiquaient chaque jour le lavage de l'estomac, avoir le matin à jeun une quantité considérable de liquide et de détritus alimen-taires (500 centimètres cubes à un litre et plus). Cette quantité diminuait de la moitié et même des deux tiers lorsqu'on cessait de pratiquer ce lavage tous les jours.

(1) *La dyspepsie par hypersécrétion continue (maladie de Reich-mann)*, 1892.

On a proposé aussi de remplacer les hydrates de carbone par de la graisse ; de là en partie l'utilité du lait, comme nous l'avons indiqué déjà.

Je n'ai pas encore eu l'occasion de réaliser cette idée en pratique ; mais ne semble-t-il pas *a priori* qu'il y aurait avantage, chez les hyperchlorhydriques, à se servir du lait de chèvre, beaucoup plus riche en graisse et en substances azotées que le lait de vache (1)? Peut-être y aurait-il lieu cependant de le dégraisser dans une certaine mesure.

Supposons maintenant avoir à faire à un malade amélioré qui a successivement bien supporté les divers degrés d'alimentation précédemment exposés, ou encore à un hyperchlorhydrique vierge de traitement préalable, qui ne présente qu'une hypersécrétion intermittente à chaque repas.

Le lait encore conviendra, surtout comme boisson aux repas. Il ne sera coupé ni d'eau de Vichy, ni d'eau de Vals, pour ne pas risquer d'exagérer la sécrétion chlorhydrique. Les recherches faites dans ce sens ont, en effet, démontré que, sauf à doses élevées et surtout tardives, le bicarbonate de soude finit toujours par exciter (2) et accroître la sécrétion de l'acide chlorhydrique.

Le lait pourra être remplacé, au besoin, par de

(1) Voir page 75.
(2) Linossier et Lemoine, *Archives gén. de Médecine*, 1893.

l'eau pure, par une eau minérale indifférente, comme l'eau d'Alet, d'Évian, de Contrexéville, de Vittel, etc., ou une bonne eau de source quelconque. On pourra avoir recours aussi aux infusions chaudes, pas trop chaudes, car les boissons très chaudes congestionnent et excitent la muqueuse de l'estomac, tandis qu'au contraire les boissons simplement chaudes la calment (1).

Le lait toutefois est encore la meilleure boisson que puissent prendre les hyperchlorhydriques ; mais il faut tenir compte du dégoût qu'amène quelquefois un usage prolongé.

Comme aliments, on donnera des œufs, de la viande, du poisson, des purées de légumes, des potages épais, du pain grillé, des biscottes ou des gâteaux secs, et, dans les cas très légers, des fruits cuits et des marmelades.

Les œufs seront à la coque, peu cuits, brouillés ou mélangés aux potages.

Comme viandes, dans le degré précédent, nous

(1) D'après les expériences faites par M. Linossier sur un chien pourvu d'une fistule stomacale, l'eau fraîche (12°) aurait sur la sécrétion gastrique une action excitante beaucoup plus manifeste que l'eau tiède (38°) ou que l'eau chaude (55 à 60°). S'il n'attribue pas d'influence à l'eau très chaude sur la sécrétion de l'estomac, il lui en reconnaît une marquée sur sa motilité, et c'est à cette action excito-motrice, on l'a vu, que nous donnons, dans certains cas, l'importance la plus grande (*Congrès des sociétés savantes*, 1894).

avions signalé les volailles et le pigeon bouillis, le
ris de veau, le poisson bouilli. On peut encore conserver ce même régime s'il est bien toléré. L'avantage qu'il peut avoir est sa *monotonie* même. La
monotonie dans l'alimentation peut être un élément
important du traitement de la dyspepsie. A l'état
normal, en effet, l'homme civilisé, qui a généralement
des repas fixes et assurés, cherche souvent à exciter
son appétit, et même à manger sans faim, par pure
gourmandise. Il ne tient pas assez compte de la
limite que la satiété impose à son alimentation, et
s'efforce d'en reculer les bornes. De là beaucoup de
dyspepsies, et, en particulier, cette irritation trop
répétée paraît être quelquefois pour beaucoup dans
la production de l'hyperchlorhydrie.

En présence d'une irritation anormale de la muqueuse, c'est le contraire qu'il faut faire : il faut diminuer l'excitation du goût et de la sécrétion. Beaucoup
d'expériences faites sur les animaux et d'observations recueillies sur des hommes atteints de fistule
gastrique montrent que l'excitation de la muqueuse
buccale suffit pour provoquer un suintement abondant de suc gastrique. Les épices, les sauces relevées
amènent aussi certainement par leur contact direct
une augmentation de la sécrétion chlorhydro-pep-
tique. Par la répétition monotone d'aliments peu
excitants, on doit parvenir au résultat contraire.

Dans l'hyperchlorhydrie, il faut diminuer la sécrétion stomacale en diminuant les excitations directes et indirectes qui peuvent la stimuler.

L'idéal est d'obtenir ce résultat sans amener le dégoût.

S'il y a lieu d'établir quelque variété, on donnera des viandes grillées ou rôties, ces dernières chaudes ou froides, de provenance diverse, à condition qu'elles ne soient pas trop grasses (bœuf, veau, mouton, volailles, gibier à plumes, non faisandé), du jambon peu salé, peu fumé. Le jambon est surtout bien digéré cru; on peut, en le divisant finement, l'incorporer aux œufs brouillés, ce qui constitue un plat agréable.

Toutes ces viandes, du reste, devront être soigneusement *mondées*, c'est-à-dire dépouillées de leur graisse, de leurs vaisseaux, aponévroses, tendons, etc., finement coupées et mâchées avec soin. Dans les cas où, à cause de l'état des dents ou pour toute autre raison, la viande ne pourrait pas être suffisamment mâchée, il conviendrait de la diviser artificiellement, soit en la hachant, soit en la passant au pulpeur.

Toutes les épices seront supprimées. Comme assaisonnement, on ne tolérera que le sel et on ne salera que d'une façon modérée, de façon à ne *fournir par le chlorure de sodium que le moins pos-*

sible de matériaux à la sécrétion chlorhydrique. C'est là une recommandation sur l'importance de laquelle il n'est guère besoin d'insister.

Comme poissons, on donnera des poissons maigres, bouillis ou frits. Parmi ces derniers, les mieux supportés, en cas semblables, sont le merlan et la sole. On aura soin, pour les faire frire, de les envelopper d'une couche épaisse de pâte. Cette pâte ainsi que la peau seront enlevées au moment de les manger, de façon à ne guère garder que les filets.

Les poissons bouillis seront mangés, sans sauce, au sel, ou avec une sauce aux œufs durs, à la crème ou au beurre frais à demi fondu.

Les potages épais, potages au lait ou au bouillon peu salé, seront préparés avec du tapioca, de la semoule, de la farine de riz ou des pâtes. Ils seront assez épais, de façon à permettre d'introduire une certaine quantité d'hydrates de carbone.

Les légumes seront exclusivement donnés en purées. La purée de pommes de terre, bien battue, bien homogène, est celle qui se digère le mieux.

Les autres purées de légumes secs ne viendront que plus tard ; on ne les donnera qu'avec prudence et en petite quantité d'abord.

On ne donnera qu'avec plus de prudence encore les purées de julienne, de carottes, les légumes verts cuits (épinards, chicorée). L'oseille sera proscrite, à cause de son acidité.

On ne donnera de même les fruits cuits qu'à bon escient. La marmelade de pommes est assez bien supportée, beaucoup mieux que les pruneaux, que les malades mangent volontiers pour combattre la constipation.

Le pain sera toujours mesuré avec soin. Nous avons dit déjà le bénéfice que l'on pouvait avoir à le remplacer par des gâteaux secs ou de la biscotte ; inutile d'y revenir une fois encore.

Dans les cas très légers ou améliorés par un traitement antérieur, on pourra en arriver à prescrire à peu près exactement le régime que nous avons indiqué pour la dyspepsie nervo-motrice légère.

On ne perdra pas de vue qu'il faut, dans cette forme de dyspepsie plus que dans toute autre, épargner autant que possible à l'estomac les irritations mécaniques causées par la gangue irréductible des aliments, surtout des végétaux, et par les fragments non divisés, quelle que soit leur nature.

Pour éviter l'excitation causée par la viande, MM. Dujardin-Beaumetz et Bardet, dans une communication faite à la Société de thérapeutique, ont conseillé de soumettre les hyperchlorhydriques au régime végétarien, tel que nous l'avons exposé (Voir

p. 183). M. Huchard a protesté, avec beaucoup de raison.

En vertu de l'hypéracidité du contenu de leur estomac, les hyperchlorhydriques sont dans l'impossibilité de bien utiliser les aliments amylacés et féculents, qui tendent à se gonfler et à rester stagnants. Il convient donc d'en restreindre l'emploi dans la mesure du possible. Du reste, avec une hyperchlorhydrie un peu accentuée, les malades, avertis par les douleurs vives qu'ils ne manqueraient pas d'éprouver, se chargeraient bien vite eux-mêmes de mettre fin à la tentative.

Dans des cas moyens ou légers, on pourrait donner exclusivement des œufs, du lait, des potages au lait et, à la rigueur, de la purée de pommes de terre. Mais est-ce encore un régime végétarien que celui dont le lait et les œufs sont la base?

Il n'est pas impossible que l'on obtienne de l'amélioration chez des hyperchlorhydriques au début, avec hypersécrétion intermittente légère, en les soustrayant aux multiples irritations d'un régime jusque-là absolument contraire aux diverses indications fournies par leur état morbide, en leur donnant seulement des œufs, du lait et des purées.

Ce serait certainement un progrès sensible sur ce qui existait auparavant pour eux; mais rien ne prouve que ce serait la perfection. Il faut dire, du reste, que MM. Dujardin-Beaumetz et Bardet n'ont guère trouvé d'imitateurs, et que les auteurs sont unanimement d'avis de régler le régime des hyperchlorhydriques d'après les principes dont nous nous sommes inspiré dans le précédent exposé.

Voici, sous forme de tableau, la composition des régimes que nous conseillons suivant l'intensité de l'hyperchlorhydrie, en allant des cas les plus graves aux plus bénins, de l'hypersécrétion continue avec stase permanente à la simple hyperchlorhydrie intermittente quotidienne.

Premier régime. — Régime lacté, 2 litres 1/2 à 4 litres par jour, un demi-litre environ toutes les trois heures. Au besoin, 100 grammes d'eau de chaux par litre de lait. Alcalins en quantité variable, donnés par doses successives, au moment où commence la douleur, en quantité suffisante pour la faire disparaître.

Gavage à la poudre de viande alcalinisée. Poudre de viande, 100 à 200 grammes par jour; ou viande crue pulpée, 200 grammes.

Second régime. — Lait, 2 litres 1/2 à 3 litres. OEufs à la coque, peu cuits. Poudre de viande ou viande crue. Potages au lait, avec tapioca, pâtes, semoule.

Au besoin, 20 grammes de lactose par litre de lait.

Troisième régime. — Lait, 2 litres. Potages au lait

comme ci-dessus. Viande crue, 100 à 200 grammes ; à son défaut, viande rôtie, mondée et hachée.

Volaille, ris de veau et cervelle bouillis. Gâteaux secs ou biscotte.

Purée de pommes de terre.

Quatrième régime. — Lait comme boisson aux repas, ou, à son défaut, eau indifférente ou infusions modérément chaudes.

OEufs à la coque ou brouillés. Viandes grillées ou rôties. Jambon.

Viandes rôties, chaudes ou froides. Poissons maigres, bouillis ou frits (merlan et sole).

Purée de pommes de terre. Pommes de terre bouillies.

Plus tard, purées de légumes secs, de julienne, de choux-fleurs.

Légumes verts, cuits.

Marmelade de pommes.

Pain grillé en quantité modérée, gâteaux secs ou biscotte. Biscotte de légumine.

Ulcère rond. — Il n'y a pas plus à séparer l'ulcère rond de l'hyperchlorhydrie en thérapeutique qu'il n'y a lieu de les séparer en pathologie. Ce qui s'applique à l'un s'applique en général à l'autre.

Dans la période aiguë, l'ulcère rond sera surtout traité par le régime lacté, donné comme nous l'avons dit à propos des cas graves d'hypersécrétion chlorhydrique. Le régime alimentaire sera exactement le même pour l'ulcère que pour l'hyperchlorhydrie.

C'est contre l'ulcère rond que M. Debove a proposé le gavage à la poudre de viande alcalinisée. Il y donne d'excellents résultats; il n'y a eu que plus tard qu'à l'appliquer à l'hyperchlorhydrie, lorsque celle-ci a été déterminée par l'analyse chimique.

Nous n'avons, du reste, qu'à renvoyer purement et simplement, pour l'ulcère, à ce que nous avons dit pour les diverses phases de guérison de l'hyperchlorhydrie. Quelques remarques particulières doivent cependant trouver place ici.

Avec l'ulcère rond, beaucoup plus souvent encore qu'avec l'hyperchlorhydrie, on peut constater une intolérance complète de l'estomac, des douleurs intenses, des vomissements répétés. La peur d'une hématémèse ou d'une perforation fera souvent que l'on hésitera à pratiquer le gavage par la sonde. Ce qu'il y aura de mieux dans ces conditions, ce sera de soumettre l'estomac à un repos aussi complet que possible; il conviendra même, dans les périodes suraiguës d'interrompre complètement pendant plusieurs jours l'ingestion des aliments par la bouche.

Dans les cas de cet ordre, on aura recours exclusivement à l'alimentation rectale (Voir page 119), dont nous avons parlé déjà. La valeur de l'alimenta-

tion rectale est encore contestée; mais, en tout cas,
on pourra toujours introduire, soit par la voie rectale,
soit par la voie hypodermique, la quantité d'eau
nécessaire pour la circulation et la dépuration rénale.
Ces quelques jours de jeûne complet ne peuvent pas
avoir d'inconvénient grave et persistant, pourvu qu'on
fournisse à l'économie la quantité d'eau qui lui est
nécessaire.

Avant d'en finir avec le simple régime alimentaire
des malades atteints d'hyperchlorhydrie ou d'hyperchlorhydrie et d'ulcère rond, nous devons insister
sur la nécessité qu'il y a pour eux à prendre pendant
très longtemps des précautions contre les rechutes.

A moins que l'hyperchlorhydrie n'ait abouti à la
destruction de la muqueuse et à l'hypochlorhydrie
définitive et incurable, elle tend toujours à se repro-
duire facilement sous l'influence des mêmes causes.

Les hyperchlorhydriques doivent donc, après la
guérison, éviter toutes les irritations vives de la muqueuse : le vin, les liqueurs fortes, les épices.
Ils doivent mâcher avec soin leurs aliments, le pain
surtout. Ils sont d'autant plus tenus à ces précautions
que le cas a été plus grave.

Comme boisson, ils ne devraient plus faire usage
que du lait ou de l'eau pure. Ils ne devront jamais
manger des aliments très salés; ils ne devront pas
non plus prendre d'alcalins à faibles doses ou faire

usage d'eaux minérales alcalines semblables à l'eau de Vichy ou à l'eau de Vals.

Ils feront bien aussi d'éviter les émotions et le surmenage intellectuel.

CHAPITRE III

La dilatation de l'estomac a été comprise de façons tout à fait différentes les unes des autres ; c'est un pavillon qui a servi à couvrir toute espèce de marchandises ; il importe donc, en employant ce terme, de désigner clairement ce qu'on a l'intention de désigner.

Pour nous, il y a dilatation de l'estomac lorsque ce réservoir est incapable de se débarrasser complètement des aliments et des liquides digérés ou sécrétés ; en un mot, lorsqu'il y a *stagnation, stase permanente*. C'est ainsi que la comprend M. le professeur Debove, et nous nous rallions pleinement à sa façon de voir.

La conception de la dilatation de l'estomac repose au moins ainsi sur un point de repère fixe et d'une constatation facile. C'est le matin à jeun qu'on doit rechercher la stagnation du liquide.

Il en résulte qu'on peut dire, en pratique, qu'un estomac est dilaté lorsqu'il renferme une certaine quantité de liquide longtemps après le repas, et surtout le matin à jeun.

Cela permet de distinguer la dilatation vraie des cas d'insuffisance motrice relative, dans lesquels l'estomac est lent, paresseux, se vide difficilement, mais parvient cependant à se vider complètement, de ceux encore dans lesquels il est seulement distendu par les gaz et tympanisé, sans stase réelle des liquides.

La dilatation de l'estomac n'est pas une unité pathologique ; c'est l'aboutissant commun de lésions de divers ordres, de même que l'asystolie est l'aboutissant commun des diverses maladies du cœur.

On peut en distinguer les grandes variétés suivantes :

1° La dilatation consécutive à l'hypersécrétion continue, qu'elle finit toujours par accompagner ;

2° La dilatation consécutive à une atonie extrême ou à une lésion organique des parois stomacales ;

3° La dilatation consécutive à un rétrécissement pylorique plus ou moins marqué ;

4° On peut y ajouter l'estomac vertical, propre

aux femmes qui portent un corset trop serré, avec dilatation de l'antre prépylorique.

La dilatation de l'hypersécrétion continue constitue un cas particulier, que nous avons précédemment envisagé. Nous n'avons pas à y revenir.

Restent les trois autres variétés que nous venons d'indiquer. Qu'il y ait un orifice normal et une musculature insuffisante, ou un orifice rétréci avec une musculature vigoureuse, mais impuissante à surmonter l'obstacle, le résultat est toujours le même. Il y a stase permanente, fermentations anormales, irritation et inflammation chronique de la muqueuse.

Des vomissements surviennent de temps à autre; ils peuvent être dus à l'irritation de la muqueuse ou, ce qui est beaucoup plus grave, à ce que l'estomac ne peut plus se vider dans le duodénum. Ces vomissements sont alors rares, très abondants, d'odeur rance ou putride avec des débris d'aliments introduits la veille ou même les jours précédents.

Lorsque l'oblitération du pylore est complète, que son orifice ne peut être franchi par une quantité suffisante d'aliments, il y a forcément inanition, tout aussi bien que s'il s'agissait d'un rétrécissement œsophagien. Il n'y a de ressource alors que dans l'intervention chirurgicale. Avant l'opération et pendant la durée de la cicatrisation, il faudra avoir recours à l'alimentation par le rectum et, en tout cas, fournir à l'organisme, soit par la voie rectale, soit par la voie cutanée, la quantité d'eau indispensable.

Dans le traitement de la dilatation vraie de l'estomac, c'est-à-dire de celle qui s'accompagne d'une stase permanente certaine, il y a trois indications principales à remplir au point de vue du régime alimentaire :

a) Diminuer le volume des liquides introduits dans l'estomac ;

b) Donner une alimentation aussi nutritive que possible sous un petit volume;

c) Restreindre les fermentations intra-stomacales.

a) *Diminuer le volume des liquides introduits dans l'estomac.* — Comme le fait justement remarquer Boas (1), on peut se baser pour cela sur la quantité des urines émises. Quand la diurèse diminue beaucoup, c'est que la quantité d'eau absorbée a elle-même beaucoup diminué. Il convient alors, pour diminuer la stase, de restreindre dans une large mesure le volume des liquides introduits dans l'estomac. Lorsqu'au contraire la stase est incomplète, que l'eau peut parvenir dans l'intestin et y être résorbée, la diurèse tend à se rapprocher de la normale. Il est donc bon de surveiller avec soin la quantité d'urine émise en vingt-quatre heures par les malades.

(1) *Diagnostik und Therapie der Magenkrankheiten,* II; Theil, 1893.

Dans les cas graves, on aura recours, comme nous l'avons dit déjà, aux lavements. On peut facilement, dans ces conditions, faire absorber deux ou trois lavements de 100 à 300 grammes d'eau. Le plus souvent, chez les grands dilatés, l'économie est avide d'eau et la résorption se fait facilement.

Grâce aux lavements, on diminuera d'autant la quantité d'eau donnée par la voie buccale.

Dans les cas moins graves, on se contentera de réduire la dose de liquide au strict minimum. Cette dose ne peut guère être abaissée au-dessous de 1,000 à 1,200 grammes en vingt-quatre heures, ainsi que cela résulte en particulier des recherches entreprises par MM. Debove et Flamand.

A l'exemple de M. Bouveret (1), nous conseillons de ne pas donner cette quantité de liquide en bloc, en mangeant. Il vaut mieux, pour éviter la surcharge gastrique, ne donner pendant le repas lui-même que la moitié, par exemple, du liquide accordé, et faire prendre l'autre moitié par petites doses espacées au cours de la digestion.

Nous trouvons même avantageux, dans les cas d'hypochlorhydrie, de procéder de la façon suivante. Une demi-heure avant le repas, on donne 150 à 200 grammes d'eau de Vichy ou d'eau de Vals. On sait que les alcalins pris à faible dose excitent la

(1) *Traité des maladies de l'estomac*, p. 340.

sécrétion chlorhydrique. Pendant le repas lui-même, on donne une quantité égale de liquide, et pendant la digestion on donne à trois reprises une petite quantité (100 à 200 grammes) d'infusion ou de grog léger, bien chauds. Cela bien plus encore dans le but d'exciter la contractilité des tuniques musculaires de l'estomac par l'action de la chaleur, que de diluer le suc gastrique, comme le désire M. Bouveret.

Dans les cas de simple atonie avec tendance à la stase, nous nous contentons de conseiller de boire exclusivement chaud aux repas. De cette façon, on limite la quantité des liquides et on combat l'atonie du même coup.

Il importe, en effet, de ne pas soumettre les malades, sans raison suffisante, à une diète des liquides, qui n'est pas sans inconvénient sérieux, puisqu'elle diminue notablement la sécrétion de la bile et de l'urine.

b) *Donner une alimentation aussi nutritive que possible sous un petit volume.* — Nous avons dit déjà comment on pouvait obéir à cette indication. La poudre de viande, les poudres alimentaires, les farines, les bouillies épaisses, les purées permettent surtout de la remplir. Dans les cas moins graves, on emploiera la viande rôtie ou grillée, de préférence finement hachée, les œufs, en se basant sur les principes sur lesquels nous avons déjà si souvent insisté que nous ne pouvons que renvoyer à ce qui précède.

Comment doivent se répartir les repas? C'est là une question importante sur laquelle les auteurs ne sont pas d'accord.

Les uns conseillent de petits repas rapprochés, les autres de grands repas séparés par un espace de temps relativement étendu. Voici des exemples de petits repas répétés :

Rosenheim (1) conseille de faire six petits repas, qu'il règle de la façon suivante :

Six heures. — 100 grammes de thé, 50 grammes de pain, un œuf.

Neuf heures. — 100 grammes de gelée de viande, 50 grammes de biscuit, 10 grammes de beurre.

Midi. — 150 grammes de bifteck, 100 grammes de riz bien cuit ou un autre légume, 150 grammes de vin rouge.

Trois heures. — 50 grammes de pain blanc, 200 grammes de lait.

Six heures. — 100 grammes de rôti froid ou de viande fumée, 50 grammes de biscuit, 20 grammes de beurre, 100 grammes de vin rouge.

Neuf heures. — 100 grammes de thé, 100 grammes de biscuit.

Boas, d'après le même principe, donne, à titre

(1) *Krankheiten der Speiseröhre und des Magens*, p. 252.

d'exemple, les deux listes alimentaires suivantes :

A. *Premier régime.*

Huit heures. — 100 grammes de thé avec du lait (saccharine, pas de sucre) et 50 grammes de pain blanc, rôti.

Dix heures. — 100 grammes de jambon, 30 grammes de pain blanc, 10 grammes de beurre.

Midi. — 150 grammes de bœuf rôti, 50 grammes de purée de pommes de terre, qu'on peut remplacer par 50 grammes d'épinards, 50 grammes de carottes ou de purée de haricots.

Deux heures. — 50 grammes de crème.

Quatre heures. — 100 grammes de thé avec du lait sucré à la saccharine et 50 grammes de pain rôti.

Sept heures. — 100 grammes de poisson maigre, frit, 50 grammes de pain blanc, 10 grammes de beurre, 100 grammes de crème.

Neuf heures. — 50 grammes de crème.

B. *Second régime.*

Huit heures. — 50 grammes de crème, 50 grammes de pain blanc, 10 grammes de beurre.

Dix heures. — 100 grammes d'œufs brouillés,

30 grammes de pain blanc (ou bien 100 grammes de truite, 100 grammes de jambon, 100 grammes de bœuf rôti).

Midi. — 100 grammes de poisson maigre, frit, 150 grammes de côtelettes de veau ou d'une autre viande maigre, 50 grammes de biscuit, 50 grammes de purée de pommes de terre, 50 grammes d'omelette soufflée (ou bien quantité égale de nouilles, de macaroni).

Deux heures. — 50 grammes de crème.

Quatre heures. — 100 grammes de crème, 50 grammes de gâteau sec.

Sept heures. — 100 grammes de viande froide, 50 grammes de pain blanc, rôti, 10 grammes de beurre.

Neuf heures. — 100 grammes de crème (1).

Il est facile d'établir des formules semblables à celles de Rosenheim et de Boas.

Cette division de l'alimentation en petits repas séparés a pour but d'éviter la surcharge de l'estomac. Est-il bien certain qu'on arrive ainsi au résultat désiré ? N'y a-t-il pas à craindre qu'en procédant de la sorte on ne vienne ajouter sans cesse de nouveaux aliments au résidu stagnant des repas précédents ?

Nous sommes, à ce point de vue, de l'avis de M. Bouveret, qui préfère, comme M. Bouchard (2),

(1) *Loc. cit.*, p. 229.
(2) *Leçons sur les auto-intoxications dans les maladies,* 1887, p. 189 et s.

conseiller trois repas suffisamment éloignés les uns des autres.

M. Bouchard demande sept à neuf heures d'intervalle entre les deux grands repas ; un intervalle de quatre heures entre le premier et le second déjeuner.

Au premier déjeuner, il ne concède qu'un œuf à la coque, des fruits cuits ou des marmelades, pas de pain ni de boisson.

Les malades ont souvent quelque peine à se soumettre à cette abstinence complète de boisson à leur premier déjeuner. Pour ma part, je ne vois pas d'inconvénient à leur faire prendre une petite quantité de boisson chaude.

MM. Dujardin-Beaumetz, Debove et Rémond proposent, comme heures des repas : dix heures du matin et sept heures du soir.

Je me rallie volontiers à cette façon de faire.

c) *Restreindre les fermentations intra-stomacales.* — Au point de vue de l'alimentation, on se conformera à cette indication, en évitant, autant que possible, la stase par les procédés qui viennent d'être indiqués et en évitant l'ingestion d'aliments déjà en voie de fermentation ou de putréfaction, charriant, par conséquent, une quantité plus ou moins considérable de germes et de toxines.

Pour le surplus, on se rapportera à ce qui précède; nous avons, d'ailleurs, donné à cette question le développement détaillé qu'elle comporte (Voir p. 155).

Parmi les viandes conseillées précisément à cause de leur état relatif d'asepsie, nous signalerons les viandes fumées, très recommandées en Allemagne et que conseillent également MM. Debove et Rémond.

Bien que le régime alimentaire tienne une place importante dans le traitement de la grande dilatation de l'estomac, il n'est pas tout ; on aura recours aussi au lavage à l'eau bouillie, à l'eau de Vichy ou au lavage fait avec des solutions antiseptiques et surtout des solutions de salicylate de soude.

En l'absence d'un obstacle pylorique insurmontable, on aura recours au massage et à l'électrisation, surtout à la faradisation extérieure.

Il n'y a pas, en somme, de limite naturelle entre la dilatation permanente ayant toutes les allures de la dilatation par obstacle mécanique et la dilatation par atonie gastrique très marquée, que nous avons été amené à examiner, au point de vue du régime qui lui convient, dans une autre partie de cet ouvrage. On ne peut donc pas séparer ce que nous venons d'écrire dans le présent chapitre de ce que nous avons écrit dans des chapitres précédents, auxquels nous devons par conséquent renvoyer.

CHAPITRE IV

M. Frantz Glénard a eu le mérite d'attirer l'attention sur un état particulier de chute, d'abaissement
des viscères abdominaux et surtout de l'intestin,
qu'il a rendu responsable d'un grand nombre de phénomènes dyspeptiques et neurasthéniques. D'autres
auteurs venus à sa suite ont étudié avec un véritable enthousiasme les déséquilibrés du ventre (Trastour, Monteuuis) (1).

L'existence de l'entéroptose ne peut faire aucun
doute ; certaines personnes, après un amaigrissement
prononcé, des femmes après une ou plusieurs gros-
sesses, certains neurasthéniques cachectiques, ont
des parois du ventre flottantes, trop larges pour leur

(1) Monteuuis, *Les déséquilibrés du ventre.* — *L'entéroptose ou
maladie de Glénard.*

contenu, une musculature abdominale trop faible, et
le paquet intestinal a tendance à tomber en tirail-
lant sur ses points d'attache. Le foie peut être lui-
même abaissé, mobile, plus ou moins flottant. La
mobilité du rein peut, mais non forcément, s'ajouter
aux autres ptoses viscérales ; pour notre part, du
reste, nous sommes persuadé qu'en général le rein
se mobilise à part, pour son propre compte, par un
mécanisme particulier.

Que cet état favorise l'atonie gastro-intestinale, se
traduise par de la constipation, des douleurs, un
malaise abdominal, cela paraît ne pas faire de
doute, et nous pensons que Frantz Glénard a rendu
un véritable service en attirant l'attention sur ce
point.

Il n'en résulte pas que l'entéroptose puisse et doive
expliquer la totalité, ni même la majorité des complexus dyspeptiques que lui attribuent son inventeur
et ses fervents apôtres, Trastour, Monteuuis, etc.

Il en est de l'entéroptose comme de la dilatation
de l'estomac : c'est un aboutissant commun, le degré
ultime d'états morbides d'une pathogénie différente.
Son existence est très réelle, elle prend même une
véritable individualité lorsqu'elle est très prononcée ;
mais rien ne démontre qu'elle explique tout ce qui a
précédé, pas plus que la dilatation de l'estomac,
comme on a eu le tort de le croire, n'explique les

divers états gastriques dont elle est l'aboutissant commun.

Quand il n'y a pas chute appréciable du ventre et de son contenu, étalement latéral de l'abdomen dans le décubitus dorsal, avec ou sans hépatoptose, avec ou sans néphroptose, il m'est impossible d'attribuer aux autres signes objectifs rapportés à l'entéroptose une signification analogue à celle que leur prête M. Fr. Glénard. Le boudin cœcal, la corde côlique, les battements épigastriques existent certainement sans entéroptose. Ils traduisent surtout le resserrement spasmodique du gros intestin ; c'est toutefois une constatation intéressante, importante pour la pathologie générale et le traitement.

L'épreuve de la sangle consiste à soulever de bas en haut la partie inférieure de l'abdomen en se plaçant derrière le malade et en embrassant son ventre avec les deux mains. Il n'y a guère de personnes qui n'éprouvent momentanément une certaine sensation de bien-être quand on exécute cette manœuvre.

La plupart des autres symptômes de l'entéroptose sont empruntés, les uns au cadre de la neurasthénie, les autres à celui de la dyspepsie atonique.

Si l'on parcourt la liste des aliments que tolèrent ou ne tolèrent pas les entéroptosés, si l'on considère celle des aliments qu'on peut leur prescrire, on voit que ce qu'on leur conseille aboutit, en somme, à leur faire prendre un régime presque absolument semblable, par sa composition, à celui que nous avons nous-même formulé pour les dyspeptiques nervo-moteurs. Il est à penser qu'il s'agit de malades semblables, identiques même, étudiés sous des angles différents.

En tout cas, nous reproduisons la liste de digestibilité des aliments, dressée par M. Glénard (1).

Elle est faite de la façon suivante : « Elle va de l'aliment le mieux digéré, la viande crue, jusqu'au plus indigeste, le lait cru, de telle sorte que chacun de ceux qui sont mentionnés est mieux digéré que celui qui le suit, moins bien que celui qui précède.

La digestibilité d'un des aliments quelconques de cette liste implique la digestibilité de ceux qui le précèdent ; s'il est indigeste, ceux inscrits à la suite le seront *a fortiori*. »

III. *a*) Viande crue (bœuf, mouton), œufs crus, pain rassis, café au lait (1/3 de lait, 2/3 d'infusion de café), café, thé, eau, eau aiguisée de cognac, vin de Champagne.

b) Viande grillée (rosbif, gigot, côtelettes de mouton, filet), œufs à la coque, bouillons, confitures (?).

II. Viande rôtie (bœuf, mouton, veau), poulet, jambon maigre, poisson, sole, raie, merlan, truite, loup, œufs brouillés, légumes verts, très cuits, accom-

(1) MONTEUUIS, *Les déséquilibrés du ventre*, p. 172.

modés à l'anglaise, fromages forts à point (Brie, Camembert, Mont-d'Or), pommes cuites, confitures, compotes, chocolat, bière, cidre (?), vin blanc (?).

I. *a*) Viande bouillie, gibier rôti, non faisandé, pigeons, cervelles, purées de légumes farineux (lentilles, pommes de terre), riz, carottes, raisins, fruits très murs, œufs sur le plat, huîtres, foie gras, fromage de Gex, de Gruyère, vin rouge très étendu d'eau.

(?) *b*) Sauces, jus, graisses, fritures, pâtes d'Italie, salade, vin rouge pur, lait bouilli pur, lait cru.

Les chiffres placés en tête des divisions de ce tableau (III, II, I) indiquent à la fois les périodes et les degrés de l'entéroptose. A mesure que la maladie devient plus ancienne et plus grave, la quantité des aliments susceptibles d'être digérés va en se restreignant. La nature des aliments que digèrent les malades indique naturellement quel est le régime qu'on doit leur conseiller.

Il faut remarquer que la digestibilité est mesurée ici par les phénomènes subjectifs éprouvés ; il ne s'agit plus, comme dans les listes de Leube et de Penzold, que nous avons reproduites au cours de cet ouvrage, de la digestibilité mesurée par la durée du séjour des aliments dans l'estomac.

M. Glénard fait suivre ce tableau des commentaires que voici :

« Le point d'interrogation qui précède les derniers
aliments énumérés indique, si ces aliments sont bien
tolérés, qu'il ne s'agit pas d'une entéroptose ou qu'elle
est guérie à la suite du traitement institué, ou bien,
si la maladie de l'entéroptose est tout à fait à son
début, que l'on a méconnu la relation qui existe
entre les malaises et le genre d'alimentation.

« Ce point d'interrogation prouve que ce sont les
premiers aliments dont le malade doit se méfier, s'il
appréhende une rechute, ou s'il éprouve un malaise
quelconque à deux heures du matin ou à trois heures
du soir.

« Il résulte de ce tableau sommaire et qui est vrai,
en dépit parfois de contradictions qui ne sont qu'apparentes, il résulte que la viande rôtie, les œufs à la
coque, l'eau, sont la base de l'alimentation dans l'entéroptose ; on remarquera que le veau, le poulet, les
huîtres, les cervelles sont d'une digestibilité bien
moindre qu'on ne le juge communément, au moins
pour cette maladie.

« Les légumes sont d'une digestibilité médiocre.
J'ai toujours remarqué que, dans la période de neurasthénie, ils aggravent la constipation. Ils doivent
être très cuits, accommodés au beurre très frais.

« On doit sévèrement proscrire certains poissons,
tels que le saumon, l'anguille, le maquereau, la
morue, le hareng, avec leurs sauces acolytes, hollan-

daise ou autre. Les gibiers faisandés, les civets, les salmis, la charcuterie, sauf le jambon maigre, non fumé, les bouchées, les pâtés froids, les radis, etc., doivent être redoutés. »

Il y a, sauf quelques points particuliers, une évidente analogie entre la formule du régime qu'indique M. Glénard à ses malades et celle que nous avons donnée dans nos considérations générales sur le régime des dyspeptiques, et aussi dans l'établissement du régime de la dyspepsie nervo-motrice. Et cependant nous n'étions pas parti de la notion de l'entéroptose !

Il y a cependant, dans le tableau des digestibilités et des régimes que donne M. Glénard, des choses qui nous étonnent, surtout le rang qu'il donne au lait, qui serait de tous les aliments le moins bien digéré, de telle sorte que le mal supporter serait en quelque sorte le premier des symptômes de l'entéroptose.

Comme tous les médecins, nous avons bien souvent rencontré des malades qui déclaraient ne pas pouvoir supporter le lait. Ils appartenaient à des variétés tout à fait différentes de dyspepsie. Comme bon nombre d'entre eux ont fini par se réconcilier avec cette boisson et même à en prendre volontiers lorsqu'on leur eût affirmé énergiquement son utilité pour leur guérison, nous avons fini par penser que, dans ce dégoût, il y avait assez souvent un élément psychique, une idée préconçue, beaucoup plus qu'une incompatibilité digestive réelle. Nous sommes habitués à une alimentation plus ou moins relevée, et, dans ces conditions, le lait paraît volontiers fade et écœurant; de là à le considérer comme indigeste il n'y a qu'un pas. On digère toujours moins facilement, en apparence tout au moins, ce qu'on n'a pas ingéré avec plaisir.

L'analogie des symptômes, l'analogie du régime utile, nous amènent à penser que M. Glénard et moi nous avons eu affaire aux mêmes malades, mais que nous les avons compris d'une façon différente.

L'existence de l'entéroptose ne doit faire aucun doute, mais les phénomènes subjectifs qu'on lui attribue relèvent, en réalité, en général, de la dyspepsie nervo-motrice. L'entéroptose est un fait physique que peuvent seuls *caractériser* des signes physiques. L'admettre en dehors de tout signe physique, d'après des signes subjectifs exclusivement, c'est l'admettre sans preuve et lui faire expliquer des choses avec lesquelles il n'est pas démontré qu'elle ait à voir quoi que ce soit.

Il est très possible, du reste, que l'entéroptose ne fasse qu'*aggraver* des phénomènes indépendants d'elle quant à leur origine première; en tout cas, sans une prédisposition particulière, elle reste parfaitement latente.

M. Glénard conseille à ses malades de manger souvent, de faire des repas multiples, quatre et cinq dans la journée. C'est un moyen d'apaiser les sensations de fausse faim qu'ils éprouvent souvent.

Il n'y a pas que les entéroptosés auxquels réussissent ces petits repas multipliés.

Certains dyspeptiques neurasthéniques restreignent leur alimentation, de peur des sensations désagréables qu'ils éprouvent après avoir mangé. Aussi ont-ils, quelque temps après le repas, une sensation de malaise, qui n'est que la faim plus ou moins déguisée. Ils calment ces sensations pénibles en mangeant. Cela, tout autant que la gourmandise, explique le succès des pâtissiers près des dames. Un peu d'observation de la part des médecins devrait les empêcher de condamner en bloc les petits repas dans l'intervalle des grands, sans plus ample informé.

D'autre part, comme M. Frantz Glénard n'avait fait aucun examen du chimisme stomacal chez ses malades, il y avait certainement parmi eux des hyperchlorhydriques qui se trouvent très bien de ces repas multipliés. Il y avait aussi des neurasthéniques qui se trouvent également bien de manger souvent; cela les remonte pour quelque temps; c'est, après tout, une façon de gavage qui peut en valoir une autre.

Malgré les objections que nous venons de faire, nous tenons à terminer cette esquisse de l'entéroptose en répétant ce que nous avons dit au début, qu'en attirant l'attention sur elle son auteur a rendu un véritable service. Plusque tout autre, il a contribué à faire connaître la très grande fréquence du rein mobile chez la femme et il a montré chez les entéroptosés et les néphroptosés l'utilité très grande d'une ceinture ou mieux d'une sangle ayant pour résultat, pour les premiers, de soulever et de maintenir le paquet intestinal, pour les autres d'immobiliser le rein.

De l'entéroptose on peut rapprocher le déplacement du duodénum avec la situation verticale de l'estomac et la dilatation de l'antre prépylorique, dont nous devons la connaissance à Kussmaul, Ziemssen, Clozier (de Beauvais), Bouveret et Chapotot. Tout cela serait attribuable au corset serré, que beaucoup de femmes s'infligent par une coquetterie excessive et mal comprise. La première indication est de supprimer la cause; pour le surplus, le régime se rapprochera forcément de celui que nous avons indiqué pour la dilatation gastrique vraie, puisque cette dislocation avec déformation de l'estomac aboutit, en somme, à une dilatation avec stase.

CHAPITRE V

Dans la production de la constipation habituelle,
il faut accuser surtout, outre la prédisposition consti-
tutionnelle, les vices de l'hygiène générale et du
régime. Le défaut d'exercice, la vie trop sédentaire,
l'insouciance au point de vue de la régularité de
l'exonération abdominale considérée souvent comme
un ennui dont on retarde autant que possible l'échéance,
une alimentation trop azotée, telles sont les circonstances occasionnelles que l'on peut surtout invoquer.

Ce sont les aliments qui laissent le plus de résidus
indigestes, c'est-à-dire les végétaux, et plus particulièrement encore les légumes ou les fruits verts, qui
ont l'effet laxatif le plus marqué. Or, dans les villes
surtout, l'alimentation tend à être trop exclusivement
azotée, trop richement nutritive sous un faible volume.

On prétend aussi que l'abus des épices émousse à la longue la sensibilité de la muqueuse intestinale et diminue ainsi l'intensité des réflexes péristaltiques et évacuateurs. Dans les régimes que nous avons conseillés, d'une façon générale nous avons supprimé l'excitation par les épices, les assaisonnements, mais nous avons, le plus souvent aussi, formulé des menus dans lesquels les résidus rebelles à la digestion étaient réduits au minimum et la digestibilité des aliments amenée, au contraire, à son maximum.

L'inconvénient de régimes semblables, c'est de tendre souvent à exagérer la constipation à laquelle les dyspeptiques de divers ordres ne sont déjà que trop prédisposés. Dès que l'amélioration obtenue le permet, il faut en revenir à une alimentation plus variée, plus laxative.

Lorsque la dyspepsie est surtout le fait de la constipation, ce qui n'est pas très rare, il faut instituer un régime analogue au régime végétarien et y donner une place suffisante aux légumes et aux fruits verts.

En dehors des fruits et des légumes verts, certaines substances ont la réputation plus ou moins justifiée d'être *rafraîchissantes*, c'est-à-dire laxatives.

Il en est ainsi des graisses, des huiles, du pain de seigle, du pain noir, du pain d'épices, du café noir, surtout avec adjonction de chicorée, du miel, du jus d'orange, du sucre de lait, des pruneaux, du petit-lait. Les fruits légèrement acides ont surtout, dans ce sens, une action marquée; il semble, du reste, qu'il en soit de même de tout ce qui tend à augmenter l'acidité organique du milieu intestinal.

La cure de raisin est souvent conseillée contre la constipation habituelle.

Rosenheim (1) dresse ainsi la carte alimentaire à suivre dans la constipation :

Sept heures et demie. — Un verre d'eau froide.

Huit heures. — 200 grammes de café au lait avec du sucre, 20 grammes de beurre, 100 grammes de pain de gruau.

Dix heures. — 300 grammes de petit-lait.

Midi. — 200 grammes de bouillon, 200 grammes de rôti, 250 grammes de légumes, 100 grammes de compote, 300 grammes de vin blanc.

Deux heures. — Une tasse de café.

Quatre heures. — 300 grammes de képhir, avec 50 grammes de pain.

Sept heures. — 120 grammes de viande, 30 grammes de beurre, 200 grammes de pain, fruits.

Neuf heures. — Un verre de bière.

Cela fait six séances d'ingestion dans la journée, c'est beaucoup; il ne faut avoir que cela à faire. Il y a cependant là des indications qui peuvent être uti-

(1) *Krankheiten des Darmes*, II *ter;* Theil, II Hælfte, p. 311.

lisées, celle qui consiste à boire le matin un grand verre d'eau, par exemple, et à donner du petit-lait dans l'intervalle des repas. Quant au képhir donné ici comme laxatif, il est prescrit quelquefois aussi pour combattre la diarrhée; c'est donc une arme à deux tranchants.

On sait, sans qu'il soit utile d'y insister, qu'il y a, au point de vue de l'action laxative des diverses substances, des prédispositions individuelles plus ou moins accentuées. Il y a aussi, souvent, une accoutumance facile à l'action des différents aliments laxatifs; de là, la nécessité de les varier, d'alterner, de ne pas donner trop longtemps et trop uniquement les mêmes.

Certains aliments, comme le thé, les gâteaux, le vin rouge, le riz, le chocolat, le cacao, tendent à augmenter la constipation; il faut en restreindre et en réglementer l'usage.

Quand le régime alimentaire ne suffit pas pour combattre la constipation, ou lorsque la dyspepsie gastrique force à ordonner et à maintenir un régime plutôt propre à la provoquer et à l'augmenter, force est bien d'avoir recours à d'autres moyens.

On devra mettre en première ligne encore ceux qui ne sont, en somme, que des moyens hygiéniques et physiques : l'exercice, la climatothérapie, l'hydrothérapie, l'électrisation, le massage, ce dernier surtout.

Les malades devront se présenter régulièrement à
la selle, tous les jours à la même heure ; cela est très
important. Ils pourront un peu avant, en se levant,
par exemple, boire un grand verre d'eau froide.

Quand on sera forcé d'avoir recours aux laxatifs,
on emploiera de préférence ceux qui peuvent en
quelque sorte s'incorporer à l'alimentation : ainsi,
les graines inertes de lin et de *psyllium plantago*.
On en donne une ou deux cuillerées à bouche au
commencement du repas, dans un peu d'eau. Il
convient même de les laisser macérer un peu à
l'avance dans l'eau. Avec la graine de lin surtout, il
se dissout ainsi une certaine quantité de mucilage
qui paraît en favoriser l'action.

Les hémorroïdes n'apportent guère d'indication
particulière pour le traitement de la constipation ;
quant à l'entérite muco-membraneuse, il faut tenir
compte du degré et des périodes. Dans les périodes
paroxystiques, lorsqu'il y a des poussées diarrhéiques, des débâcles, le régime sera beaucoup plutôt
celui de la diarrhée que celui de la constipation.

CHAPITRE VI

DIARRHÉE

La diarrhée est due à l'élimination par les selles d'une quantité d'eau exagérée ; lorsque cette eau ne vient pas des parties supérieures de l'intestin, mais de la partie inférieure du gros intestin, il y a *fausse diarrhée*. Les matières fécales sont alors délayées après avoir été desséchées et moulées dans la partie supérieure du côlon. Souvent, et la chose est caractéristique, il y a, dans ces conditions, des fragments de matières dures dans le liquide évacué.

La diarrhée paraît due surtout à ce que l'eau ingérée par la voie buccale s'est trouvée rapidement éliminée, sans avoir eu le temps d'être absorbée, en vertu d'une exagération des mouvements péristaltiques de l'intestin. Il est possible aussi, surtout dans les cas d'inflammation catarrhale de l'intestin, qu'il y ait une sécrétion glandulaire excessive, et, en même temps, sans doute, une diminution de l'absorption. Dans le mécanisme de la diarrhée comme dans celui de la purgation, il est difficile d'attribuer à chacun de ces phénomènes (mobilité et sécrétion exagérées, absorption insuffisante) le rôle qui lui appartient réellement dans chaque cas pris en particulier. La tendance actuelle est de considérer l'excitabilité de la motricité comme ayant l'importance primordiale. Il en est certainement ainsi dans la diarrhée nerveuse.

Les substances que nous avons indiquées comme susceptibles de servir à combattre la constipation sont, pour les mêmes raisons, capables de produire ou d'entretenir la diarrhée; il conviendra donc d'en restreindre l'usage.

On conseillera, au contraire, un régime qui facilite la constipation, c'est-à-dire une alimentation qui ne laisse que fort peu de résidus. Laisser peu de résidus est un but que nous avons cherché à remplir dans le traitement de la plupart des états dyspeptiques. Il se trouve donc que la plupart des régimes que nous avons conseillés, s'ils ont le plus souvent le désagrément de favoriser la constipation, auront, au contraire, le cas échéant, l'avantage de combattre la diarrhée, surtout la diarrhée chronique.

Le lait est l'un des aliments qui se digèrent le

plus complètement et qui laissent le moins de déchets ; de là ses bons effets dans beaucoup de cas de diarrhée. La viande crue finement hachée, les œufs présentent les mêmes avantages. Le lait et la viande crue sont souvent employés dans le traitement des entérites chroniques, et leur usage prolongé et méthodique suffit, dans bon nombre de cas, avec ou sans médication concomitante, pour amener la guérison.

Dans les cas moins graves, ou lorsqu'une amélioration sensible a été obtenue, on peut donner la viande sous une forme plus variée, de préférence rôtie ou grillée. Plus tard encore, on peut donner des purées de légumes, du riz, de la farine de riz en bouillie ou en potages épais. L'eau de riz jouit aussi d'une réputation assez méritée dans le traitement de la diarrhée. On rejettera en tout cas complètement du régime, jusqu'à guérison complète, les légumes et les fruits verts, surtout les légumes crus et les fruits incomplètement mûrs, les mets faisandés ou fortement épicés, les fromages forts.

Ces derniers aliments ont l'inconvénient de favoriser les fermentations intestinales et de donner naissance, par leur décomposition, à des substances capables de produire une irritation locale vive, une accélération des mouvements péristaltiques et une auto-intoxication plus ou moins marquée.

Pour diminuer la matière, le substratum de ces

fermentations et putréfactions intra-intestinales et réduire leurs fâcheuses conséquences, il convient de réduire au minimum la masse des substances ingérées. Il faut donc restreindre à son minimum utile la ration alimentaire, surtout pour la viande, qui est si facilement putrescible.

Cela ne suffira pas toujours et il faudra quelquefois la supprimer entièrement. Il y a des personnes qui, en vertu d'une susceptibilité personnelle, ne peuvent supporter tel ou tel plat de viande ; pour ne citer que des faits que j'ai eu récemment l'occasion de relever, on voit quelques personnes être prises de diarrhée très rapidement chaque fois qu'elles mangent du canard ou du bœuf à la mode. Une dame ne peut manger d'œufs à la coque peu cuits sans être soumise au même inconvénient.

Dans quelques cas, aucune espèce de viande n'est supportée. Depuis deux ans, j'ai rencontré trois malades qui avaient dû éliminer complètement la viande de leur alimentation. Les fonctions intestinales étaient tout à fait normales lorsqu'elles ne mangeaient que du lait, des œufs et des purées de légumes. Elles étaient prises de diarrhée, au contraire, dès qu'elles essayaient de manger de la viande. Chez un autre malade qui n'avait qu'un régime presque exclusivement carné, une diarrhée habituelle fut supprimée dès qu'on introduisit les légumes dans son alimentation et qu'on restreignit la quantité de viande ingérée.

Il ne faut donc pas considérer comme une chose absolue les bons effets de la viande et du régime à prédominance azotée dans le traitement de la diarrhée habituelle. Il y a des susceptibilités personnelles dont il faut savoir tenir compte.

Il faut, à l'occasion, savoir ramener à un taux convenable la quantité de viande donnée et se rappeler que la viande en excès, non utilisée, en fournissant un champ plus étendu aux putréfactions, devient une cause puissante de diarrhée.

Après une alimentation richement azotée, les urines sont du reste plus toxiques et plus riches en acides sulfo-conjugués qu'après une alimentation végétale, ainsi que l'ont démontré les expériences faites par divers auteurs.

Lorsqu'il s'agit d'une diarrhée passagère, il faut diminuer la quantité des aliments ingérés, il faut surtout diminuer la quantité des boissons. Cela suffit quelquefois pour amener la guérison.

Il va sans dire qu'au régime on adjoindra, s'il y a lieu, une indication appropriée; mais on peut répéter, pour la diarrhée chronique surtout, ce que nous avons dit de la dyspepsie : que, pour sa guérison, le régime a plus d'importance encore que les médicaments; ceux-ci sans lui sont le plus souvent inutiles.

CINQUIÈME PARTIE

A. DYSPEPSIE SYMPTOMATIQUE.
B. DYSPEPSIE SECONDAIRE.

Dans la dernière partie de cet ouvrage figureront les dyspepsies symptomatiques et les dyspepsies secondaires. Ces deux qualificatifs sont ordinairement synonymes et à peu près équivalents. Ici, nous voulons les attribuer à des choses différentes qui, dans l'espèce surtout, méritent d'être nettement distinguées.

Par *dyspepsie symptomatique*, nous désignerons la dyspepsie qui résulte d'une lésion bien définie du tube digestif, de l'estomac, de l'intestin et de ses annexes, le pancréas et le foie. Encore s'agira-t-il plus particulièrement de l'estomac, toujours pour cette même raison que ce qui le concerne, en fait de

manifestations symptomatiques, est beaucoup mieux
connu que ce qui concerne l'intestin

Par *dyspepsie secondaire*, nous entendrons la dyspepsie survenant au cours de maladies générales :
les diathèses, les anémies, par exemple, ou de maladies
localisées de certains organes : cœur, foie, poumons,
etc.

Nous n'avons pas, du reste, la prétention de vouloir
trancher une question très débattue et de décider si
la dyspepsie n'est pas le plus souvent symptomatique ou secondaire. Nous avons jusqu'à présent
considéré la dyspepsie comme un syndrome isolé, et
il l'est souvent, en apparence tout au moins. Nous
allons maintenant nous occuper des cas dans lesquels
son existence paraît nettement subordonnée soit à
une lésion du tube digestif, soit à une lésion d'un
organe éloigné ou à une maladie générale (névrose,
maladie de la nutrition, intoxication ou infection
chronique).

A. Dyspepsie symptomatique.

La dyspepsie symptomatique sera donc ici, pour
nous, la dyspepsie qui accompagne et trahit l'existence d'une lésion organique de l'estomac, de
l'intestin ou de leurs annexes, le pancréas et le foie.

CHAPITRE PREMIER

LÉSIONS DE L'ESTOMAC

L'existence des lésions de l'estomac a plus d'importance, en général, pour le pronostic que pour la thérapeutique. Les indications, en l'absence de tout traitement spécifique connu, sont purement symptomatiques dans la grande majorité des cas.

Qu'il y ait ou qu'il n'y ait pas lésion, ce sont les mêmes syndromes que l'on rencontre ; ils s'expliquent de la même façon, par un mécanisme physiologique semblable et réclament la même intervention, le même régime.

Nous examinerons successivement le régime qui convient aux *gastrites* et au *cancer de l'estomac*. Le traitement de l'ulcère rond et de la dilatation de l'estomac a été précédemment indiqué.

Gastrites aiguës. On distingue comme variétés de la gastrite aiguë :

La gastrite catarrhale;

La gastrite toxique;

La gastrite phlegmoneuse.

Nous laissons ainsi de côté la gastrite qui survient secondairement au cours de maladies aiguës (fièvre typhoïde, etc.).

La *gastrite catarrhale*, dont les lésions ne sont connues que par analogie avec ce que l'on observe chez les animaux mis en expérience, auxquels on a fait ingérer des substances irritantes, a été et est encore considérée comme la lésion de l'*embarras gastrique aigu*. On supposait souvent l'existence non seulement d'une gastrite, mais d'une gastro-entérite superficielle. En réalité, l'embarras gastrique et gastro-intestinal est chose complexe; il traduit une intoxication, une auto-intoxication ou une infection. Suppose-t-il toujours l'inflammation superficielle, rapidement réparable de la muqueuse gastrique ou gastro-intestinale? On n'en sait rien en réalité.

Le régime, dans l'embarras gastrique, doit être des plus simples. Dans les premiers jours, une diète presque complète est ce qui convient le mieux. On ne donnera d'abord que du lait, plus tard des œufs à la coque, des potages au lait. En donnant une alimentation plus complète et plus complexe, on ne ferait que prolonger la durée des accidents. Dans bien des cas, le régime par lui seul suffit pour amener la guérison; il a toujours une importance au moins aussi grande que la médication.

Dans l'embarras gastrique, on donne souvent de la limonade acidulée; quelquefois, au contraire, on coupe le lait avec de l'eau de Vichy ou de l'eau de Vals. Ces deux façons de faire réussissent également bien.

Les gastrites plus profondes, la *gastrite toxique* en particulier, se caractérisent par une grande intolérance de l'estomac. Les aliments liquides, le lait surtout, sont particulièrement indiqués. Pour le faire plus facilement tolérer, on pourra le glacer. Toutes les fois qu'il pourra y avoir à redouter l'existence d'une ulcération, il faudra alcaliniser assez fortement le lait, de façon à saturer complètement le suc gastrique et à rendre toute auto-digestion impossible.

Les boissons devront être données par petites quantités, par petites doses répétées.

Dans les cas particulièrement graves, lorsque l'intolérance stomacale est complète, qu'il y a des vomissements sanglants, une vive douleur, il faut, le plus possible, restreindre le fonctionnement de l'estomac et l'immobiliser. On aura alors recours soit aux lavements d'eau, soit aux lavements alimentaires (1). Au besoin même, en cas, par exemple, de

(1) Voir page 119.

phénomènes cholériformes, on pourra recourir aux injections d'eau par la voie hypodermique et même, à l'extrême rigueur, aux injections intra-veineuses de sérum artificiel.

La conduite doit, du reste, être toujours la même toutes les fois qu'il y a, à un degré élevé, intolérance de l'estomac. Le repos complet de l'organe peut alors rendre les plus grands services.

Il en est ainsi surtout dans la gastrite suraiguë dont nous venons de parler, dans certains cas de crises gastriques, dans certains cas d'ulcère rond avec hémorragies, vomissements incoercibles, menace de perforation.

Gastrites chroniques. — Tous les types de dyspepsie chimique peuvent se rencontrer dans la gastrite chronique, depuis l'hyperchlorhydrie, qui correspond, d'après Jaworski et Gluzinski, Hayem et Thiercelin, à l'inflammation des cellules bordantes, des glandes stomacales, jusqu'à l'hypochlorhydrie la plus accentuée.

La seule chose que, jusque dans ces derniers temps, on considérait comme propre à la gastrite chronique — à certaines de ses variétés, tout au moins, — c'était la sécrétion d'une quantité exagérée de mucus. Cette surabondance du mucus ne paraît pas comporter d'indication particulière au point de vue du régime alimentaire.

Suivant la forme et l'intensité des accidents dyspeptiques, on aura recours aux indications précédemment données à propos des diverses variétés de dyspepsie. La conduite sera la même, qu'il y ait ou qu'il n'y ait pas gastrite, dans tel ou tel cas particulier, qu'on attribue ou qu'on n'attribue pas en pathologie générale, un rôle prépondérant aux lésions inflammatoires et dégénératives de la muqueuse stomacale.

Dans l'hyperchlorhydrie, on prétend qu'il y a toujours gastrite; c'est possible, mais non démontré. En tout cas, cela n'a pas d'importance au point de vue de la thérapeutique en général et du régime en particulier.

Il n'y a rien de plus difficile, d'autre part, que le diagnostic différentiel de la gastrite chronique et de l'atonie motrice et sécrétoire. Les auteurs ont tendance, suivant leurs recherches personnelles, suivant qu'ils ont été frappés plus particulièrement par les faits anatomiques ou par les faits cliniques, à admettre exclusivement soit l'existence de la gastrite, soit celle d'un vice d'innervation.

Mais, en réalité, pour le régime surtout, cela n'a pas grande valeur en pratique, nous ne craignons pas de le répéter.

Ceux qui donnent la place prépondérante à la gastrite dans la genèse de la dyspepsie sont amenés, par cette conception même, à redouter toutes les irritations de la muqueuse. Il est certain qu'il ne faut pas abuser des irritations de l'estomac. En excitant la muqueuse d'une façon exagérée, sans savoir exactement comment elle réagit, on agit aveuglément, sans point de repère. Il faut donc être assez sobre de cette sorte d'action thérapeutique.

C'est une des raisons qui nous ont guidé lorsque nous avons eu à établir le régime de la dyspepsie nervo-motrice. C'est sur la motricité beaucoup plus que sur la sécrétion qu'il faut agir; pour cela, il faut s'efforcer de réduire au minimum le travail digestif de l'estomac, de remonter sa tonicité et la tonicité générale de l'organisme entier. De là sans doute aussi les bons effets du traitement physique, l'hydrothérapie, le massage, l'électrisation.

Pour ce qui concerne le régime, nous n'avons qu'à renvoyer à ce que nous avons dit à propos des diverses formes symptomatiques de la dyspepsie.

Dans certaines gastrites chroniques, dans la gastrite alcoolique en particulier, il peut y avoir des poussées, des exacerbations amenant une véritable intolérance gastrique; on se comportera comme s'il s'agissait d'une gastrite aiguë.

En cas de gastrite ulcéreuse, même en l'absence de toute hyperchlorhydrie, le régime alimentaire sera le même que pour l'ulcère rond. On aura donc surtout recours au régime lacté, à la poudre de viande, à la viande crue, et plus tard aux œufs, aux potages au lait, aux purées.

On donnera aussi des alcalins à dose assez élevée, de façon à empêcher l'auto-digestion de la muqueuse.

Cancer de l'estomac. — Rien de ce qui vient d'être dit à propos des gastrites chroniques qui ne puisse s'appliquer au cancer de l'estomac. Il n'y a pas, en somme, de régime spécial correspondant à cette maladie. La lésion cancéreuse par elle-même n'apporte pas d'indication particulière. Le dégoût pour les aliments, pour la viande surtout, est fréquent, mais il n'y a là rien d'absolu. A titre exceptionnel, on a pu, au contraire, constater l'exagération de l'appétit, la boulimie (Hanot). Cela s'est produit sans doute dans des cas où il y avait hyperchlorhydrie.

Le plus souvent, en effet, dans le cancer de l'estomac, il y a hypochlorhydrie, mais l'excès de la sécrétion chlorhydrique a été parfois constaté; généralement alors, le carcinome succédait à l'ulcère rond.

Au point de vue de la capacité stomacale, on peut voir tous les degrés entre la dilatation énorme et le rétrécissement très marqué. La dilatation est cependant plus fréquente que l'état opposé.

L'alimentation est le plus souvent restreinte et mesurée par le degré plus ou moins grand de l'ano-rexie, de la tolérance gastrique et de l'obstacle mécanique au cheminement des aliments. Ce que le médecin peut se proposer de mieux, dans ces conditions, c'est de donner au malade autant d'aliments qu'il peut en digérer.

Les cancéreux de l'estomac sont souvent soulagés et améliorés dans une notable proportion, surtout au début de la maladie, lorsqu'ils sont soumis au régime lacté complet; mais cette amélioration est de durée plus ou moins éphémère. L'explication en est facile. Soumis à un régime quelconque, les malades, surtout lorsqu'il y a une lésion du pylore, ont de l'intoxication gastro-intestinale, des vomissements, plus rarement de la diarrhée. Ils utilisent mal les substances ingérées, et il se fait des produits de décomposition abondants et nocifs dans les résidus stagnants de la digestion.

Avec le régime lacté, la plupart de ces inconvénients disparaissent. Les malades reprennent des forces et quelquefois même du poids, parce qu'ils utilisent mieux la petite quantité d'aliments qu'on leur donne sous une forme convenable, que la quantité beaucoup plus grande, hors de proportion avec leurs moyens de digestion, qu'ils prenaient auparavant.

Mais l'amaigrissement s'accentue parce que la cachexie continue et que le régime lacté est par lui-même un régime insuffisant. Il faut donc chercher

à soutenir les malades, quand cela est possible, par
des aliments très nourrissants, d'une digestion facile
et peu encombrants. Il y a des cas où, en se com-
portant ainsi, on assiste à des résurrections passagères, mais quelquefois prolongées.

Et puis, il faut toujours penser qu'on a pu com-
mettre une erreur de diagnostic et ne pas se décourager tant qu'il reste une lueur d'espoir. Il faut
toujours faire comme s'il s'agissait d'un faux cancer.

CHAPITRE

Quelles que soient les lésions de l'intestin, les indications qu'elles comportent sont déterminées surtout par les grands symptômes auxquels elles donnent naissance : la diarrhée, la constipation, l'auto-intoxication gastro-intestinale.

Il suffira de quelques développements supplémentaires pour compléter ce que nous en avons dit. Nous avons montré comment les règles générales applicables au régime des dyspepsises se confondent presque, trait pour trait, avec celles que réclament la diarrhée et l'antisepsie intestinale.

Il est évident que, pour la diarrhée, il faut distinguer entre les cas aigus et les cas chroniques. C'est ainsi qu'une diarrhée passagère de gastro-entérite, due à une poussée catarrhale, comportera surtout la diète, la restriction de la quantité des aliments ingérés. On aura fort peu à se préoccuper d'une inanition momentanée dont les effets nuisibles seront plus tard facilement et rapidement compensés. Il n'en sera plus de même dans les cas de diarrhée chronique, entretenue par des lésions permanentes, par de l'entérite ulcéreuse, par exemple.

Il est certain que là il faut savoir tenir compte des nécessités de la nutrition générale et des conditions nouvelles que crée la lésion de l'intestin. On sera donc amené à avoir recours, avant tout, au régime lacté et aux aliments richement nutritifs sous un petit volume, très divisés et laissant un faible résidu. Ces aliments ne seront ni en voie de putréfaction ni de fermentation.

En fait de constipation, nous n'avons envisagé que la constipation dyspeptique et diathésique. La constipation mécanique nous ramène à un autre ordre d'idées. Il est certain que combattre par les légumes verts la rétention des matières due à un rétrécissement mécanique ou organique du calibre de l'intestin, pourrait passer pour une singulière aberration. Ce qu'il faut avant tout, en cas semblable, c'est lever l'obstacle. En attendant, il faut ici encore recourir à l'alimentation lactée ou aux aliments doués d'un pouvoir nutritif très grand sous un volume très faible. C'est une indication à la-

CHAPITRE III

Les canaux excréteurs du foie et du pancréas viennent déboucher au même point dans la seconde partie du duodénum. Il en résulte qu'il n'est pas facile, chez l'homme, de faire la part de ce qui dépend, dans les troubles de la digestion intestinale, de la viciation de la sécrétion du foie et de la viciation de la sécrétion du pancréas.

Les expériences faites sur les animaux éclairent la question, dans une certaine mesure tout au moins. Elles ont montré que le suc pancréatique renferme un ferment à triple action, capable de digérer à lui seul les aliments des trois ordres ; il peptonise les substances albuminoïdes, il saccharifie les hydrates de carbone et émulsionne et peut-être dédouble la graisse. Son rôle dans la digestion paraît donc être très considérable, et la suppression de la sécrétion du suc pancréatique ou la viciation de cette sécrétion sont de nature à provoquer un trouble très grand dans l'élaboration et l'absorption des aliments.

A cela ne se borne pas le rôle du pancréas, et des travaux récents ont démontré (von Mering, Minkowski, Lépine, Thiroloix, etc.), que l'extirpation *complète* de cet organe entraîne l'apparition d'une forme de diabète que Lancereaux avait cliniquement distinguée déjà et qu'il avait attribuée à la lésion du pancréas. Il l'avait dénommée diabète maigre ou diabète pancréatique.

Le diabète maigre s'accompagne toujours de l'élimination par les urines d'une quantité d'urée exagérée, d'une azoturie souvent très accentuée. Dans les expériences faites sur les animaux, il fait défaut lorsqu'on se contente de lier le canal de Wirsung, de façon à empêcher le suc pancréatique de parvenir dans l'intestin, ou encore lorsque l'extirpation n'est que partielle.

On a admis, pour expliquer cela, que le pancréas, en dehors de la sécrétion du suc pancréatique qui se déverse dans l'intestin, fabrique aussi des substances qui sont entraînées par le sang, et que la suppression de cette sécrétion à l'intérieur est de nature à amener l'azoturie, l'apparition du sucre dans les urines et tout l'ensemble symptomatique du diabète maigre.

La question est, on le voit, des plus complexes; très souvent, dans les cas de lésion destructive du pancréas chez l'homme, on observe en même temps le diabète, et il devient très difficile alors de déterminer ce qui, dans les troubles de la digestion, de l'assimilation et de la nutrition, doit être rapporté à l'absence ou à la viciation de la sécrétion du suc pancréatique.

Cela est d'autant plus difficile que l'on constate quelquefois chez l'homme une lésion destructive étendue du pancréas sans qu'il y ait eu diabète pendant la vie; c'est précisément dans les cas de ce genre qu'il importerait de savoir ce que sont devenues l'absorption et l'assimilation des matières alimentaires, particulièrement des substances azotées; malheureusement, on manque, en clinique, de renseignements sur ce point intéressant.

Lorsqu'on lie le canal de Wirsung ou que, pour éviter que la perméabilité du conduit ne se rétablisse au bout d'un certain temps, on y fait des injections susceptibles d'amener l'oblitération complète des canaux d'excrétion du pancréas, et même consécutivement l'atrophie complète de la glande, on peut n'observer aucun trouble marqué de digestion (Thiroloix) (1).

(1) *Le diabète pancréatique*; Paris, 1892.

L'urée continue à être excrétée en quantité normale ; elle se trouve même dans les urines en proportion exagérée.

Il est donc bien certain, que chez les animaux ainsi opérés, la digestion complète des substances albuminoïdes peut se faire d'une façon parfaite, grâce sans doute à la suractivité de l'estomac.

Comme il n'y a pas de glycosurie, on doit admettre aussi que les hydrates de carbone sont suffisamment élaborés ; peut-être les glandes salivaires suppléent-elles le pancréas.

Cependant, chez des chiens auxquels on avait extirpé le pancréas, on a pu retrouver dans les selles 25 à 30 p. 100 des subtances amylacées à la suite de l'extirpation partielle, et 100 p. 100 après une extirpation complète (Von Mering et Minkowski, Abelmann).

M. Thiroloix n'a pas observé de selles graisseuses, mais peut-être n'a-t-il pas fait une analyse méthodique, suffisamment minutieuse des matières fécales chez les animaux.

La bile et le suc pancréatique paraissent collaborer à l'élaboration des matières grasses ; c'est ce qui résulte en particulier des recherches de F. Müller (1). Cet auteur a dressé le tableau schématique suivant, qui indique bien quel serait le rôle

(1) *Zeitschr. für Klin. Midic*, 1891, Bd. X, p. 30..

respectif du foie et du pancréas dans la digestion de la graisse.

Oblitération des voies biliaires.	Mauvaise résorption de la graisse.	Dédoublement normal (en acides gras et glycérine).
Oblitération des voies pancréatiques.	Résorption des graisses presque normale.	Dédoublement incomplet.
Oblitération des deux.	Mauvaise résorption.	Dédoublement incomplet.

Le suc pancréatique présiderait donc surtout au dédoublement des graisses, mais c'est la bile qui aurait l'influence la plus marquée sur leur résorption.

Lorsque les phénomènes caractéristiques du diabète maigre font défaut, il est le plus souvent impossible de soupçonner chez l'homme une lésion du pancréas, la diminution ou même la suppression de sa sécrétion.

Les kystes et le cancer de la tête sont les deux seules lésions chroniques de cet organe dont en réalité on fasse quelquefois le diagnostic. Les kystes sont rares ; le cancer de la tête du pancréas est une maladie tellement grave, tant par sa nature intrinsèque que par les désordres qu'amène sa localisation spéciale, que son existence ne fournit guère l'occasion d'instituer un régime susceptible d'obvier à la dyspepsie pancréatiqne.

On se trouve en somme placé, en cas de lésions destructives du pancréas, à peu près dans les conditions où l'on se trouve dans les anémies graves, dans le cancer de l'estomac et de l'intestin lorsqu'il n'y a pas d'oblitération du tube digestif.

On est un peu mieux renseigné en ce qui concerne le foie. Par l'étude des cas dans lesquels il y a soit de l'ictère catarrhal, soit de l'ictère par rétention symptomatique de la lithiase biliaire, on peut savoir quelles sont les conséquences de la non-pénétration de la bile, dans l'intestin. Par l'étude de la cirrhose atrophique, dans laquelle la bile est encore fabriquée en quantité marquée, ainsi que le démontre la persistance de coloration des matières fécales, on peut présumer, dans une certaine mesure, la nature des désordres de la digestion et de la nutrition produits par la destruction progressive de la masse cellulaire du foie.

Malheureusement, la distinction est difficile ici entre ce qui dépend de la non-pénétration de la bile dans l'intestin, de son accumulation dans le sang, et de son action plus ou moins toxique sur les différents organes. Pour simplifier les choses, on a établi des fistules biliaires chez le chien, de façon à empêcher la bile de pénétrer dans l'intestin, sans lui permettre de s'accumuler dans le sang.

J. Müller, par ses recherches sur des malades atteints d'ictère par rétention, a été amené aux conclusions suivantes :

1° Ils utilisent normalement les hydrates de carbone.

2° En général, ils utilisent normalement aussi les aliments azotés.

Quand cette utilisation n'est pas parfaite, cela peut être attribué à la mauvaise utilisation de la graisse (1).

3° Les substances minérales sont normalement utilisées.

4° La graisse n'est résorbée qu'en quantité inférieure à la normale.

Chez une personne saine, la quantité de graisse rejetée par les selles sans avoir été absorbée est de 7,2 à 10,5 p. 100 ; chez les ictériques examinés par Fr. Müller, elle s'élevait de 31,5 à 74,1 p. 100. L'utilisation a toujours été aussi mauvaise, quelle qu'ait été la nature de la graisse ingérée (lait, viande, beurre).

Ces résultats ont été confirmés par plusieurs auteurs.

Les ictériques, surtout les ictériques par lithiase

(1) Il ne faut pas oublier, en effet, que l'utilisation des substances azotées est influencée par celle des aliments non azotés.

biliaire, ont souvent des accidents assez accentués de dyspepsie gastro-intestinale : inappétence, ballonnement après le repas, pesanteur, douleurs gastralgiques, constipation.

On sait combien il est difficile parfois de distinguer les coliques hépatiques frustes de la gastralgie.

Les symptômes dyspeptiques que nous venons de signaler existent très bien sans ictère. Il est assez difficile de faire la part du foie dans leur genèse. Il faut certainement incriminer aussi la prédisposition, le nervosisme préalable, les erreurs prolongées de régime qui ont favorisé l'apparition de la lithiase, la constipation, le retentissement de l'affection hépatique sur l'organisme.

Tantôt on a trouvé, tantôt on n'a pas rencontré les réactions de l'acide chlorhydrique libre dans le suc gastrique de ces malades.

Von Noorden et Riegel ont constaté dans quelques cas une réaction exagérée du suc gastrique en présence de la phloroglucine-vanilline.

En réalité, on manque de données précises à ce point de vue.

Dans la *cirrhose* atrophique du foie, on constate souvent une diminution de la quantité d'urée éliminée par les urines. On a voulu y voir la preuve du rôle prépondérant joué par cet organe dans la transformation des substances azotées et la production de l'urée.

Dans les recherches destinées à soutenir cette théorie, on n'a pas tenu suffisamment compte de l'alimentation des malades. S'ils éliminent peu d'urée, c'est en grande partie parce qu'ils ingèrent fort peu de substances azotées.

Des recherches de F. Muller et de Fawitzky, il résulte, contrairement à ce qu'on aurait pu croire *a priori*, que, dans la cirrhose atrophique du foie, en dehors des cas où il y a de la diarrhée, l'utilisation des albuminates est normale.

Il semble cependant y avoir une proportion un peu exagérée d'ammoniaque dans les urines (1). Cette augmentation de l'ammoniaque paraît due à l'élaboration incomplète des substances azotées.

L'auto-intoxication par les ptomaïnes d'origine intestinale serait à redouter au cours des maladies du foie.

On a attribué à la bile un pouvoir désinfectant dont elle paraît, en réalité, dépourvue (2). Elle peut, en effet, servir de culture à un grand nombre de microbes.

Si elle a paru antiseptique, c'est qu'on a expérimenté sur de la bile acide et qu'on a attribué à la

(1) Von Noorden, *loc. cit.*
(2) Letienne, Revue critique. (*Arch. gén. de médecine,* 1891).

bile elle-même ce qui dépendait de l'acidité du milieu (3). Contrairement à l'opinon classique, le contenu de l'intestin grêle est acide. La diminution de cette acidité favoriserait la putréfaction des substances organiques ; son augmentation les enrayeraient au contraire et amènerait une diminution de la toxicité urinaire.

L'accroissement de l'auto-intoxication d'origine intestinale, en conséquence de la suppression de la sécrétion biliaire ou de sa rétention, n'est donc pas démontrée.

En revanche, il paraît bien certain qu'il y a menace d'auto-intoxication par les ptomaïnes intestinales toutes les fois que, par suite d'une lésion étendue du foie, son action destructive sur les poisons charriés par le sang de la veine porte se trouve diminuée ou abolie (1).

D'après G.-H. Roger, le pouvoir qu'a le foie de neutraliser en partie l'action des poisons d'origine gastro-intestinale serait intimement lié à son pouvoir glycogénique. Un foie incapable de fabriquer de la matière glycogène perdrait du même coup son action antitoxique.

Or, on sait que, dans certains cas de lésion destruc-

(3) MACFADYEN, cité par VON NOORDEN.
(1) ROGER, *Action du foie sur les poisons*. Thèse de Paris, 1887.
— SURMONT, *Arch. gén. de médecine*, 1892.

tive avancée du foie, on amène de la glycosurie passagère en faisant ingérer une quantité élevée de sucre.

Que peut-on retenir de ce qui précède pour l'établissement du régime alimentaire dans le traitement des maladies du pancréas et du foie?

Dans tous les cas, il faudra restreindre à son minimum la quantité de graisse ingérée. Celle qui sera donnée le sera de préférence sous une forme émulsionnée ; le lait conviendra bien à ce point de vue ; il y aura même lieu, assez souvent, de donner du lait écrémé.

Il faudra s'efforcer de réduire au minimum la production des fermentations et des putréfactions gastro-intestinales.

Il faudra ne pas donner les substances azotées en quantité exagérée, les donner sous une forme aussi nutritive que possible et propre à favoriser l'action chimique des sucs digestifs. C'est dire, en d'autres termes, qu'il faudra les donner aussi très finement divisées. Il sera bon de se baser, au point de vue de la quantité à en donner, sur la quantité d'urée contenue dans l'urine. On n'en augmentera la dose que si à cette augmentation de la ration azotée correspond une élévation de la quantité d'urée éliminée. C'est du reste une recommandation qui peut s'appliquer à tous les cas de dyspepsie primitive, symptomatique ou secondaire. Il ne faut pas toutefois attribuer à la digestion ce qui serait le fait de l'amaigrissement du malade et de la dénutrition de ses tissus. Les indications fournies par l'urine n'auront de valeur dans ce sens que si elles se montrent chez des malades qui ne maigrissent pas.

Les hydrates de carbone ne seront pas non plus donnés en quantité trop élevée, de façon à ne pas demander au foie un travail qu'il ne peut peut-être pas fournir, à ne pas favoriser sa congestion. A plus forte raison, ne donnera-t-on le sucre qu'avec beaucoup de réserve.

Pour éviter toute irritation du foie, — irritation qui serait nuisible surtout en cas de congestion, — on exclura de l'alimentation les substances irritantes, les épices, l'alcool, etc.

Cette suppression de l'alcool et des boissons fermentées a surtout de l'importance dans le traitement de la cirrhose. C'est la condition indispensable pour obtenir la guérison dans les cas où elle est possible, c'est-à-dire dans les cas de cirrhose alcoolique avec augmentation de volume du foie.

Le lait pourra rendre de grands services dans la plupart des maladies du foie. Le seul inconvénient qu'il puisse avoir, c'est d'être un peu trop riche en graisse. Il est facile d'y remédier en l'écrémant. Il a l'avantage de fournir les substances azotées sous une forme facile à digérer et de ne renfermer qu'une quantité peu considérable d'hydrates de carbone.

On emploiera le régime lacté complet ou le régime lacté mixte.

Le régime lacté complet convient lorsque l'ictère est intense et récent, lorsqu'il y a inappétence et même dégoût pour les autres aliments, lorsqu'il y a cirrhose avec ascite.

Assez souvent il sera avantageux de couper le lait avec une petite quantité d'eau de Vichy. Les malades le prendront plus facilement, son effet diurétique sera plus marqué.

B. — DYSPEPSIES SECONDAIRES.

Considérations générales. — Division. — Nous allons maintenant nous occuper des dyspepsies secondaires; nous laisserons de côté la dyspepsie des maladies aiguës, pour n'étudier que la dyspepsie au cours des maladies chroniques les plus fréquentes.

D'une façon générale, nous nous trouverons en présence de deux ordres d'indications qu'il nous faudra concilier le mieux possible : les indications qui résultent de la maladie principale et celles qui dépendent de la dyspepsie. Ces deux ordres d'indications sont quelquefois en opposition; le rôle du médecin sera souvent en quelque sorte de prendre

une moyenne, d'établir pour l'alimentation une sorte
de cote mal taillée.

Les indications tirées de la maladie générale résultent surtout de l'état des échanges nutritifs, de la
façon dont les aliments des trois classes peuvent
être utilisés, de la part qu'ils peuvent prendre, en
vertu d'une élaboration défectueuse, à la viciation,
des humeurs.

Les indications fournies par la dyspepsie résulte-
ront surtout de sa variété séméiologique et physiologique. D'une façon générale, elles ne différeront
pas de celles que l'on trouve dans la dyspepsie
primitive, si tant est qu'il y ait à proprement parler une dyspepsie qui mérite réellement le nom de
primitive.

Pour établir la formule du régime alimentaire
dans un cas quelconque de dyspepsie secondaire, il
conviendrait de connaître non seulement les phénomènes subjectifs fournis par l'appareil digestif, le
chimisme gastrique, mais aussi le bilan de l'utilisation des aliments. Ce serait une étude à faire
pour chaque malade en particulier ou au moins pour
chaque type de malade.

Il faut avouer que nos connaissances sont bien peu
avancées à ce point de vue. La littérature médicale
regorge de dissertations théoriques sur la nature
des maladies chroniques, en particulier sur celles

qui reposent essentiellement sur la viciation des
échanges nutritifs; mais, malheureusement, les constatations positives, et surtout les analyses chimiques susceptibles d'éclairer l'intervention médicale, sont en nombre beaucoup plus restreint.

Relativement rares sont celles qui ont été faites
dans les conditions voulues pour être réellement
démonstratives. Les problèmes de la nutrition sont
complexes et délicats ; les recherches et les expériences qui les concernent exigent une rigueur et
une précision difficilement conciliables avec les nécessités de la clinique.

Quand on songe que nous ne savons pas encore
d'une façon certaine ce que c'est que la goutte, que
nous ne savons pas si les goutteux ont une nutrition
accélérée ou retardée, — et cependant il s'agit là d'une
des maladies les plus étudiées au point de vue des
échanges organiques, — il y a là de quoi inspirer aux
médecins une grande réserve et une grande modestie!

Nous ne passerons pas en revue tous les états
morbides et toutes les maladies chroniques, mais
seulement celles d'entre elles qui ont avec la dyspepsie les rapports les plus étroits et celles qui
correspondent, au point de vue qui nous occupe, aux
principaux types cliniques. Nous éviterons ainsi
d'inutiles et fastidieuses redites.

Voici quels seront les états morbides dont nous

étudierons les rapports avec la dyspepsie et les indications alimentaires :

Maladies par viciation primitive de la nutrition (goutte et gravelle, obésité, diabète).

Neurasthénie et hystérie.

Chlorose, tuberculose pulmonaire, maladies du cœur, albuminurie, inanition, convalescence, anémies et cachexie.

CHAPITRE IV

Nous réunissons dans ce même chapitre les maladies dues à la viciation primitive de la nutrition et les névroses.

Les affinités qui existent entre ces deux ordres de maladies sont des plus marquées. Souvent, dans les antécédents des goutteux, des diabétiques ou des obèses, on rencontre des névroses plus ou moins nettement qualifiées, qu'il s'agisse des antécédents personnels ou des antécédents héréditaires. La réciproque est également vraie.

D'après les recherches personnelles de M. Bouchard (1), sur 100 cas de goutte, on trouve, chez les ascendants :

(1) *Maladies par ralentissement de la nutrition*, 1882, p. 280.

La goutte.......................... 40 fois.
L'obésité.......................... 44 —
Le rhumatisme...................... 25 —
L'asthme........................... 19 —
Le diabète......................... 12,5 —
La gravelle........................ 12,5 —
L'eczéma........................... 12,5 —
La lithiase biliaire............... 6 —
Les hémorroïdes.................... 6 —
La névralgie....................... 6 —
Absence de causes héréditaires..... 12 —

On trouvait, comme antécédents personnels :

L'obésité.......................... 31 fois.
La dyspepsie....................... 31 —
La gravelle........................ 28 —
La migraine........................ 19 —
L'eczéma........................... 19 —
Les névralgies .... 12 —
Le rhumatisme articulaire aigu..... 9 —
Le lumbago......................... 9 —
L'asthme........................... 9 —
Le rhumatisme chronique............ 6 —
Les hémorragies.................... 6 —
L'urticaire........................ 6 —
Le diabète......................... 3 —

M. Rendu (1), dans son excellent article *Goutte* du *Dictionnaire de Dechambre*, a relevé, chez les goutteux, des antécédents tout à fait analogues.

On a signalé aussi les rapports des maladies appelées par M. Bouchard maladies par ralentisse-

(1) Art. GOUTTE du *Dictionnaire de Dechambre*, 4ᵉ série, t. X p. 150.

ment de la nutrition avec le nervosisme et les névroses. Elles sont actuellement considérées comme devant prendre place dans la famille névropathique (1).

En effet, les névroses et les psychoses ainsi que les maladies de la nutrition se succèdent souvent héréditairement. Le plus souvent, l'hérédité n'est pas homonyme, et le fils n'hérite pas nécessairement de la maladie de son père. Le fils d'un épileptique n'est pas nécessairement lui-même un épileptique, mais il peut être un diabétique, un neurasthénique, un obèse ou un aliéné, etc. Souvent parmi les membres d'une même famille, ascendants, descendants et collatéraux, des névroses et des maladies diverses de la nutrition sont simultanément représentées ; quelquefois même plusieurs d'entre elles coïncident chez le même individu.

Le fait important, dans cet ordre de maladie, c'est donc une façon d'être spéciale, une prédisposition congénitale particulière de la vitalité des tissus et surtout de la vitalité du système nerveux, qui est le grand régulateur de la nutrition. Suivant le mode d'existence et les circonstances occasionnelles ainsi que le degré de dégénérescence héréditaire, les divers états morbides se présentent, chez les individus, plus ou moins accentués, réunis ou séparés.

(1) Ch. Féré, *La famille névropathique*, 1894, p. 133.

Ainsi doit se comprendre la famille névropathique à laquelle appartiennent les maladies qui seront examinées dans le présent chapitre.

Le tableau qui suit fera mieux saisir ces relations.

Il n'a d'autre prétention et ne peut avoir d'autre mérite que de schématiser et de permettre d'apprécier d'un coup d'œil les relations qui unissent entre eux les divers états morbides qui y sont énumérés.

FAMILLE NÉVROPATHIQUE. — (Dégénérescence héréditaire).	Branche mentale (cerébraux).	Aliénation. Crime. Bizarrerie. Suicide. Génie. Imbécillité.
	Branche névropathique.	Neurasthénie. Arthritisme. Migraine. Hystérie. Épilepsie. Asthme. Chorée. Maladie de Basedow. Paralysie agitante. Tabès? Paralysie générale?
	Branche arthritique.	Rhumatisme. Goutte. Gravelle. Lithiase biliaire. Obésité. Diabète.

Nous ne pouvons pas nous étendre davantage

sur la façon dont on entre dans la famille névropathique, ni sur les lois d'aggravation progressive de l'hérédité que l'on a cherché à établir.

Nous ne nous occuperons guère ici que des maladies du groupe arthritique et de certaines névroses.

Les maladies du groupe arthritique auraient deux éléments communs : la prédisposition héréditaire et le ralentissement de la nutrition.

La diminution, la restriction des échanges organiques, l'oxydation incomplète des matériaux alimentaires, auraient une conséquence commune aux différents états morbides dans lesquels se rencontre le ralentissement de la nutrition : l'augmentation de l'acidité des humeurs ou, ce qui est équivalent, la diminution de l'alcalinité de celles qui, comme le sang, ne peuvent jamais devenir acides, sous peine de mort (1).

L'hypéracidité organique serait en quelque sorte la caractéristique chimique des maladies par ralentissement de la nutrition.

Elle jouerait un grand rôle dans le mécanisme de certains accidents, et en particulier dans la formation des productions calculeuses, gravelle, lithiase biliaire. Les urates et les sels biliaires, la cholestérine surtout, seraient insolubles dans un

(1) Bouchard, *Maladies par ralentissement de la nutrition*.

liquide acide ou insuffisamment alcalin. De là,
l'utilité des sels alcalins dans le traitement des
maladies du groupe arthritique.

Récemment, MM. Vigouroux et Gautrelet (1) ont
cru trouver dans l'hypéracidité urinaire la preuve
clinique de cet état particulier de chimisme humo-
ral. Leurs recherches ont porté sur des neurasthéniques qui présentaient à la fois une augmentation
marquée de l'acidité totale de leurs urines des
vingt-quatre heures et une sensible diminution de
l'urée et des sels urinaires.

L'urine fournissait donc la preuve palpable de la
nutrition retardante, puisque les déchets nutritifs
y étaient en quantité inférieure à la normale, et la
preuve aussi de l'hypéracidité organique. Il y aurait
même eu quelquefois dans l'urine une quantité si
énorme d'acide lactique libre (3 à 12 grammes par
jour) qu'il y a lieu de se demander si ces chiffres ne
sont pas le résultat d'une erreur ; 0 gr. 30 à 1 gr. 20,
cela pourrait encore se concevoir, mais 3 et
12 grammes !

Le substratum chimique de la neurasthénie, ce
premier anneau de la chaîne des névroses, serait ainsi
le même que celui des maladies dites par ralentissement de la nutrition. Ce serait une nouvelle preuve
de leur parenté et de leur communauté d'origine.

(1) Vigouroux, *Neurasthénie et arthritisme*, 1893.

Tout le monde n'admet pas sans contestation la théorie du ralentissement de la nutrition, si brillamment défendue par M. Bouchard. M. Lecorché fait remarquer que, dans la goutte, il y a, dans sa période floride, presque toujours augmentation de la quantité d'urée éliminée par le rein. Dans ces conditions, il déclare qu'il y a non pas retard, mais, au contraire, exagération des échanges nutritifs, non pas atténuation, mais excitation de la vitalité des éléments cellulaires.

La conception générale du ralentissement de la nutrition et de l'hypéracidité organique, telle que nous l'avons exposée, amènerait forcément à régler l'alimentation, dans toutes les maladies du groupe arthritique, d'après une formule simple et commode.

Il faudrait, comme le propose M. Vigouroux, diminuer l'alimentation et la ramener à un taux inférieur à la normale, et éviter par tous les moyens d'augmenter l'acidité organique. Il faudrait supprimer les acides et tout ce qui peut, par fermentation ou autrement, donner lieu à des produits acides. Il faudrait donner des alcalins de façon à saturer, au moins en partie, l'hypéracidité humorale.

Ces règles, en ce qui concerne la nocivité des acides et l'utilité des alcalins, sont généralement acceptées et suivies. La pratique, du reste, avait ici précédé la théorie.

Quant à l'autre conclusion, la restriction de la ration alimentaire, son abaissement au-dessous de la normale, elle est beaucoup moins susceptible d'être acceptée sans résistance.

Il est évident, par exemple, que les diabétiques et les goutteux jeunes, vigoureux, pleins de vitalité, ayant de l'urée en excès, se trouveraient assez mal d'être ramenés à une ration restreinte qui serait pour eux une ration d'inanition. Il faut, chez eux, réprimer les excès, rien de plus.

En ne prenant même que les neurasthéniques à élimination urinaire restreinte dont a parlé M. Vigouroux, il est douteux que tous se trouvent également bien d'être mis à une ration alimentaire réduite. S'ils élaborent peu de substance azotée, cela peut tenir à une torpeur momentanée de la vitalité cellulaire, qu'il faut avant tout chercher à secouer, ou à ce qu'ils ne peuvent utiliser qu'une certaine proportion des aliments ingérés.

Ce serait alors en augmentant leur ration, en les *suralimentant*, qu'on obtiendrait chez eux l'amélioration demandée.

La vérité, c'est qu'il faut, en tâtonnant, chercher ce qui leur convient le mieux, ce qu'ils sont capables d'utiliser, et pour cela il est possible qu'il n'y ait pas de formule générale applicable à tous les cas; nous y reviendrons.

Nous commencerons par la goutte l'étude des maladies du groupe arthritique ; elle en est en quelque sorte le prototype.

Goutte. — Ce n'est pas chose facile de définir d'une façon satisfaisante ce que c'est que la goutte.

Pour beaucoup d'auteurs, ce qui la caractérise, c'est l'uricémie, c'est-à-dire l'excès d'acide urique dans le sang.

Garrod, dans une théorie célèbre, expliquait de la façon suivante la survenue des accès. A un moment donné, le rein devenant imperméable à l'acide urique, au lieu d'en trouver 0 gr. 50 par jour dans les urines, comme à l'état normal, on n'en trouverait qu'une quantité beaucoup plus faible, la moitié par exemple.

L'acide urique s'accumulerait dans le sang, puis quelquefois se déposerait au niveau des jointures enflammées, sous forme de tophi. Vers la fin de l'accès, l'acide urique se retrouverait, au contraire, dans les urines en quantité plus élevée que normalement.

Si les faits sur lesquels repose cette théorie étaient démontrés, il est évident que l'on devrait considérer l'*uricémie* comme la caractéristique même de la goutte.

Les analyses les plus récentes tendent à faire admettre (1) que la quantité d'acide urique contenue

(1) Von Noorden, *Lehrbuch der Pathologie des Stoffwechsels*, 1893.

dans l'urine chez les goutteux ne diffère pas de ce qu'on trouve à l'état normal avant, pendant ou après les crises ; 0 gr. 70 à 1 gr. 20 d'acide urique par jour seraient des chiffres physiologiques ; ce sont ces mêmes chiffres que l'on retrouve chez les goutteux.

Chez eux, surtout pendant l'attaque, Garrod a démontré la présence de l'acide urique dans le sang ; mais on l'a démontrée aussi dans le saturnisme, les néphrites, la pneumonie, l'emphysème et certaines anémies. On est donc amené à douter que l'uricémie ait pour la goutte la valeur pathogénique qu'on lui a attribuée ; elle ne la caractérise pas exclusivement en tout cas.

L'accumulation d'urates de soude dans les tissus, à la suite surtout des accès de goutte, est encore le fait le plus frappant ; mais il n'est pas indispensable pour l'expliquer de faire intervenir une production exagérée d'acide urique dans l'économie.

Ce qui nous intéresse surtout ici, c'est de savoir quelle est la signification de cet acide urique et des urates au point de vue du mode des échanges azotés dans l'organisme et de la viciation des processus de nutrition.

On a considéré l'uricémie comme la conséquence d'une élaboration incomplète des substances azotées, qui, au lieu de parvenir à l'état d'urée pour s'éliminer par les urines, resteraient à un degré inférieur d'oxydation, c'est-à-dire à l'état d'acide urique.

Il y aurait donc, comme le veut M. Bouchard, ralentissement de la nutrition. M. Lecorché objecte à cela (1) qu'il y a le plus souvent dans la goutte exagération de la quantité d'urée éliminée. Il se refuse à admettre un ralentissement de la nutrition dans ces conditions ; il y aurait plutôt, pour lui, exagération du processus d'assimilation et de désassimilation par vitalité excessive des éléments cellulaires.

Les goutteux jeunes encore ont, il est vrai, souvent un grand appétit et sont de grands mangeurs qui abusent volontiers de la viande. Quand ils s'anémient et se cachectisent, l'appétit diminue, ils mangent moins et fabriquent moins d'urée.

Y a-t-il dans la goutte hypéracidité des humeurs? La chose est en tout cas contestable pour le sang.

Pour lui, il ne peut pas être, à proprement parler, question d'hypéracidité, ni même d'acidité, mais seulement de diminution de l'alcalinité. Pfeiffer dans deux cas a trouvé cette alcalinité non pas diminuée, mais, au contraire, augmentée. Jeffrin et Drouin ont fait une constatation analogue dans la goutte chronique (2).

Admettons que l'excès d'acide urique dans les humeurs soit, au point de vue du chimisme, le fait le

(1) *Traité de la goutte,* 1884.
(2) Von Noorden, *loc. cit.*

plus important dans la goutte, bien que cependant l'uricémie ne suffise pas à la définir.

Il faut, en tout cas, faire intervenir une prédisposition, un tempérament spécial qui paraît consister surtout dans un état de nervosisme commun à toutes les maladies du groupe arthritique et à certaines névroses. Le tempérament, c'est l'*arthritisme*, le neuro-arthritisme, comme dit excellemment M. Landouzy.

Mais laissons là ces considérations générales ; d'autant plus que les indications alimentaires dans le traitement de la goutte trouvent un appui beaucoup plus solide dans l'observation et l'expérience que dans les théories médicales.

Quels sont ceux qui ont la goutte ? Des prédisposés — n'a pas la goutte qui veut — qui font généralement bonne chère, qui ne prennent pas suffisamment d'exercice corporel, qui abusent des travaux intellectuels. De là, des indications bien nettes au point de vue de l'hygiène des individus de souche arthritique, — surtout lorsqu'ils ont eu des goutteux dans leur famille — et des goutteux confirmés, dans l'intervalle des crises.

Les contradictions à ces conditions étiologiques de la goutte sont souvent plus apparentes que réelles : on la voit survenir quelquefois chez des personnes d'une vie active, qui prennent beaucoup

d'exercice, mais qui ont, en revanche, une alimentation d'autant plus abondante et plus riche que leur
activité corporelle excite davantage leur appétit.
L'alimentation donnée est donc ici encore probablement supérieure à la demande de l'organisme.

Les exercices artificiels à l'usage des gens riches,
tels que l'escrime, la gymnastique, la chasse, peuvent
devenir un danger parce qu'ils amènent à ingérer en
quantité exagérée des aliments trop succulents. Pour
ne pas avoir la goutte lorsqu'on y est prédisposé, il
ne suffit pas de prendre de l'exercice, il faut encore
être sobre, méthodiquement.

Les circonstances qui font éclater ces crises donnent aussi des renseignements assez clairs sur ce
que l'on doit éviter. Il y a, à ce point de vue, des susceptibilités personnelles dont il faut tenir compte.
Elles expliquent en grande partie les quelques divergences que l'on rencontre dans les prescriptions des
divers auteurs.

En réalité, il y a dans l'ensemble de ces prescriptions
un accord que l'on ne trouve pas lorsqu'il s'agit de
beaucoup d'autres maladies.

Il sera toujours bon de peser les malades de temps
en temps et de doser de temps en temps aussi leur
urée. Il ne faut pas que les goutteux deviennent obèses,
mais il ne faut pas non plus qu'ils s'affaiblissent et
maigrissent trop. S'ils ont trop d'urée dans leur

urine sans maigrir, sans avoir de fièvre, c'est qu'ils mangent trop d'aliments azotés. S'ils en ont trop peu, sans cachexie, cela peut tenir à ce qu'ils n'en mangent pas assez ou qu'ils les prennent sous une forme qui ne permet pas une utilisation suffisante, ou encore qu'ils ont de la dyspepsie. Autant de possibilités dont il faudra rechercher l'existence.

Quelle sera donc l'alimentation des goutteux ou des candidats à la goutte, dans ses grandes lignes tout au moins ?

Ce sera un régime mixte comprenant de la viande, des œufs, du poisson, des légumes, surtout des légumes herbacés.

La réglementation de la boisson doit, chez eux, attirer tout particulièrement l'attention.

Une bonne recommandation, c'est de ne pas changer le régime des goutteux d'une façon trop rapide, trop brusquement radicale. Il vaut mieux, pour cela, procéder progressivement, par degrés.

Viande. — Elle ne prédominera pas d'une façon marquée ; l'abus de la viande a certainement une grande influence dans le développement de la goutte. On a proposé de la supprimer complètement, ce qui serait excessif. On a conseillé exclusivement les viandes blanches. En réalité, ce qu'il faut éviter, c'est l'ingestion de quantités exagérées d'albumine animale, sous quelque forme qu'elle se présente. Il faut surtout déconseiller les viandes fortement épicées, fortement salées, la charcuterie, les viandes de conserve.

Œufs. — On a voulu défendre les œufs aux goutteux, sous prétexte qu'ils renferment de la lécithine ; c'est aller trop loin. Les œufs sont une excellente alimentation pour eux, à condition aussi de n'être pas donnés en surplus d'une ration déjà suffisante.

Légumes. — Les légumes secs doivent être conseillés aux uricémiques, mais en quantité mesurée, de façon à ne pas les engraisser. Les légumes verts sont très utiles parce qu'ils sont pauvres en principes nutritifs, qu'ils combattent la tendance à la constipation, qu'ils satisfont l'appétit des gros mangeurs sans leur apporter beaucoup de matériaux utilisables.

Il faut aux goutteux défendre l'usage de l'oseille, de la rhubarbe et des tomates, qui renferment de l'acide oxalique, acide fort voisin de l'acide urique et capable d'agir dans le même sens que lui.

Les épinards et les haricots renferment aussi une assez notable proportion d'acide oxalique.

Graisse. — Sur l'utilité de la graisse, les avis sont partagés. Ebstein la recommande, parce qu'elle aurait l'avantage de ne pas donner lieu, comme les féculents, à la production d'acides organiques et aussi

parce qu'elle amènerait beaucoup plus tôt la satiété.
Le plus raisonnable paraît de permettre la graisse en
quantité normale.

Lait. — Le lait est excellent pour les goutteux.
M. Lecorché est convaincu qu'en en prenant, même
modérément, on retarde la production de la diathèse
urique.

Les goutteux éviteront les condiments acides, les
mets fortement épicés, les fruits peu mûrs ; il est certain, en effet, que les acides végétaux augmentent sensiblement la formation et l'élimination de l'acide urique. Ils ne prendront pas non plus beaucoup de sucre,
parce que le sucre dans le tube digestif donne facilement lieu à des fermentations acides.

Boissons. — La question des boissons a une grande
importance.

Garrod a dit que, s'il n'avait jamais fait usage des
boissons fermentées, l'homme n'aurait pas connu
la goutte.

L'abus des boissons alcooliques ne peut cependant
pas par lui seul la produire. En effet, on ne la
connaît pas chez les ouvriers, même lorsqu'ils se
livrent à l'alcoolisme. C'est la maladie des classes
aisées, qui ont une alimentation trop riche, trop
abondante, qui ont une existence sédentaire et chez
lesquelles la prédisposition héréditaire existe souvent.

Parmi les boissons alcooliques, certaines surtout ont mauvaise réputation : le vin de Bourgogne, les vins de liqueurs, les vins capiteux, le vin de Porto, les vins du Rhin, les vins d'Italie, de Grèce, le champagne.

Les bières fortes anglaises, en première ligne le porter, le stout, en seconde ligne le pale-ale, sont très mauvaises pour les goutteux. Les bières allemandes le sont moins ; cependant, il convient de n'en pas abuser.

Pour le cidre, les avis sont partagés ; il faut remarquer cependant que la goutte est fréquente en Normandie, où le cidre est la boisson ordinaire ; il est vrai que les Normands qui prennent la goutte vivent grassement et font trop bonne chère ; il ne faut pas attribuer exclusivement au cidre les conséquences d'une hygiène vicieuse dans son ensemble.

L'alcool étant tout au moins un aliment d'épargne, il convient peu dans la goutte, sous quelque forme qu'il se présente. Cependant, la bonne eau-de-vie prise en nature, en petite quantité dans de l'eau, sous forme de grogs légers, peut fournir une boisson agréable et bien tolérée.

Le bordeaux vieux est surtout recommandé. Il doit être authentique et l'on signale comme particulièrement nuisibles les vins falsifiés.

La meilleure boisson pour les goutteux serait

certainement encore l'eau pure ou les infusions tièdes, que nous avons si vivement prônées dans certaines dyspepsies. Elles ont l'avantage de favoriser la diurèse et de contribuer ainsi à l'élimination de l'acide urique. Les infusions chaudes sont très recommandées dans ces conditions par G. Sée.

Les eaux alcalines sont aussi tout indiquées.

Gravelle. — Ce qui est vrai pour la goutte l'est aussi pour la gravelle urique ; aussi n'insisterons-nous pas davantage.

L'hygiène des goutteux sera complétée par des exercices *modérés* et progressifs au grand air ; ils éviteront les excès de travail intellectuel et les excès vénériens. M. Lecorché leur interdit aussi les bains chauds, surtout les bains de vapeur.

Dyspepsie des goutteux. — Les goutteux sont souvent dyspeptiques, cela pour des raisons différentes. Ils y sont prédisposés par leur tempérament, par leur nervosisme congénital et aussi par les excès alimentaires qui les amènent à la goutte confirmée.

La dyspepsie est, du reste, chose commune dans la famille névropathique, surtout dans le groupe arthritique.

La dyspepsie des goutteux, en dehors des crises de goutte aiguë, n'a rien de particulier. Toutes les formes de la dyspepsie peuvent s'y rencontrer, mais on y voit surtout la dyspepsie nervo-motrice et l'hyperchlorhydrie simple. Cette dernière est sans doute attribuable à des irritations trop répétées de l'estomac chez des prédisposés.

Le régime prescrit aux goutteux d'une façon générale a une certaine analogie avec le régime que nous avons conseillé dans les cas communs de dyspepsie nervo-motrice. Chez eux, il faudra éviter de donner une alimentation trop exclusivement azotée et chercher, plus que chez les autres dyspeptiques, à introduire les purées de légumes dans le régime.

Cela sera plus difficile en cas d'hyperchlorhydrie.

Chez tous, par la division aussi grande que possible des aliments, par l'élimination de toute gangue, de toute surcharge inutile, on cherchera à diminuer soit l'irritation de la muqueuse, soit les fermentations organiques.

L'usage des boissons chaudes et du lait pourra être très utile. Le lait rendra surtout des services dans le traitement de l'hyperchlorhydrie.

Les eaux alcalines seront utiles surtout dans les formes nervo-motrices avec hypochlorhydrie et dans l'hyperchlorhydrie légère. Dans les premières, on les donnera avant les repas ; pendant ou après dans la seconde.

Obésité. — L'obésité consiste dans l'exagération de la proportion de la graisse dans l'économie. Il en résulte une augmentation du poids du corps quelquefois très considérable.

Il n'y a pas d'obésité sans une prédisposition particulière, congénitale, qui permet de ranger ces malades dans le groupe des arthritiques, goutteux, diabétiques, etc. Toutefois, on distingue, d'une façon un peu empirique du reste, les obèses en deux catégories : les obèses par alimentation excessive et les obèses par ralentissement primitif de la nutrition.

Les premiers, vigoureux, doués d'un grand appétit, mangent avec excès, et une partie du surplus de leur trop riche alimentation se dépose dans les tissus, sous forme de tissu adipeux interstitiel. Ils ont souvent une apparence pléthorique ; il n'est pas rare qu'ils deviennent en même temps goutteux ou diabétiques.

Les seconds sont anémiques, atones, quelquefois neurasthéniques ; ce mode d'obésité, qui paraît se lier au lymphatisme, est en particulier assez fréquent chez les femmes. C'est à ces femmes anémiques et obèses que Weir Mitchell appliquait en particulier le traitement par immobilisation, massage et gavage progressif, dont nous parlerons plus tard à propos de la neurasthénie.

Les divers auteurs qui ont formulé des traitements de l'obésité ont naturellement cherché surtout à restreindre l'alimentation des obèses. On a diminué surtout la quantité de graisse et d'hydrates de carbone et on en a abaissé la proportion bien au-dessous du chiffre de la ration alimentaire normale. Au contraire, les aliments azotés étaient donnés surtout en quantité normale ou même supérieure à la normale. C'est en cela que consiste surtout le régime de Banting.

Ebstein a introduit une idée nouvelle : il diminue encore plus que Banting la quantité des féculents, mais il augmente notablement la dose des graisses, en maintenant l'alimentation azotée à la normale. L'excès de graisse dans l'alimentation aurait l'avantage d'amener plus rapidement la satiété, avec un moindre danger d'épargne graisseuse. Ce dernier point, du reste, est incomplètement élucidé.

OErtel donne une importance beaucoup plus grande aux boissons, dont il restreint beaucoup la quantité. Il donne moins d'aliments azotés que Banting et plus qu'Ebstein, moins de graisse qu'Ebstein et plus que Banting, et plus d'hydrates de carbone que ces deux auteurs.

Le tableau suivant, emprunté à Burney Yeo (1), montre bien les rapports des trois régimes.

Tous ces régimes ont, en tout cas, un point commun : ce sont des régimes insuffisants. La quantité de calories à laquelle ils peuvent donner naissance

____
(1) BURNEY YEO, *Food in health and disease*, p. 476.

est toujours inférieure notablement à la moyenne, qui est, nous l'avons dit, supérieure à 2000.

	ALBUMINATES	GRAISSES	HYDRATES DE CARBONE
Banting............	170	10	80
Ebstein............	100	85	50
Œrtel............	155-179	25-40	70-100

D'après Von Noorden, qui évalue les régimes précédents, au point de vue des substances alimentaires des trois ordres, en chiffres peu différents de ceux que nous venons d'indiquer d'après Burney Yeo, on peut représenter en calories chacun de ces régimes de la façon suivante :

Banting......................... 1112 calories.
Œrtel......................... 1180 à 1608.
Ebstein......................... 1401 (1)

Œrtel se proposait :

1° De renforcer l'action du cœur par un exercice progressif. Cette indication s'applique surtout aux obèses qui présentent des signes d'insuffisance cardiaque.

2° De donner au sang une quantité d'albuminates suffisante pour que sa composition reste normale.

(1) Les chiffres donnés par Von Noorden, *loc. cit.*, p. 449, sont du reste empruntés à Œrtel.

3° De régulariser la quantité de liquide dans l'économie en restreignant les boissons.

4° D'empêcher le dépôt de la graisse dans les tissus.

De là, le régime suivant :

Matin. — Une tasse de café ou de thé, avec un peu de lait, en tout environ 190 grammes. Pain, environ 30 grammes.

Midi. — 100 à 120 grammes de soupe, 200 à 250 grammes de bœuf bouilli ou rôti, de veau, de gibier, de volaille maigre, de salade, de légumes verts, un petit poisson ; 30 grammes de pain (jamais plus de 90 gr.), 100 à 200 grammes de fruits frais. Il vaut mieux ne pas prendre de liquide à ce repas. Pendant la saison chaude, 200 à 250 grammes de vin léger.

Après-midi. — La même quantité de café ou de thé que le matin : exceptionnellement, 30 grammes de pain, 180 grammes d'eau.

Soir. — Deux œufs à la coque, 30 grammes de viande, quelquefois un petit morceau de fromage ; salade, fruits ; 180 à 200 grammes de vin avec 120 à 150 grammes d'eau.

On voit que, dans ce régime, il est accordé 800 à 900 grammes de liquide en hiver, 1,000 à 1,200 en été, au maximum. Dans ces chiffres sont compris le lait, le thé et le potage.

Le régime de Schweninger, si célèbre depuis qu'il

a réussi à Bismarck, diffère surtout de celui d'OErtel en ce qu'il supprime entièrement les liquides aux repas. Il ne laisse boire que deux heures après. C'est sans doute là un moyen d'amener plus rapidement la satiété et de diminuer la quantité des aliments ingérés.

Voici, d'après Schlücher, d'Anvers, une diète typique de Schweninger qui a eu un grand succès et dans laquelle cependant les liquides aux repas ne sont pas absolument supprimés (1).

Déjeuner 7 heures. — Une côtelette de viande de mouton, une tranche de sole grande comme la paume de la main, une quantité égale de pain, sans beurre.

8 *heures.* — Une tasse de thé avec du sucre.

10 *heures* 30. — Une sandwich de pain et de viande ou une saucisse.

Midi. — Viande, œufs, légumes verts, fromage, une orange, deux verres de vin blanc (ni potage, ni pommes de terre).

4 *heures.* — Thé avec du sucre.

7 *heures.* — Une petite quantité de pain et de fromage.

9 *heures.* — Viande froide, œufs, salade, deux verres de vin et quelquefois davantage.

Certains auteurs, M. G. Sée en particulier, ont pro-

(1) Burney Yeo, *loc. cit.*, p. 473.

testé contre la restriction des liquides. M. Sée insiste sur le danger qu'il y a à restreindre la diurèse et la dépuration urinaire chez des gens qui sont volontiers des goutteux : on obtiendrait des résultats tout aussi bons en ne soumettant pas les patients au supplice de la diète sèche.

Les obèses éviteront, en tout cas, les boissons alcooliques, l'alcool devant être considéré comme un aliment d'épargne.

On sait que les obèses sont facilement dyspeptiques ; mais on manque de renseignements sur les modalités chimiques et cliniques de cette dyspepsie. Ce que nous venons de dire du régime qui convient à ces malades montre qu'il serait facile de concilier les indications de l'obésité avec celles de la dyspepsie, quelle qu'en soit la forme.

Ce qu'il faut, avant tout, c'est ne pas rendre dyspeptiques les obèses qui ne le sont pas. C'est à ce résultat qu'on arrive par l'abus des purgatifs, par l'usage répété de substances assez indigestes par elles-mêmes. Il ne faut, chez eux, obtenir l'amaigrissement ni par le fait d'un état général d'inanition et de cachexie, ni par le fait d'un état de dyspepsie accentuée.

L'idéal est de faire maigrir sans diminuer les forces, sans compromettre le fonctionnement du tube digestif. Le remède sans cela devient une véritable complication du mal auquel il s'adresse.

Les obèses comme les goutteux doivent prendre de l'exercice musculaire le plus au grand air possible.

Diabète sucré. — On ne sait pas encore ce que c'est que le diabète sucré ; on ne sait encore le définir que par ses caractères symptomatiques principaux : glycosurie, polyurie, polyphagie, autophagie. Du reste, le diabète sucré n'est probablement qu'un syndrome susceptible de se produire dans des conditions très différentes.

En clinique, on distingue des formes différentes. On peut, au point de vue thérapeutique surtout, les ramener, avec M. Lecorché, à trois types principaux :

Formes légères ;

Formes graves ;

Formes très graves (1).

Voici, en un tableau résumé, les caractéristiques de ces formes du diabète :

a. *Formes légères.* — Glycosurie, 50 à 100 grammes par jour, et le plus souvent moins ; polyurie peu marquée, 2 litres environ.

Azoturie marquée ; glycosurie diminuant ou même disparaissant facilement sous l'influence du régime. C'est le diabète des goutteux, des arthritiques ; l'état général est bon ; il n'y a pas d'amaigrissement ; assez

(1) *Traitement du diabète sucré,* in Bibliothèque Charcot-Debove, p. 25.

souvent, au contraire, tendance à l'obésité. Le diabète est assez souvent intermittent.

b. *Formes graves*. — Glycosurie, 100 à 300 grammes par jour; polyurie, 4, 5, 6 litres en vingt-quatre heures; urée en excès, 60 à 80 grammes par jour. Par le régime, on arrive à faire baisser la glycosurie, mais sans parvenir à la faire disparaître complètement.

c. *Formes très graves*. — Le diabète est très grave d'emblée ou secondairement.

Le diabète grave d'emblée, ou diabète aigu, tue en quelques mois. Polyurie très grande, 10 litres et plus en vingt-quatre heures; glycosurie énorme, 500 à 1,000 grammes; azoturie, 100 grammes et plus. Amaigrissement et consomption rapides. Cette forme correspond au diabète pancréatique de Lancereaux; elle se voit surtout chez les individus jeunes.

Cependant, dans un certain nombre de cas de diabète à marche rapide, on n'a pas trouvé de lésions destructives du pancréas, de sorte qu'il plane encore une grande obscurité sur son origine. C'est cependant cette forme que l'on reproduit sur les animaux par l'extirpation du pancréas.

Dans le diabète secondairement grave, ou diabète aggravé, la gravité de la maladie dépend moins du processus glycosurique et azoturique que de la survenue d'une complication, tuberculose pulmonaire, acétonémie (coma diabétique), lésions rénales avec albuminurie, œdème et urémie.

On peut considérer la non-utilisation d'une certaine quantité de sucre et son élimination en nature par les urines comme le phénomène le plus important dans la viciation de la nutrition chez les diabétiques.

Cette quantité de sucre ainsi éliminée représente une perte plus ou moins élevée en calories. C'est aux dépens des substances grasses et des substances azotées que se fera la compensation. De là, l'azoturie. L'azote peut être emprunté aux albuminoïdes d'origine alimentaire (albumine de circulation) ou aux éléments cellulaires de l'organisme (albumine de constitution); dans le second cas, il y a autophagie et amaigrissement.

L'azoturie a donc autant d'importance que la glycosurie chez les diabétiques. On peut même soutenir qu'elle a une gravité plus grande, puisqu'elle trahit la désassimilation cellulaire (Von Noorden).

L'azoturie due à l'excès de l'alimentation azotée est naturellement beaucoup moins grave que l'azoturie due indirectement à la glycémie et à la glycosurie. On croit qu'il peut y avoir aussi azoturie par auto-intoxication.

Il résulte de ceci que, pour estimer la gravité d'un cas de diabète, il faudrait déterminer quelle est l'utilisation des aliments azotés; c'est du reste un *deside-*

ratum commun à toutes les maladies de la nutrition. En pratique, dans les cas graves, l'amaigrissement et la perte de poids donnent un renseignement important dans ce sens. On peut dire qu'en dehors des complications que nous avons énumérées plus haut, la résistance de la glycosurie au régime, le taux de l'azoturie, l'existence ou l'absence de l'amaigrissement, constituent pour le pronostic les points de repère les plus importants.

L'ingestion des hydrates de carbone augmentant toujours plus ou moins la glycosurie, et secondairement souvent l'azoturie, il y a dans le diabète sucré deux indications principales :

1° Restreindre au minimum l'ingestion des hydrates de carbone;

2° Remplacer les hydrates de carbone et le sucre éliminé par les urines par des aliments azotés ou des graisses.

Il est facile de constituer, à l'aide des aliments azotés et des graisses, une ration d'entretien capable de fournir à l'économie, par leur combustion, un nombre suffisant de calories. Si un régime ainsi composé était toujours susceptible d'être indéfiniment supporté et bien utilisé, on guérirait tous les cas de diabète, ou tout au moins on maintiendrait indéfiniment les diabétiques en équilibre. Malheureusement, il n'en est pas ainsi, pour plusieurs raisons :

24

1° Les malades se dégoûtent plus ou moins rapidement d'un régime d'où sont complètement exclus le sucre, les féculents et les amylacés ;

2° L'usage d'un régime exclusivement carné détermine assez souvent des accidents graves de coma diabétique ;

3° La glycosurie n'est pas complètement supprimée dans les cas graves, même quand on ne laisse pas d'hydrates de carbone.

On voit en tout cas que, pour les deux premières de ces raisons, il convient de ne pas ordonner aux diabétiques un régime dont on ait complètement éliminé les hydrates de carbone.

M. Dreyfus-Brisac (1) résume ainsi les grandes lignes du régime à suivre par les diabétiques : « Suppression absolue des aliments sucrés, réduction au minimum des féculents, y compris le pain et la pomme de terre, nourriture surtout composée de viandes, d'œufs, de graisse, de fromages, avec une certaine quantité de légumes verts et de salades ; boisson en proportion suffisante pour calmer la soif, en restreignant l'emploi du vin, de l'alcool et même des infusions théiformes. »

Quelques détails à propos de chacun des éléments de ce programme général.

(1) *Thérapeutique du diabète sucré, in* Bibliothèque de thérapeutique médicale et chirurgicale, p. 54.

La suppression complète du sucre est une condition obligatoire, acceptée par tous les auteurs. On a conseillé de le remplacer par de la glycérine ou de la saccharine. La glycérine prise à faibles doses (20 grammes en moyenne par jour) n'a aucun inconvénient. Il paraît n'en être pas de même de la saccharine, dont l'usage prolongé agit d'une façon fâcheuse sur la digestion gastrique.

Réduire au minimum l'usage des féculents, c'est là encore une indication acceptée par tout le monde. Quel est ce minimum? Ici commence le désaccord.

Il faut tenir compte des formes du diabète et de sa gravité. Dans les formes légères, il suffit de diminuer la quantité des féculents, d'en réprimer l'excès, pour que la glycosurie disparaisse. Dans les formes très graves, au contraire, malgré leur suppression totale, le taux de la glycosurie reste encore élevé.

Le pain est un des aliments qui augmentent le plus la glycosurie; il est en même temps un de ceux auxquels on renonce le plus difficilement. Aussi a-t-on proposé des succédanés de divers ordres : pains d'amandes, de gluten, de soja, d'aleurone, de légumine, etc. Beaucoup de ces pains artificiels ont des inconvénients : ils ont mauvais goût, ils sont indigestes. Le pain de gluten est d'un goût peu agréable, difficile à digérer, et il renferme encore une certaine quantité d'amidon, le tiers ou la moitié de ce qu'en renferme le pain ordinaire.

Pour ces diverses raisons, c'est encore ce dernier que préfèrent la plupart des médecins ; ils se contentent d'en restreindre notablement la quantité ; ils n'en donnent que 60 à 100 grammes par jour, par exemple. Le pain d'aleurone et le pain de légumine, très vantés à cause de leur richesse en substances azotées, n'ont pas encore fait leurs preuves d'une façon définitive.

Pour notre part, nous permettons, en général, les pommes de terre aux diabétiques. Elles seront données cuites à l'eau ou en purée. On peut alterner l'usage du pain et des pommes de terre.

Les viandes de tout ordre sont permises; on ne défendra que les sauces à la farine.

Les graisses peuvent être données en général en quantité élevée.

Tous les légumes verts sont permis ; la salade ne sera pas trop fortement vinaigrée. Les fruits sucrés seront interdits ; il en sera de même, d'une façon générale, des fruits secs.

Bien que conseillé par Donkin comme régime exclusif, le lait augmente la glycosurie chez certains diabétiques. Il ne faut donc l'employer qu'avec une certaine réserve Il peut, il est vrai, apporter au régime une partie des hydrates de carbone nécessaires pour se mettre à l'abri de l'auto-intoxication due à une alimentation trop exclusivement carnée et de l'ensemble clinique désigné sous le nom de coma diabétique.

Nous ne pouvons pas insister davantage, car c'est surtout de la dyspepsie que nous devons nous occuper ici.

Que sait-on de précis à ce propos? Beaucoup de diabétiques ont une digestion parfaite; ils n'éprouvent pas de malaise dyspeptique sérieux, ou ne présentent que des phénomènes d'atonie gastro-intestinale, intestinale plus encore que gastrique; on sait que la constipation est souvent très marquée chez eux.

Rosenstein (1) a examiné dix diabétiques au point de vue de la dyspepsie stomacale; chez quatre d'entre eux, la sécrétion était normale; chez les six autres, elle était variable; tantôt il y avait une quantité physiologique d'acide chlorhydrique, tantôt une quantité insuffisante. Von Noorden a relevé vingt-huit analyses faites par différents auteurs; généralement, la sécrétion était normale; quelquefois, il y avait hypersécrétion; quelquefois, plus souvent, hyposécrétion.

La motilité a été trouvée suffisante par Honigmann et Von Noorden. Ce dernier, dans qua're cas, a trouvé l'estomac vide six heures après un repas abondant.

(1) *Berlin. klin. Wochenschr.*, 1890.

Le médecin doit faire tout son possible pour éviter que la dyspepsie survienne chez les diabétiques ; il faudra, pour cela, mettre en œuvre les principes généraux que nous avons exposés. Il faut éviter aussi l'effet nocif des médicaments irritants.

Il est à remarquer, du reste, que le régime anti-diabétique se conciliera très facilement avec le régime anti-dyspeptique.

Les diabétiques étant gros mangeurs et souvent grands buveurs, on est étonné de ne pas constater plus souvent chez eux la dilatation permanente de l'estomac. Cependant, elle se montre quelquefois ; elle devient alors une complication sérieuse, ces malades devant pendant longtemps se suralimenter.

On s'est demandé ce que devenait, chez eux, l'utilisation des aliments et la résorption intestinale. On les a souvent trouvées parfaites. Il n'en est pas toujours ainsi. Chez un malade examiné par Hirschfeld, la moyenne de cinq analyses a donné le résultat suivant :

Substance sèche, perte de 35,2, au lieu de 6 0/0.

Substances azotées, perte de 31,8, au lieu de 7 0/0.

Graisse, perte de 34,8, au lieu de 6 0/0.

On comprend qu'une aussi mauvaise utilisation des aliments constitue une cause sérieuse d'aggravation dans une maladie qui tend normalement à la cachexie.

C'est dans le diabète pancréatique qu'on devait surtout s'attendre à trouver une aussi mauvaise digestion. Il faut dire toutefois qu'il n'est pas démontré que des faits semblables à celui de Hirschfeld correspondent toujours à une lésion destructive du pancréas, et réciproquement.

Von Noorden a constaté l'augmentation des acides sulfo-conjugués et des produits aromatiques, à certains jours tout au moins, dans l'urine du malade de Hirschfeld; il y avait donc, d'après l'interprétation admise, augmentation des putréfactions intestinales et tendance à l'auto-intoxication. Dans un autre cas, il a trouvé de l'acétone dans les selles d'un malade qui présentait, d'autre part, de l'acétonurie et de la diacéturie.

Il ne faut pas oublier que les accidents graves, souvent mortels, réunis sous le nom commun de coma diabétique ou d'acétonémie résultent sans doute d'une auto-intoxication et plus particulièrement d'une auto-intoxication d'origine gastro-intestinale. Souvent, l'éclosion de ces accidents est précédée de l'apparition de désordres digestifs. C'est une raison nouvelle d'éviter autant que possible la surcharge alimentaire, les indigestions, la diarrhée, cela plus encore chez les diabétiques qui maigrissent.

Il ne faut pas oublier que ces putréfactions intestinales se font surtout aux dépens de la viande et que l'abus de l'alimentation carnée est la cause principale du coma diabétique.

Neurasthénie. — Hystérie.

La dyspepsie est chose extrêmement fréquente dans la neurasthénie et l'hystérie. Elle fait en quelque sorte régulièrement partie du tableau clinique de la première de ces névroses (1).

Toutes les formes de la dyspepsie peuvent se rencontrer dans la neurasthénie. Peut-être cependant, comme l'a remarqué M. Bouveret, l'hypochlorhydrie y est-elle plus fréquente que l'hyperchlorhydrie. Le plus souvent, en tout cas, ce qui prédomine, ce sont les phénomènes nervo-moteurs.

Tout ce que nous avons dit antérieurement relativement aux diverses formes cliniques de la dyspepsie est pleinement applicable à la dyspepsie des neurasthéniques. Il ne serait pas nécessaire de consacrer un chapitre particulier à la neurasthénie si d'autres questions ne devaient pas être soulevées à propos d'elle.

En traitant des maladies par ralentissement de la nutrition considérées d'une façon générale, nous avons dit déjà que MM. Vigouroux et Gautrelet

(1) Albert MATHIEU, *Neurasthénie*, 2ᵉ édit. Bibliothèque Charcot-Debove.

croyaient avoir déterminé le substratum chimique ou tout au moins la condition chimique habituelle de la neurasthénie. Il y aurait chez ces malades, comme chez les ralentis de la nutrition, d'une façon générale, augmentation de l'acidité des humeurs et diminution, affaiblissement des échanges nutritifs. Cet état se trahirait par l'exagération de l'acidité des urines et la diminution de l'urée et des autres substances organiques éliminées par les reins. Il est bon de remarquer tout d'abord que ces particularités ne seraient pas, d'après les auteurs mêmes, propres à la neurasthénie; on les rencontrerait chez tous les arthritiques, chez tous les ralentis de la nutrition.

De la diminution de l'urée dans l'urine de ces malades, M. Vigouroux conclut qu'il faut diminuer chez eux le taux de l'alimentation. Il ne faudrait pas leur donner plus de substances azotées qu'ils ne sont capables d'en supporter, d'en élaborer suffisamment. Il déclare, du reste, avoir mis avec succès ces principes en usage chez les neurasthéniques.

Il est certain qu'en diminuant la quantité de nourriture ingérée, on diminue sensiblement certains des phénomènes de la neurasthénie, les sensations de gonflement, de malaise, de pesanteur de tête après le repas. La chose est tellement vraie que beaucoup de neurasthéniques arrivent spontanément à restreindre beaucoup leur alimentation et à se soumettre à une véritable inanition relative, à un régime insuffisant.

Il en résulte chez eux un degré plus ou moins marqué d'affaiblissement général. Cela devient un cercle vicieux; l'inanition augmente le nervosisme, la dyspepsie et la crainte de la dyspepsie empêchent les malades de s'alimenter suffisamment, d'où inanition et anémie.

Toutefois, il faut reconnaître aussi qu'il y a des malades qui s'alimentent trop et qui exagèrent ainsi leurs désordres digestifs; le mauvais choix des aliments y contribue pour sa part.

Où donc trouver un point de repère significatif? Comment distinguer les cas dans lesquels l'alimentation est excessive de ceux dans lesquels elle est insuffisante? La quantité d'urée contenue dans l'urine est bien quelque chose, mais ce signe peut être trompeur. Certains malades, après être restés pendant longtemps soumis à une alimentation trop restreinte, dans un état d'inanition relative, peuvent être gavés, suralimentés pendant assez longtemps avec des substances azotées, et en particulier avec de la poudre de viande, sans que le chiffre de l'urée augmente sensiblement. Cette augmentation peut ne se produire qu'assez tardivement, alors sans doute seulement que leurs tissus ont réparé leurs pertes et assimilé toute la quantité d'albumine dont ils avaient besoin. Il ne faut donc pas déclarer trop vite que la suralimentation leur est inutile et même nuisible.

Chez ceux qui s'alimentent largement, abondamment, sans bénéfice, il faut tenir compte aussi de la forme sous laquelle sont ingérés les aliments. Leur mauvaise utilisation s'explique quelquefois autant par quelque erreur de régime que par le peu de vitalité nutritive des cellules de l'organisme.

Enfin, dans les cas où il y a de la dyspepsie, il faut, avant de conclure au ralentissement primitif de la nutrition et à la nécessité de diminuer proportionnellement l'alimentation, chercher à améliorer la digestion, et, ceci fait, attendre un temps suffisant pour que l'absence d'augmentation du poids du corps et le défaut d'élévation du taux de l'urée aient démontré d'une façon certaine qu'il ne peut pas y avoir bon emploi des aliments ingérés.

Nous ne rejetons donc pas l'idée de M. Vigouroux ; mais, après y avoir bien réfléchi, nous insistons pour qu'on ne se hâte pas trop de mettre les neurasthéniques à une ration alimentaire inférieure à la normale.

Beaucoup d'entre eux, il ne faut pas l'oublier, se trouvent bien de la suralimentation, et, en particulier du gavage à la poudre de viande qu'a fait connaître M. Debove.

La suralimentation progressive tient aussi une place importante dans la méthode de Weir Mitchell, mais elle n'en représente qu'un des côtés; le repos complet au début, l'isolement et le massage en sont les autres éléments.

Weir Mitchell traitait de cette façon les femmes neurasthéniques, les unes amaigries et épuisées qu'il voulait engraisser, les autres obèses et anémiques qu'il voulait à la fois faire maigrir et tonifier. La malade, puisque le plus souvent c'est aux femmes qu'est appliqué ce traitement, est séparée du milieu dans lequel elle vit habituellement. On la séquestre complètement; toute autre visite que celle du médecin et de la garde-malade lui est interdite. On supprime même toute correspondance par lettre.

Il convient que cette installation nouvelle, que cette séquestration médicale, se fassent en dehors du domicile de la famille; il faut que la séparation soit complète; c'est là un des éléments les plus importants de la méthode. Charcot y insistait particulièrement lorsqu'il s'agissait de l'anorexie hystérique.

La séquestration a, en effet, pour but d'agir puissamment sur l'imagination des malades et de les soustraire complètement aux influences nuisibles dont ils sont souvent entourés dans leur famille.

Les neurasthéniques déprimés et mélancoliques,

les hystériques à l'intelligence et à la volonté perverties, trouvent facilement, en effet, dans la compassion maladroite de ceux qui les entourent des encouragements à persister dans leur inanition. Ils trouvent pour ne pas s'alimenter des raisons que leurs proches jugent suffisantes et péremptoires: c'est la crainte de la douleur, du malaise, le défaut d'appétit, le dégoût, etc. Il importe, pour les guérir, de les soustraire complètement à un milieu dans lequel on ne fait qu'encourager leur désespoir en le partageant trop ouvertement, dans lequel les parents manquent d'autorité et de persévérance.

La séquestration peut donc s'appliquer tout aussi bien aux hystériques qu'aux neurasthéniques; dans les deux cas, *il s'agit de faire, en réalité, une cure de la volition en même temps qu'une cure alimentaire.*

La malade séquestrée est soumise au repos le plus absolu; on ne lui permet de se lever que pour satisfaire ses besoins naturels. Elle garde complètement le lit. Dans les cas d'affaiblissement marqué, Weir Mitchell conseille même de leur couper les aliments et de les faire manger. Ce n'est qu'au bout de quelques jours qu'il les laisse s'asseoir sur leur lit, puis plus tard encore se lever et enfin sortir lorsque l'amélioration est jugée suffisante.

Pour remplacer l'exercice musculaire complètement supprimé et entretenir la vitalité des masses musculaires, stimuler la circulation et les échanges nutritifs, on a recours au massage et à l'électrisation au début, plus tard à la gymnastique suédoise.

Le régime alimentaire est ordonné d'après le plan suivant ; il doit progressivement aboutir à une véritable suralimentation.

Au début, le régime lacté complet est ordonné ; on fait prendre chaque jour, par petites quantités, d'un coup, deux litres de lait écrémé.

Ce régime suffit souvent, chez les femmes obèses et anémiques, pour amener une diminution de poids souvent marquée.

La diète lactée est en même temps, chez les neurasthéniques, un bon moyen de combattre les troubles dyspeptiques. Weir Mitchell déclare qu'on est souvent étonné de voir des malades qui accusaient des troubles digestifs intenses en arriver bientôt, après ce régime lacté préalable, à absorber des quantités énormes d'aliments et à les supporter parfaitement.

Il y a là un enseignement qu'il faut retenir ; quand on est sûr qu'il n'y a pas quelque grave lésion gastrique (hyperchlorhydrie, ulcère rond), il est certain qu'il ne faut pas tenir un compte exagéré des malaises accusés par les malades. Il faut savoir faire la part de l'exagération chez des névropathes très préoccupés de leur estomac.

Au bout de quelques jours, on ajoute au lait des

œufs, du pain, du beurre, une espèce de jus de viande (qu'on remplacerait avantageusement par de la viande crue, pulpée et délayée dans du bouillon), des côtelettes de mouton.

Au bout d'une dizaine de jours environ, en suivant cette progression ascendante, on arrive à trois repas complets par jour, tout en maintenant en plus deux litres de lait. C'est, on le voit, une véritable suralimentation.

Weir Mitchell ajoute au régime environ 60 grammes d'extrait fluide de malt et, au bout d'un certain temps, en hiver, une certaine quantité d'huile de foie de morue.

Le jus de viande qu'il emploie et que nous avons mentionné plus haut est obtenu de la façon suivante; il rappelle la préparation recommandée, en Allemagne, par Leube et Rosenthal. On hache finement une livre de bœuf cru, on la met dans une bouteille avec une pinte (environ un demi-litre) d'eau et cinq gouttes d'acide chlorhydrique. La bouteille contenant le tout est laissée dans la glace pendant toute la nuit; le matin, on la place dans l'eau à 42° environ; on la maintient pendant deux heures à cette même température. On jette alors le contenu sur un drap grossier et on presse fortement; le jus ainsi obtenu est donné en trois fois dans la journée. Quand on veut atténuer le goût de viande crue, on fait rôtir la tranche de bœuf d'un côté avant de la hacher.

Sans suivre à la lettre la méthode de Weir Mitchell, qui donne parfois d'excellents résultats, on peut s'inspirer de son principe.

L'isolement pourra être la ressource suprême chez des neurasthéniques très amaigris, très déprimés moralement et physiquement, chez des hystériques arrivées, par suite d'une inanition, par perversion de la volonté, à un degré menaçant d'épuisement et d'amaigrissement.

Avec les hystériques, il n'est pas toujours nécessaire d'imposer le repos absolu au lit ni la progression dans l'alimentation que nous venons d'indiquer. Ce qui importe, chez ces malades, c'est de les impressionner en les changeant de milieu, c'est de les enlever à la collaboration inconsciente des leurs, de substituer à leurs caprices, à leurs conceptions maladives, une volonté ferme et méthodique. On en voit ainsi qui, confiées à des mains expérimentées, s'alimentent presque du jour au lendemain et reviennent à la vie avec une étonnante rapidité.

Il est évident qu'il faut traiter ici les hystériques comme des mentales, comme des mélancoliques à conceptions dépravées.

Quant aux neurasthéniques, ils bénéficient souvent aussi de l'isolement, parce qu'ils sont soustraits aux témoignages de découragement de ceux qui les entouraient. C'est surtout à eux qui s'adresse la suralimentation simple ; la suralimentation progressive, faite à la façon de Weir Mitchell, conviendra surtout aux dyspeptiques.

On pourra aussi, dans les mêmes conditions de repos physique et moral, avoir recours, chez eux, au gavage systématique à la poudre de viande, au lait, aux poudres féculentes. Cela, malheureusement, exige le passage de la sonde. Cependant, on trouve souvent des malades qui s'y habituent avec une grande facilité.

Weir Mitchell recommande de diminuer la ration alimentaire lorsque les urines laissent déposer des urates en abondance ou lorsqu'il survient de la diarrhée ; on fera bien de suivre cet exemple.

Psychoses. — Chez les aliénés, on a signalé assez souvent l'hyperchlorhydrie (1).

(1) PACHOUD, Thèse de Genève, 1888.

CHAPITRE V

La dyspepsie est très commune dans le cours de
la chlorose ; on peut dire même d'une façon générale que toutes les chlorotiques sont plus ou moins
dyspeptiques.

On retrouve chez elles les divers types séméiologiques que nous avons admis, et cela, comme fréquence, à peu près dans les mêmes proportions que
chez les femmes non chlorotiques.

Contrairement à ce qu'on pouvait penser *a priori*,
on trouve souvent chez ces malades de l'acide chlorhydrique en quantité normale ou même en excès.
Elles ne sont pas toutes des hypopeptiques ; la chose
a été reconnue par toute une série d'auteurs (Riegel,
Grüne, von Noorden, Geigel et Blass, etc.). Sur

25 cas de chlorose moyenne ou intense, von Noorden a constaté 8 fois une réaction qualitative exagérée de l'acide chlorhydrique libre, 11 fois une réaction positive normale ; 6 fois la réaction de l'acide chlorhydrique libre faisait défaut. M. Hayem, qui a fait des analyses quantitatives, est arrivé à un résultat, en somme, très analogue (1).

L'existence de l'hyperchlorhydrie chez les chlorotiques explique bien pourquoi ces malades ont la prédisposition que l'on sait à l'ulcère rond.

Chez certaines chlorotiques, les troubles de la digestion sont particulièrement marqués ; ils sont souvent exagérés, comme le fait justement remarquer M. Hayem, par une hygiène alimentaire vicieuse et surtout par une médication irritante. Il est bon de le savoir, de façon à éviter autant que possible de rendre dyspeptiques des chlorotiques qui ne le sont pas, et de guérir de leurs troubles digestifs celles qui le sont déjà d'une façon marquée. On pourra plus tard les soumettre au traitement ferrugineux, qui est en quelque sorte le traitement spécifique de la chlorose.

Il était intéressant de rechercher comment se fait l'absorption chez les chlorotiques et de déterminer comment elles utilisent les aliments. Des

(1) *Société médicale des Hôpitaux*, 1882.

analyses faites par Lipmann, Wulf et von Noorden (1), il résulte que l'absorption des substances
albuminoïdes est à peu près normale. Il n'en est
pas de même des substances grasses, qu'on retrouve
quelquefois dans les selles dans des proportions
exagérées. Ainsi s'expliquerait, chez ces malades,
l'apparition quelquefois signalée de selles blanches,
décolorées, semblables aux selles acholiques des
ictériques. Il n'en est pas toujours ainsi et la graisse
est souvent absorbée par l'intestin des chlorotiques
tout aussi bien que par des personnes saines.

Von Noorden a recherché, chez trois jeunes femmes
atteintes de chlorose grave, comment se faisait chez
elles l'assimilation et la désassimilation; il résume
ses résultats dans le tableau suivant:

Durée de l'expérience.	Az. par jour.	Calories par kil.	Az. dans l'urine et les fèces.	Azote fixé.
I. — 7 jours.	12.88	38	12.82	0.06
II. — 7 jours.	13.06	37	12.68	0.38
III. — 9 jours.	12.92	37	12.21	0.71

Il résulte de ces chiffres qu'il y avait élimination
par les urines et par les selles d'une quantité d'azote
légèrement inférieure à la quantité ingérée, et par
conséquent fixation d'une certaine quantité d'albumine dans les tissus.

(1) Von Noorden, *loc. cit.*, p. 345.

Il semble donc que, chez les chlorotiques, les aliments azotés puissent être convenablement utilisés ; ces malades ne sont pas dans la situation des cachectiques qui, incapables de fixer les substances alimentaires, désassimilent plus qu'ils n'assimilent, et cela d'une façon persistante et progressive.

Cela tend à faire attribuer une grande importance au traitement de la dyspepsie chez ces malades. Le problème thérapeutique peut se résumer, chez elles, en ces deux *desiderata* principaux : les faire manger, leur faire supporter le fer nécessaire à la réparation de leur sang.

C'est, avant tout, du tube digestif et de l'alimentation qu'il faut s'occuper.

Souvent, sous prétexte de stimuler leur appétit, on les soumet à un exercice trop pénible pour elles. On les fait marcher avec excès, on multiplie et on prolonge d'une façon exagérée les promenades à pied. Elles dépérissent de plus en plus, accusant une fatigue excessive ; et, en effet, elles sont réellement surmenées.

Dans les villes, on voit ainsi devenir chlorotiques des jeunes filles qui, pour se rendre à leur atelier ou à leur magasin, sont obligées de faire de longues courses, ou qui sont obligées de faire des stations debout très prolongées.

Au début du traitement, il faut mettre, au contraire,

les chlorotiques au repos. Cela est tout aussi utile chez elles que chez les grands neurasthéniques. Du reste, le nervosisme fait toujours, à un degré plus ou moins accentué, partie de la chlorose. C'est à se demander même si la chlorose n'est pas en relation avec la névropathie héréditaire, au même titre que la goutte ou la neurasthénie.

Quoi qu'il en soit, ce n'est que plus tard, quand elles pourront le supporter, qu'il faudra ordonner l'exercice à ces malades. L'hydrothérapie ne doit pas non plus leur être imposée avec une trop grande brusquerie ; dans les cas accentués surtout, elle doit être progressive.

Tout d'abord, lorsque les troubles digestifs sont accentués, on ne s'occupera que de les combattre. Pour cela, on se basera sur les indications fournies par la variété clinique et chimique de la dyspepsie.

M. Hayem (1) a montré d'une façon très judicieuse qu'il y avait lieu de renoncer aux vieux errements. Trop souvent on cherche à gaver ces malheureuses malades de mets réconfortants, surtout de viandes rouges, grillées ou rôties. On les pousse sans répit, sans souci de leurs protestations, de leur dégoût, à se gorger de biftecks ou côtelettes, de tranches de rosbif et de gigot saignants. On leur donne du bordeaux, du vin de quinquina, des vins toniques

(1) *Du sang et de ses altérations anatomiques*, 1889.

de divers ordres. A ce régime, la dyspepsie ne fait qu'augmenter.

Quand elle est très prononcée, il convient de soumettre les malades, au début, au régime lacté presque complet. Plus tard, on leur donne de la viande crue, si elles y consentent, ou tout au moins de la viande rôtie, finement hachée, des potages au lait, des purées. Partant de là, on les ramène progressivement à un régime normal, mais d'où sont exclus tous les excitants inutiles.

Il va de soi qu'on se comportera d'une façon différente suivant qu'il y aura hyper ou hypochlorhydrie, au point de vue du choix des aliments, de leur quantité, de leur répartition progressive. On se basera pour cela sur les règles que nous avons précédemment données.

L'usage du fer ne sera commencé que lorsque l'estomac sera en meilleur état. On devra, autant que possible, l'incorporer à l'alimentation et faire qu'il passe inaperçu. A ce point de vue, les préparations solubles sont très supérieures aux préparations insolubles, beaucoup plus irritantes pour la muqueuse de l'estomac.

La teinture de Mars est une vieille préparation ; c'est encore une des meilleures. M. Hayem recommande surtout le protoxalate de fer, qu'il donne à la dose de 0 gr. 20 en deux fois ; cette dose peut être portée à 0 gr. 30 et 0 gr. 40; il ne faut pas dépasser cette dernière quantité.

Parmi les inconvénients du fer, il faut citer son effet constipant; or, on est presque toujours obligé de combattre la constipation des chlorotiques par des moyens appropriés.

Lorsque la réparation est suffisamment avancée, le séjour à la campagne et l'exercice au grand air donnent d'excellents résultats. Cet exercice sera méthodique et sagement progressif. La climatothérapie et l'hydrothérapie bien comprises sont le meilleur complément d'une cure de la chlorose; mais il ne faut pas vouloir les mettre en première ligne. Dans les cas nombreux où la dyspepsie existe, le traitement de la chlorose comporte donc trois phases successives :

1° Hygiène alimentaire;

2° Hygiène alimentaire et fer;

3° Hygiène alimentaire, fer, hydrothérapie, climatothérapie, exercice progressif.

La guérison obtenue, c'est encore à l'hygiène, et en première ligne à l'hygiène alimentaire, qu'il faudra demander son maintien. On voit quelle place importante on est, ici encore, amené à lui donner.

CHAPITRE VI

Actuellement, les médecins qui connaissent le mieux le traitement de la tuberculose pulmonaire en arrivent à donner d'une façon unanime la prépondérance aux moyens hygiéniques sur les moyens médicamenteux. C'est par une alimentation abondante, une véritable suralimentation et la vie au grand air que l'on doit chercher à obtenir la guérison de cette maladie.

On en est loin de l'époque à laquelle on renfermait soigneusement les malades dans leur chambre, en multipliant les bourrelets et les rideaux, de peur des courants d'air. On ne les charge plus, au coin de leur feu, de couvertures et de vêtements de laine ; on ne craint plus pour eux l'air froid et vif. Actuellement, on cherche à ce qu'ils passent au dehors, au grand air, le plus de temps possible. Pendant la nuit, on laisse les fenêtres de leur chambre à coucher entr'ouvertes ou on les munit de carreaux mobiles qui permettent constamment l'action de l'air frais du dehors.

On se contente seulement de les vêtir assez fortement pour qu'ils ne se refroidissent pas. On leur met au besoin des bouillottes aux pieds, des couvertures sur les jambes pendant qu'ils séjournent au dehors.

On évite de les exposer directement aux rayons du soleil, parce que cela provoque facilement de la fièvre, et que la fièvre devient un grand obstacle à leur alimentation et à leur amélioration.

Le but que l'on cherche à obtenir, c'est de leur donner le plus d'appétit possible, de façon à ce qu'ils mangent le plus possible, tout en restreignant leurs dépenses organiques au minimum.

On protège leur corps contre le froid, non seulement pour éviter les poussées de bronchite, mais aussi et surtout pour qu'ils ne perdent pas inutilement une notable quantité de chaleur par radiation. On les maintient dans l'immobilité pour qu'ils ne dépensent pas leur substance en fournissant du travail musculaire.

Par tous les moyens, on cherche à obtenir qu'ils augmentent de poids. La suralimentation est, dans ce sens, l'indication prépondérante.

Depuis longtemps, on savait que les phtisiques qui s'alimentent sont dans une situation beaucoup meilleure que ceux qui ne mangent qu'insuffisamment. Malheureusement, beaucoup d'entre eux ont pour les aliments un dégoût plus ou moins prononcé. M. Debove a rendu un service très grand en montrant qu'il n'y a pas de relation entre le dégoût et la digestion. Les phtisiques chez lesquels l'inappétence est le plus marquée digèrent parfaitement des quantités considérables d'aliments, une fois que ces aliments sont parvenus dans l'estomac. De cela il a fourni la démonstration la plus nette en faisant voir combien facilement est utilisée la poudre de viande, qu'elle soit ingérée naturellement ou introduite par le tube œsophagien.

Il a fait voir aussi qu'en suralimentant les tuberculeux, en les soumettant à un gavage méthodique, on obtient parfois chez eux de surprenantes résurrections. C'est en quelque sorte expérimentalement, et sur le malade humain, la démonstration péremptoire de l'excellence du principe.

Il faut donc alimenter les phtisiques le plus largement et le plus richement possible; cela sans restriction, toutes les fois que la fièvre n'intervient pas. Quand il y a de la fièvre, il convient encore de les nourrir, mais il ne convient plus de les suralimenter.

Ce qu'il faut surtout conseiller, c'est de la viande, du lait, des œufs, du pain, des purées de légumes secs, des farines.

Voici le régime que M. Daremberg, qui a si nettement exposé les règles du traitement hygiénique et alimentaire de la phtisie pulmonaire, conseille à ses malades (1) :

« Quand les phtisiques ont un excellent appétit, je leur conseille le type alimentaire suivant : viande brute, 600 grammes; pain, 350 grammes, deux œufs; beurre ou matières grasses analogues, 80 grammes; pommes de terre, 100 grammes ; riz, macaroni, maïs, pois, haricots, lentilles, 300 grammes; bière, un litre ; lait, un demi-litre ; cognac, 20 grammes; on peut ajouter à cette ration du fromage et des fruits. Cette masse alimentaire pourra être prise en trois, quatre ou cinq fois ; il ne faut pas avoir de formule immuable pour la répartition des repas ; on doit laisser quelque latitude aux caprices et aux aptitudes des estomacs; en général, mes malades font quatre repas : le matin, avant ou après la toilette, une tasse de lait et un œuf; à midi, repas de viande, légumes, beurre, fromage et dessert ; à quatre heures, une tasse de lait et un œuf ; à sept heures, même repas qu'à midi. Quelques malades prennent une

(1) *Traitement de la phtisie pulmonaire*, t. II, p. 6. Bibliothèque Charcot-Debove.

troisième tasse de lait en se couchant. D'autres s'abstiennent du repas de quatre heures, qui contrarie celui de sept heures. Le plus fort repas doit être fait à midi, si l'on se couche vers dix heures ; il faut éviter les flatulences et les cauchemars, si fréquents chez les gens qui mangent beaucoup de sept à huit heures du soir et qui s'endorment une ou deux heures avant la fin de la digestion. Souvent il vaut mieux se coucher immédiatement après la fin du repas, comme le font les enfants ; la digestion se fait alors lentement, mais elle n'est pas brusquement interrompue, comme dans le cas précédent. »

Cela ne s'applique, bien entendu, qu'aux phtisiques sans fièvre. M. Daremberg ajoute du reste : « Si les phtisiques ont une grande fièvre, il faudra les rationner, au lieu de les suralimenter. Ils ne devront prendre que du lait, de l'alcool, des œufs, des gelées animales ou végétales et un peu de viande crue ou réduite en poudre. Il faut nourrir les phtisiques fébriles avec des aliments liquides et très peu d'aliments solides ; mais il importe de ne pas les faire jeûner et de ne pas les traiter comme des typhiques ou des influenzés. »

On a parfois une grande difficulté à commencer la suralimentation chez des malades qui n'ont que peu ou pas d'appétit, et même qui ont pour les aliments de la prévention et du dégoût.

Il ne faut pas cependant se décourager, il faut chercher dans tous les sens l'aliment susceptible d'être supporté, pris avec quelque plaisir. Quelquefois, on sera obligé d'avoir recours au gavage à la poudre de viande, pratiqué à l'aide de la sonde. On a vu assez souvent des phtisiques qui ne pouvaient plus rien manger reprendre de l'appétit et arriver à se nourrir très abondamment lorsqu'après avoir été nourris par les moyens artificiels ils avaient regagné du poids et repris des forces. On peut dire dans ces conditions, avec M. Daremberg, que l'appétit vient en mangeant.

Ce qui précède fait comprendre combien il importe que l'on respecte l'estomac des tuberculeux, qu'on les mette, dans la mesure du possible, à l'abri de la dyspepsie. Il faut donc veiller avec soin à leur hygiène alimentaire et ne pas les surcharger de médicaments irritants pour le tube digestif et d'un profit douteux dans la lutte de l'économie contre le bacille.

Ces malades n'ont déjà que trop tendance à devenir dyspeptiques; ils le sont même souvent avant d'être tuberculeux. Aussi a-t-on considéré souvent les troubles de la digestion, la dilatation de l'estomac, l'hypochlorhydrie, comme les causes au moins occasionnelles de la tuberculose. On peut se demander, en renversant les termes de la question, si, dans bon nombre de cas, la dyspepsie n'est pas déjà la conséquence de l'invasion de l'organisme par l'agent pathogène de la tuberculose et si elle n'est pas une des manifestations initiales de l'infection et de l'intoxication bacillaires. Mais laissons là ces discussions théoriques et voyons ce qu'apprend l'étude clinique.

Les phénomènes dyspeptiques ne sont pas rares dans la *tuberculose pulmonaire*. Ils ont été bien étudiés par M. Marfan (1).

M. Hayem a repris cette étude en lui appliquant le procédé d'investigation de l'estomac, dû à M. Winter (2).

Tout le monde est d'accord pour reconnaître que la dyspepsie prend souvent une importance très grande au début de la tuberculose et même dans sa phase préparatoire. Il semble bien démontré aussi qu'à cette première période la dyspepsie des tuberculeux n'a rien de spécial. Elle peut se présenter sous les divers modes chimiques et cliniques relevés en dehors de ces conditions particulières. On peut y rencontrer, au point de vue du chimisme stomacal, l'hyperchlorhydrie et l'hypochlorhydrie, celle-ci plus souvent que celle-là. Au point de vue des formes cliniques, on y voit souvent les manifestations nervo-

(1) Thèse de Paris, 1887.
(2) Congrès de la tuberculose, Paris, 1893.

motrices prédominantes que nous avons signalées ; il n'y a là rien de spécial.

Pour les raisons que nous avons suffisamment indiquées, cette dyspepsie initiale mérite d'être traitée avec un soin très grand. Elle ne comporte cependant pas d'indications bien particulières. A tout prix, il faut chercher à arriver à la suralimentation.

On évitera avant tout, on ne saurait trop le répéter, les irritations médicamenteuses ; la polypharmacie de luxe, employée par certains praticiens, peut avoir des effets nocifs irréparables. Il faut le plus possible épargner l'estomac de ces malades, on ne saurait trop y insister. A ce point de vue, la médication créosotée par la voie rectale ou hypodermique présente une incontestable supériorité.

On remarquera que, d'une façon générale, les principes applicables au traitement de la dyspepsie le sont aussi à celui de la tuberculose. Dans les deux cas, il s'agit, en effet, de rendre l'alimentation très substantielle et de la donner sous une forme très divisée, de façon à ce qu'elle soit facilement attaquée et pénétrée par les sucs digestifs. De là, l'avantage de la viande divisée, des œufs, des purées, des farines ; ces substances seront dosées et combinées d'après les indications fournies par le mode séméiologique du syndrome dyspeptique.

En tant qu'aliment gras, le lait peut rendre de grands services; il faut toujours en donner aux tuberculeux, à moins d'incompatibilité absolue. Il est rare, du reste, de constater un dégoût invincible chez des malades qui sont bien persuadés qu'il représente pour eux un aliment que rien ne peut remplacer. Aux tuberculeux dyspeptiques plus qu'aux autres encore, le lait peut rendre des services considérables.

L'huile de foie de morue, si vantée, a souvent l'inconvénient de provoquer du dégoût et parfois même des troubles de la digestion; elle est, à ce point de vue, très inférieure au lait. Elle ne doit être donnée, en tout cas, que si elle s'ajoute à l'alimentation, sans devenir pour elle une cause de diminution. Il vaut beaucoup mieux prendre du lait que l'on digère, que de l'huile de foie de morue que l'on ne digère pas et qui vous empêche de manger autre chose.

La viande crue râpée sera un excellent aliment pour les phtisiques; comme la poudre de viande et le lait, elle a l'avantage de convenir à toutes les formes de la dyspepsie initiale.

Le képhir est volontiers prescrit par un certain nombre de médecins; il est incontestable qu'il peut rendre des services et servir à la fois à nourrir les phtisiques et à exciter leur digestion stomacale. Il ne faut pas oublier cependant qu'il est assez fortement irritant pour l'estomac et qu'il fait parfois succéder l'hyperchlorhydrie à l'hypochlorhydrie, ce qui n'est pas toujours un bénéfice.

Le vomissement provoqué par la toux a quelquefois, chez les tuberculeux, les proportions d'une complication grave. Après le repas, les malades sont pris de toux spasmodique et ils ne tardent pas à rejeter tout ce qu'ils avaient ingéré.

Lorsque cela se répète, il en résulte une diminution sensible de la nutrition, et même, dans certains cas, une véritable tendance à l'inanition. On comprend combien cela est regrettable dans des cas auxquels conviendrait une alimentation intensive.

On a employé, contre ces vomissements des tuberculeux, toute la série des moyens diététiques et thérapeutiques usités contre le vomissement en général : l'alimentation froide, le gavage par le tube, les petits repas répétés, les calmants de tous ordres. Un des moyens qui réussissent le mieux consiste à faire *avaler* de petits morceaux de glace immédiatement après le repas ; il ne s'agit pas de les sucer, mais de les *avaler*. Cela arrête les vomissements neuf fois sur dix.

Dans les phases plus avancées de la maladie, il se produit souvent des lésions profondes de la muqueuse stomacale. Il se fait une gastrite étendue, que Marfan a constatée histologiquement 18 fois sur 27 et Schwalbe 19 fois sur 25. Il y a alors des lésions banales de gastrite chronique.

Le tableau clinique de la dyspepsie tend à se modifier; l'anorexie augmente, les vomissements se produisent même en l'absence de quintes de toux ; l'acide chlorhydrique libre disparaît complètement, l'acide chlorhydrique combiné diminue beaucoup ; les douleurs épigastriques sont quelquefois assez vives ; l'estomac se dilate.

Les conditions sont donc celles d'une dyspepsie intense avec hypochlorhydrie et la situation ne se prête plus guère à la suralimentation. Les choses sont plus graves encore s'il y a de la diarrhée. Les troubles digestifs contribuent alors puissamment à l'aggravation de la cachexie, à l'amaigrissement, à la dénutrition et à la mort.

Les lésions de l'intestin sont très fréquentes chez les tuberculeux; elles provoquent souvent de la diarrhée, et, lorsqu'elles sont étendues, elles deviennent, elles aussi, une cause nouvelle de nutrition insuffisante ; l'absorption se fait incomplètement. La petite quantité des aliments normalement élaborés est rejetée sans avoir été utilisée.

Le lait, la viande crue, le képhir, peuvent alors encore rendre de grands services; ils fournissent le moyen de combattre cette complication, tout en continuant l'alimentation. On pourra se servir de lait stérilisé, l'additionner d'eau de chaux, de craie préparée, etc.

Pour terminer, disons un mot des boissons. Dans la plupart des sanatoria, on donne aux tuberculeux une dose quotidienne d'alcool, sous forme surtout de rhum ou de cognac. Cet alcool joue à la fois le rôle d'un aliment et d'un médicament. C'est, en effet, un aliment d'épargne, et il paraît susceptible d'abaisser la température ; de là, le conseil de le faire prendre aux malades au commencement des accès de fièvre.

Dans le même but, on conseille aussi de donner des vins généreux, riches en alcool. On les fera prendre seulement à la fin du repas ; il vaudra mieux s'en abstenir et s'abstenir aussi du vin rouge dans tous les cas dans lesquels il y aura des signes d'irritation sécrétoire ou sensitive de l'estomac.

Dans ces derniers cas, si l'on croyait pouvoir continuer à donner du cognac ou du rhum, il vaudrait mieux les donner sous forme de grogs, froids ou chauds.

La bière est une boisson qu'on a souvent recommandée aux phtisiques, et, en fait, elle leur est souvent utile. Elle leur apporte déjà par elle-même une certaine quantité de substances nutritives et, de plus, elle réveille assez souvent l'appétit : de là, un double avantage. La bière de malt est quelquefois, dans ces conditions, employée avec succès.

CHAPITRE VII

ALBUMINURIE, NÉPHRITES.

Le régime lacté exclusif est indiqué, dans le mal de
Bright, lorsqu'il y a une albuminurie abondante, de
l'anasarque et des phénomènes d'urémie. Il est particulièrement utile et même absolument indispensable dans les cas de néphrite aiguë, dans lesquels
ces divers ordres de phénomènes se rencontrent en
général avec une diminution marquée de la quantité
des urines émises.

A lui seul il représente la partie essentielle du
traitement ; sous son influence, on voit, dans les cas
aigus et quelquefois aussi dans les exacerbations
passagères de la néphrite chronique, une amélioration notable se produire. La diurèse augmente,
l'albuminurie est moins abondante, les œdèmes dimi-
nuent, les signes d'urémie tendent à disparaître.

Cette heureuse influence du régime lacté est assez facile à expliquer : le lait provoque la diurèse, par l'eau, la lactose, le chlorure de sodium qu'il renferme. Il apporte à l'intestin des substances d'une digestion et d'une résorption faciles. Il laisse peu de résidus fermentés inutiles et putrescibles. En tout cas, le fait clinique est là, parfaitement établi, au-dessus de toute espèce de contestation.

Il ne résulte pas de l'utilité du lait dans la néphrite aiguë et dans certaines phases de la néphrite chronique que le régime lacté exclusif doive être maintenu indéfiniment. C'est un point de pratique sur lequel MM. Lecorché et Talamon ont très justement insisté (1). Au bout d'un certain temps, sous l'influence du régime lacté exclusif, il tend à s'établir une anémie marquée, un véritable état de cachexie. Cela n'a rien d'étonnant; nous avons dit, en effet, que l'on ne pouvait fournir une ration d'entretien suffisante avec le lait comme aliment exclusif qu'en en faisant prendre des quantités considérables. Dans la grande majorité des cas, on est obligé de rester notablement au-dessous de la quantité qui serait nécessaire pour

(1) Comme travaux d'ensemble sur la question, comme revue générale donnant l'état actuel de la question, on peut consulter, dans la Bibliothèque Charcot-Debove, les deux volumes suivants:

LABADIE-LAGRAVE, *Pathogénie et traitement des néphrites et du mal de Bright.*

RONDOT, *Le régime lacté.*

que les chiffres de la ration nutritive puissent être atteints.

Il faut donc avoir recours à d'autres aliments, soit qu'on établisse un régime mixte dans lequel le lait entre encore dans une certaine proportion, soit qu'on le supprime complètement, ce que le dégoût, la fatigue du malade, forcent souvent à faire. Or, chez les brightiques, il faut, autant que possible, empêcher que le dégoût ne survienne. Pour cela, il vaut mieux, lorsque l'équilibre est momentanément rétabli, suspendre complètement le lait, dont on reprendra l'usage si quelque indication formelle se produit de nouveau.

Que donnera-t-on aux albuminuriques, soit isolément, soit en même temps que le lait? Sur quoi doit-on se baser pour cela?

Il était bien naturel qu'on eût tendance à prendre comme point de repère l'albuminurie; mais on ne croit plus actuellement que l'albumine éliminée par les urines mesure la gravité de la maladie et l'étendue des lésions du rein. Le taux de l'albuminurie est certainement quelque chose, surtout lorsqu'on y joint la notion du volume d'urine émis. Beaucoup d'albumine et peu d'urine, c'est là, d'une façon générale, une circonstance grave; peu d'albumine dans beaucoup d'urine, c'est, au contraire, une circonstance favorable.

Cependant, on a été amené à accorder une signifi-cation beaucoup plus grande à la toxicité des urines ; les travaux de M. Bouchard sur la pathogénie de l'urémie y ont beaucoup contribué. D'autre part, certains auteurs, M. Dieulafoy particulièrement, ont fait voir qu'il pouvait y avoir et qu'il y avait souvent des phénomènes de brightisme et d'urémie sans albuminurie. L'intensité des phénomènes urémiques n'est donc nullement mesurée par la quantité de l'albuminurie.

D'après cela, la quantité d'albumine n'aurait guère de valeur que lorsqu'elle dépasse une certaine moyenne, et c'est avant tout la toxicité des urines qui devrait servir de guide dans l'appréciation de l'utilité du régime lacté et pour l'établissement d'un régime non lacté.

A ce point de vue, l'augmentation de l'albuminurie a certainement plus d'importance dans les néphrites aiguës que dans la néphrite chronique ; dans cette dernière, comme il n'est guère pratique d'estimer chaque jour la toxicité des urines et que, du reste, il y aurait lieu de discuter le mode d'estimation et l'interprétation de cette toxicité, il faut surveiller avec grand soin l'apparition des signes prémonitoires de l'urémie : céphalée, obnubilation, vertiges, siffle-ments d'oreilles, vertige de Ménière (Bonnier), phé-nomènes du doigt mort, saignements de nez, etc.

Quand ces signes apparaissent, il faut revenir en arrière et remettre le malade au lait exclusivement pour quelque temps.

D'après des règles bien connues, les aliments donnés aux brightiques ne devront laisser que peu de résidus; ils seront finement divisés : c'est toujours la même chose.

On a recherché l'influence exercée sur l'albuminurie par les aliments de divers ordres, mais surtout par les œufs, la viande et le poisson. Ces diverses substances ont trouvé des défenseurs et des détracteurs, également compétents, également convaincus. Faut-il donc s'abstenir en présence de cette contradiction? Non certainement. Ces résultats différents s'expliquent parce que les malades réagissent d'une façon individuelle.

C'est donc l'étude de chaque malade qu'il faut faire en particulier, de façon à dresser des cartes culinaires adaptées à sa prédisposition personnelle.

Les uns ont conseillé les œufs peu cuits, les autres bien cuits; il semble résulter des recherches les plus récentes que les œufs peu cuits sont d'une digestion plus facile.

Les uns ont conseillé les viandes blanches, les autres les viandes rouges. Si les premières sont moins irritantes et d'une digestion plus facile quand elles ne sont pas trop grasses, les autres sont tonifiantes, et nous pensons, avec M. G. Sée, qu'il ne faut pas craindre de les ordonner; on se contentera d'en modérer la quantité.

L'alimentation végétale a trouvé des partisans convaincus, en première ligne M. Dujardin-Beaumetz, qui préconise ce qu'il appelle le régime végétarien, bien qu'il comprenne non seulement des légumes cuits, surtout en purée, mais aussi du lait et des œufs. Le régime végétarien aurait le double avantage de ne pas augmenter l'albuminurie et de ne fournir que peu de matériaux à la putréfaction intestinale et à l'auto-intoxication.

Peut-être y a-t-il pour les aliments d'origine végétale des susceptibilités spéciales à certaines personnes et à certaines formes de néphrite; mais nous avons vu, pour notre part, les purées de légumes augmenter beaucoup plus l'albuminurie que la poudre de viande.

Il faudra donc toujours procéder avec précaution pour passer du régime lacté exclusif au régime lacté mixte et au régime sans lait. Voici comment nous conseillons de faire : on donnera d'abord des potages au lait, des bouillies ou des purées, qu'on additionnera plus tard de jaune d'œuf; plus tard, on donnera des œufs en nature, du pain, des purées de légumes secs, de pommes de terre, des légumes cuits, puis enfin de la viande.

On aura soin de contrôler souvent où en est l'albuminurie, de rechercher si elle tend à disparaître ou à augmenter d'une façon notable. On tâtera ainsi la susceptibilité particulière du malade dans chaque cas. L'usage du tube d'Esbach rend la chose facile; bien qu'il ne soit pas d'une exactitude parfaite, c'est encore le guide le plus commode; il est très suffisant pour les besoins de la clinique. On tiendra compte également des autres données fournies par l'observation du malade : quantité des urines, phénomènes urémiques, état de la circulation, etc.

On évitera, dans tous les cas, les aliments en voie de putréfaction, les viandes faisandées, les fromages forts, les poissons de mer d'une fraîcheur douteuse, les coquillages, les crustacés, la charcuterie; toutefois, on pourrait permettre la viande de porc frais; elle n'aurait, dit-on, que peu de tendance à accroître l'albuminurie.

Comme boisson, on placera en première ligne le lait, en second l'eau pure, les eaux minérales indifférentes, les eaux faiblement alcalines, ou même, à titre passager ou d'une façon intermittente, les eaux alcalines vraies : eau de Vals, eau de Vichy.

Après une amélioration de longue durée, on pourra permettre le vin étendu d'eau et de préférence le vin blanc, s'il y a quelque trouble digestif.

Peut-on conseiller la bière ? MM. Lecorché et

Talamon la recommandent ; Senator la proscrit parce qu'elle renferme une certaine quantité de substances extractives. C'est à cette dernière opinion que nous nous rangeons ; il nous a paru que l'usage de cette boisson pouvait favoriser l'apparition d'accidents urémiques, la céphalée, la dyspnée, par exemple, et nous avons, en conséquence, tendance à nous en défier.

L'existence de phénomènes dyspeptiques fournira des indications particulières à l'alimentation ; en quoi peuvent donc consister les troubles digestifs chez les brightiques ?

Quelquefois, ils sont assez marqués pour devenir prédominants et pour masquer la nature exacte des accidents. On croit avoir affaire à de la dyspepsie pure, alors qu'en réalité il s'agit d'un mal de Bright. C'est ainsi qu'on rencontre l'inappétence, les vomissements, l'intolérance gastrique plus ou moins complète. Quelquefois, ce sont des vomissements muqueux ; d'autres fois, des vomissements aqueux abondants, survenant volontiers le matin à jeun, en fusée, sans état nauséeux prémonitoire. Ces vomissements sont ordinairement liés à des phénomènes urémiques plus ou moins accentués : céphalée, étourdissements, obnubilation de la vue et de l'intelligence, sommeil agité, etc.

Parfois, ce sont les accidents intestinaux qui prédominent ; on observe surtout de la diarrhée.

La diarrhée est, du reste, fréquente dans le mal de Bright ; on l'a attribuée à l'élimination de l'urée par l'intestin, à l'irritation que provoque le carbonate d'ammoniaque qui résulte de la décomposition de l'urée.

On a pensé qu'il pouvait y avoir de l'œdème de la muqueuse gastro-intestinale. Il est certain, en tout cas, qu'il peut y avoir de la gastrite et de l'entérite, avec ou sans ulcérations. Ce sont là des lésions assez souvent rencontrées, mais qui, il faut bien le dire, n'appartiennent qu'aux cas graves et aux phases avancées de la maladie.

Claude Bernard et Barreswil avaient remarqué, il y a longtemps déjà, que le suc gastrique des chiens auxquels on avait enlevé les deux reins conservait toute sa puissance digestive.

Les recherches faites après repas d'épreuve, à l'aide des réactifs colorants, ont montré qu'il y avait tantôt disparition, tantôt conservation de l'acide chlorhydrique libre.

Biernacki a constaté la diminution de l'acide chlorhydrique libre dans la néphrite aiguë et les poussées de néphrite chronique. La présure et la pepsine avaient également diminué. La motricité de l'estomac était normale. Von Jaksch est arrivé à des conclusions analogues.

Von Noorden (1) a examiné le suc gastrique de 9 malades atteints de néphrite aiguë ; 4 fois il y a trouvé de l'acide chlorhydrique libre. Krawkow, sur 26 cas, a relevé 8 fois la diminution, jamais la disparition complète de l'acide chlorhydrique libre.

On n'a pas de renseignements sur l'état des sécrétions de l'intestin et de ses annexes, mais on a recherché comment se faisait l'absorption intestinale, comment étaient utilisés les aliments. On se trouve là en présence de difficultés particulières. En effet, on ne sait pas si une certaine quantité d'urée, éliminée par le tube digestif, ne vient pas se mélanger aux matières fécales et augmenter ainsi d'une façon trompeuse leur richesse en azote.

Cependant, on peut supposer, avec Ritter et von Noorden, qu'il n'y a pas élimination d'urée par l'intestin, en dehors de l'urémie. Ces auteurs ont trouvé dans la néphrite chronique une élimination par l'intestin de 6 à 16 p. 100 de l'azote des aliments ; 6 à 16 p. 100 dans la néphrite parenchymateuse, 8,8 à 10,7 p. 100 dans la néphrite aiguë. Si l'on se rappelle qu'à l'état normal on ne trouve dans les fèces que 6 à 8 p. 100 environ de l'azote alimentaire, on voit que la quantité inutilisée peut atteindre, dans certains cas, le double de la normale.

La résorption de la graisse serait normale, ce qui,

____

(1) *Loc. cit.*, p. 362 et s.

soit dit en passant, est encore un argument théorique en faveur de l'alimentation lactée.

Biernacki a constaté l'augmentation des acides sulfo-conjugués dans l'urine, ce qui correspondrait à une exagération des putréfactions intestinales. Cependant, Brieger n'a trouvé dans l'urine que des traces d'indican et de phénol. Il faudrait donc reprendre ces recherches.

Il ne faut pas oublier, à ce propos, que, d'après les recherches de M. Bouchard, la toxicité des urines chez les urémiques est inférieure à la toxicité des urines normales. Or, c'est précisément à la rétention des produits toxiques que serait due l'urémie.

De ce que les urines chez les albuminuriques renferment peu d'acides sulfo-conjugués, d'indol, de phénol, etc., il ne faut donc pas conclure que les substances autotoxiques ne sont pas fabriquées en quantité considérable, mais que les urines en renferment peu. C'est au moment de l'amélioration des accidents qu'elles seraient excrétées en quantité plus élevée.

D'après ce que nous avons dit des indications alimentaires en général dans l'albuminurie, il est facile de se rendre compte qu'elles peuvent facilement se combiner, dans la pratique, avec les indications résultant du syndrome dyspeptique observé dans tel ou tel cas.

Une remarque pour terminer : la diarrhée n'est pas rare dans l'albuminurie; quand il y a des indices ou des menaces d'urémie, on devra la considérer comme un phénomène salutaire et ne la combattre que si elle prend une intensité excessive.

CHAPITRE VIII

MALADIES DU CŒUR

Dans les maladies du cœur, il faut distinguer trois états possibles :

1° L'équilibre circulatoire est parfait, il n'y a aucun signe d'insuffisance myocardique et d'asystolie ;

2° Le cœur commence à faiblir et on observe de temps en temps des phénomènes d'asystolie, ou encore l'asystolie commençante tend à entraîner des lésions prédominantes du côté de certains organes, en particulier le foie et les reins ;

3° L'asystolie est définitive.

Dans le premier cas, la digestion peut être parfaite ; elle peut se faire aussi bien que chez les personnes exemptes de toute lésion du cœur (1).

Les malades ont souvent conservé un excellent

____

(1) Hautecœur, Thèse de Paris, 1891.—Von Noorden, *loc. cit.*, p. 321.

appétit, ils mangent beaucoup. D'un autre côté, ils
prennent peu d'exercice musculaire, soit parce qu'ils
ont des palpitations ou de l'étouffement, soit parce
qu'ils redoutent l'exercice en vertu d'idées théoriques
sur leur maladie. Le résultat, c'est que les cardiaques
ont souvent tendance à engraisser, et l'obésité devient
une cause de gêne de la circulation.

C'est ce qui a amené OErtel à instituer son traitement spécial à l'usage des cardiaques gras. Il en a
été question à propos de l'obésité. Ce traitement
comprend deux ordres de prescriptions : un régime
alimentaire et une gymnastique particulière.

Dans son régime, OErtel attribue une importance
très grande à la restriction de la quantité de liquide
ingérée. Son but est surtout de ne pas augmenter
trop la tension vasculaire après les repas.

M. Potain, qui a récemment consacré une leçon
clinique à l'hygiène des cardiaques (1), n'attribue pas
autant d'importance qu'OErtel à la diminution des
liquides ingérés. Cependant, il faut éviter les excès.

Les cardiaques ne devront faire qu'un usage modéré des boissons alcooliques et de toutes celles qui,
comme le thé et le café, peuvent provoquer des
palpitations. Le lait est pour eux un excellent breuvage.

Ils ne doivent pas faire de repas trop copieux ;

(1) *Bulletin médical*, 1894.

l'idéal, pour eux, est d'avoir une ration d'entretien adaptée exactement à leurs dépenses sans surplus excessif, sans surcharge gastro-intestinale.

OErtel recommande la marche, et particulièrement la marche ascendante, de façon à fortifier le muscle cardiaque. Il ne craint pas de provoquer des palpitations. Il faut dire que les malades qui suivent la cure de montagne sont soumis à un entraînement progressif.

Il y a là une idée excellente, et il est certain que beaucoup de cardiaques, à la période de compensation, peuvent tirer un réel bénéfice d'un exercice quotidien mesuré et sagement progressif; ici, avant tout, il ne faut pas d'à-coups, il faut un entraînement méthodique, exactement dosé pour chaque cas pris en particulier. Il faut à tout prix éviter le surmenage.

Les cardiaques ont, beaucoup plus que les autres, intérêt à ce que leur tube digestif, leur foie et leur rein soient épargnés; ils doivent éviter avec soin toutes les irritations inutiles et tous les excès de table. Grâce à cela, ils pourront souvent se maintenir en équilibre pendant une période très prolongée et reculer de beaucoup l'échéance asystolique.

Les cardiaques à la période de compensation peuvent être dyspeptiques, bien que cela ne soit pas obligatoire; ils ne le sont pas autrement que les autres et ne réclament pas pour cela un traitement qui diffère de celui que nous avons indiqué. Toutefois, il y a chez eux un intérêt particulier à ne pas laisser les choses s'aggraver.

Lorsque les accidents asystoliques se montrent, par crises plus ou moins prolongées, ils cèdent souvent facilement sous l'influence du repos et du régime. Le régime lacté complet ou mixte peut être alors d'une grande utilité.

Quelquefois, sous l'influence de la stase veineuse, il se fait des lésions prédominantes du côté de tel ou tel organe, surtout le foie ou les reins. Les indications qui en résultent ne diffèrent pas de celles que nous avons exposées à propos des maladies de ces organes.

Quand la stase veineuse devient habituelle, il tend à se faire des lésions chroniques, inflammatoires ou même ulcéreuses du côté de l'estomac et de l'intestin. On observe alors souvent une diminution de l'acide chlorhydrique sécrété (Hautecœur, Hüfler, Einhorn, von Noorden) et des troubles plus ou moins accentués et résultant d'une motricité insuffisante : distension et dilatation de l'estomac, constipation.

Cependant, d'après les recherches de Grossmann (1), la résorption des aliments continuerait à se faire pendant longtemps d'une façon presque normale, tout

(1) Resorption der Nahrung bei Herzkrankheiten (*Zeitschr. für klin. Med.*, 1888, t. XV, p. 183).

au moins pour les substances albuminoïdes. Il n'en
serait pas de même pour la graisse; cependant, Vogle
et Husche, qui ont entrepris des recherches sur ce
point particulier, à l'instigation de Von Noorden,
n'ont pas trouvé dans les fèces un aussi grand excès
de graisse que Grossmann. Pour ce dernier auteur
et pour Müller, il y aurait, au bout d'un certain temps,
une lésion de l'épithélium intestinal, susceptible de
compromettre définitivement la résorption, même
alors que l'état de la circulation s'améliore.

Dans l'asystolie confirmée, le régime lacté est un
excellent adjuvant des médicaments toniques du
cœur. Il est facile d'expliquer théoriquement les
bons effets du lait donné dans ces conditions. L'embarras du médecin est très grand lorsqu'il se trouve
privé de ce précieux auxiliaire.

CHAPITRE IX

INANITION, CONVALESCENCE, ANÉMIES,
CACHEXIES.

La convalescence est chose certainement très complexe. Les maladies fébriles aiguës entraînent toujours une inanition plus ou moins marquée, plus ou moins prolongée, de telle sorte qu'à ce point de vue les convalescents se trouvent, en ce qui concerne la réparation organique, dans les conditions où se trouvent les individus qui ont subi une période de jeûne. Mais il y a, dans les maladies aiguës, autre chose que l'inanition; il y a une intoxication de l'organisme, variable suivant les cas, il y a une excitation du système nerveux qui se traduit par de la fièvre, il y a quelquefois aussi des lésions de l'appareil digestif, susceptibles de provoquer, au moment où le processus morbide a pris fin, un état de dyspepsie plus ou moins accentué.

Voyons donc cependant ce qui se passe lorsqu'il y a purement et simplement inanition. On a pu faire sur cet état des recherches multipliées sur les animaux et sur l'homme. On a pu étudier le jeûne chez l'homme, soit dans des conditions pathologiques, le rétrécissement cicatriciel du pylore par exemple, soit au cours d'un jeûne volontaire. Les jeûneurs de profession, Succi, Merlati et autres, dont les exploits ont tant occupé la presse il y a quelques années, ont pû être soumis à une étude méthodique qui a fourni à la science des renseignements d'un véritable intérêt.

A l'heure actuelle, on sait d'une façon très exacte comment dépérit l'organisme dans l'inanition prolongée. La vie se maintient surtout aux dépens de la graisse des organes. La combustion organique tend à se restreindre progressivement, mais c'est surtout la graisse qui en fait les frais. Les tissus azotés subissent une perte qui tend à se restreindre de plus en plus à mesure que l'inanition se prolonge, de telle sorte que la perte éprouvée par eux est beaucoup moins considérable que la perte subie par le tissu adipeux.

Les échanges organiques correspondent à une quantité décroissante de calories. En admettant un chiffre de 34 calories par kilogramme de poids à l'état normal, on trouve, dans les premiers jours de l'inanition, 30 à 32 calories, et, avec une inanition prolongée, 24 à 29 seulement (1).

La perte totale de poids peut atteindre 60 à 70 p. 100.

Comme elle porte principalement sur la graisse, il en résulte, naturellement, que les individus gras résistent beaucoup mieux que les autres à l'inanition.

On sait beaucoup moins bien comment se fait la réparation des pertes subies pendant le jeûne. Il paraît acquis cependant que cette réparation porte tout d'abord sur les éléments azotés, par conséquent surtout sur la masse musculaire. Il y a, dès que l'alimentation est reprise, fixation d'une quantité relativement considérable de substance azotée ; il n'y a fixation de graisse que plus tard. Il y a en même temps rétention d'une certaine quantité de sels, de chlorures, de phosphates et de potasse.

On s'est demandé dans quelle mesure on pouvait, en augmentant ou en diminuant l'alimentation, en variant sa composition et la proportion des aliments des trois ordres, favoriser cette restauration.

On sait qu'à l'état normal on diminue la désassimilation azotée, en augmentant l'ingestion des hydrates de carbone et des graisses qui jouent vis-à-vis des albuminoïdes le rôle d'aliments d'épargne.

(1) Von Noorden, *loc. cit.*, p. 159.

Suffit-il donc, après une période prolongée d'inanition, de donner une quantité élevée d'aliments non azotés, pour voir diminuer la perte azotée subie par l'organisme ?

L'expérience montre que cela ne suffit pas : pour que la restauration des éléments azotés se fasse, il faut que l'on fasse ingérer des albuminates. Dans ces conditions, il n'est pas besoin, pour que l'organisme assimile de l'azote, que la ration alimentaire en renferme beaucoup. Il retient de l'azote alors même qu'on n'en ingère que relativement peu. La quantité d'azote retenue s'élève avec la quantité d'azote ingérée, jusqu'à l'heure où l'organisme a réparé les pertes subies par les cellules. A ce moment, on voit l'urée augmenter dans l'urine. Cette constatation a été faite par von Noorden chez un dyspeptique longtemps soumis à un régime insuffisant qu'il avait suralimenté ; nous avons eu récemment l'occasion d'observer ce même fait dans des conditions analogues. Un hyperchlorhydrique, par crainte de la douleur, ne prenait depuis deux ans qu'une nourriture tout à fait insuffisante ; il avait beaucoup maigri. Il fut soumis avec un succès immédiat au gavage à la poudre de viande, qui supprima presque immédiatement les douleurs, et l'on put au bout de quelques jours compléter la suralimentation en ajoutant au lait et à la poudre de viande des potages au lait, de la viande crue et des œufs. Le malade gagna 6 kilo-grammes en douze jours.

L'urée éliminée en vingt-quatre heures resta aux environs de 21 à 25 grammes pendant ces douze jours; elle atteignit ensuite et dépassa pendant plusieurs jours 50 grammes..

A ce moment, le régime fut réduit, on supprima le gavage à la poudre de viande, et, le poids du corps restant constant, l'urée retomba et se maintint aux environs de 30 grammes par jour.

Que faut-il en conclure? Très probablement que ce malade, soumis pendant deux ans à une véritable inanition relative, a commencé par reconstituer ses tissus, en assimilant de la substance azotée. Lorsque cette réparation a été complète, il a éliminé, sous forme d'urée, une notable partie des albuminoïdes ingérés. C'était le moment de réduire la ration alimentaire, surtout la ration azotée.

En cas semblable, il serait toujours bon de surveiller la quantité d'urée des urines et le poids du malade. Il y aurait lieu de diminuer la ration alimentaire dès que l'urée commencerait à atteindre un taux excessif, le poids du corps continuant à augmenter. Il vaudrait beaucoup mieux évidemment établir le bilan complet de la nutrition en dosant l'azote à l'entrée dans les aliments, à la sortie dans les fèces et dans l'urine; mais ce dosage ne se fait pas sans quelque difficulté, sans une installation de laboratoire assez compliquée. Le dosage de l'urée est, au contraire, d'une exécution facile.

Dans la convalescence des maladies aiguës, les choses se comportent quelquefois tout aussi simplement qu'à la suite d'une inanition un peu prolongée. L'organisme ne demande qu'à réparer rapidement ses pertes; dans la convalescence de la fièvre typhoïde, en particulier, ce besoin de restauration, cette aptitude à la réparation rapide, se traduisent par une faim impérieuse qui pousse facilement les malades non surveillés à des imprudences regrettables.

Il faut, en effet, reprendre l'alimentation avec prudence, à cause de l'intolérance du tube digestif et de l'existence possible de lésions incomplètement réparées du côté de l'intestin. Les malades ont volontiers alors des manifestations dyspeptiques plus ou moins accentuées, dues à l'excitabilité du système nerveux, à l'anémie et aux lésions locales de gastrite et d'entérite. Ils ont facilement, sous l'influence d'une alimentation trop abondante, d'une digestibilité insuffisante, de la pesanteur, du tympanisme, des sensations douloureuses, de la dyspnée, de la congestion de la face avec angoisse respiratoire.

Le rôle du médecin, dans ces conditions, est donc

surtout de modérer l'ardeur du convalescent, de l'alimenter progressivement et prudemment, en commençant par des substances liquides ou demi-liquides.

On ne donnera au début que du lait, du potage au lait, des potages au bouillon, au tapioca, à la semoule, aux pâtes, et des œufs. Le lait et les œufs ont l'avantage considérable d'être des aliments complets, renfermant, sous une forme d'une digestion facile, tous les matériaux réclamés pour la réparation de l'économie. Plus tard, on donnera de la viande hachée, crue de préférence, du pain; plus tard encore, des légumes en purée.

Le plan sera à peu près le même dans la convalescence de toutes les maladies aiguës; toutefois, la convalescence de la fièvre typhoïde est une de celles qui demandent le plus de précautions, tant à cause de la dyspepsie menaçante que de la possibilité de lésions mal réparées encore de l'intestin.

Chez les typhiques convalescents, il y a rarement anorexie; il faut, au contraire, résister aux demandes pressantes de malades affamés. Il n'en est pas toujours ainsi à la suite de toutes les maladies aiguës, et parfois il faut savoir exciter l'appétit, le stimuler par des préparations culinaires simples, mais agréables; il faut tâcher d'obtenir que la faim vienne en mangeant.

Parfois, ce n'est pas seulement l'appétit qui fait défaut ; ce qui manque, c'est la force d'assimilation nutritive des cellules; l'imprégnation par des toxines infectieuses a compromis leur réaction vitale ; cet affaiblissement de la force assimilatrice des cellules est le fond même des anémies graves et des cachexies.

Les anémies aiguës, par hémorragie, se réparent, en effet, facilement et rapidement tant que la fonction hématopoiétique reste intacte. Lorsque les hémorragies se succèdent rapidement et que leurs effets s'imbriquent, il arrive un moment où le sang ne se répare plus, où il se fait un véritable état de cachexie.

Dans les anémies chroniques, ce qu'il faut faire avant tout, c'est d'en supprimer les causes, et ces causes sont très variables : cela peut être des hémorragies répétées, l'inanition, une alimentation insuffisamment réparatrice, un trouble accentué et permanent de la digestion, des infections chroniques (tuberculose, impaludisme, syphilis, cancer), des intoxications diverses (respiratoires, alimentaires, professionnelles, etc.).

Une autre indication, presque aussi importante, est de chercher par des moyens convenables à réveiller la vitalité des cellules. Pour cela, ce qui convient surtout, ce sont les moyens hygiéniques,

la vie au grand air, l'exercice bien réglé, l'hydrothérapie, les bains de mer, le massage.

Dans quelques cas exceptionnels, une médication
spécifique tient la première place : le mercure et
l'iodure de potassium contre la syphilis, le sulfate de
quinine dans l'impaludisme.

Dans certaines anémies, le fer a un rôle prépondérant, dans la chlorose surtout. On a pu voir
malgré cela que, même dans cette maladie, l'hygiène
alimentaire pouvait avoir une grande importance. Y
a-t-il cependant, à côté de la médication spécifique
de l'anémie dans certains cas, une alimentation elle-
même presque spécifique ?

La viande crue hachée, lorsqu'elle est bien supportée, peut rendre les plus grands services dans
presque toutes les anémies, à condition d'être prise
en quantité suffisante (100 à 200 gr. par jour). Elle
se digère facilement et elle apporte, sous forme de
matière colorante, une substance riche en fer, très
voisine par sa composition de la matière colorante
du sang et qui n'a pas été dénaturée par la coction.

Comme adjuvants, on pourra recommander surtout, dans beaucoup de cas, le lait et les œufs.

La dyspepsie survient volontiers au cours des
anémies et des cachexies chroniques. Souvent elle
est subordonnée au mauvais état général, à cause des
modifications de l'innervation et de la vitalité des

tissus, qui prédisposent aux désordres nervo-moteurs et à la gastro-entérite. D'un autre côté, elle devient elle-même une cause de mauvaise nutrition, d'auto-intoxication et d'affaiblissement général.

La conclusion, c'est qu'il faut, dans tous ces états, prévenir si possible l'apparition de la dyspepsie, et la combattre si elle s'est développée déjà. Il faut essayer de relever le taux de la nutrition en élevant la quantité des substances ingérées et en facilitant leur digestion et leur absorption par les procédés habituels. Il faut alimenter le mieux possible les malades, les suralimenter même ; mais il faut avant tout chercher à stimuler la vitalité générale de l'organisme : c'est là le point capital, puisque l'anémie et la cachexie progressives sont dues à l'affaiblissement de cette vitalité.

APPENDICE

Pour compléter les indications que nous avons
données sur la composition des principales substances
alimentaires, nous croyons utile de donner le tableau
suivant, dont les indications sont empruntées à un
graphique coloré, établi par Ch. Jürgensen, de Copen-
hague (1) :

	Substances albuminoïdes.	Graisse.	Hydrates de carbone.

Viandes diverses.

Viande crue :
Viande de bœuf,

	Substances albuminoïdes.	Graisse.	Hydrates de carbone.
très maigre	21,0	1,5	
Moyennement maigre	200	6,5	
Très grasse.	15,0	34,0	

(1) *Procentische, chemische Zusammensetzung der Nahrungsmitel
des Menschen,* 1888.

	Substances albuminoïdes.	Graisse.	Hydrates de carbone.
Lard	10,0	50,0	
Poulet	20,0	4,0	
Oie grasse.	16,0	46,5	
Pigeon.	22,0	1,0	
Canard sauvage . .	22,5	3,0	
Petits oiseaux . . .	23,5	1,5	
Rôti de bœuf. . . .	34,0	8,0	
Bœuf bouilli	34,0	7,5	
Côtelette de veau, crue	20,0	6,5	
Côtelette de veau, grillée.	29,0	12,0	
Bouillon ordinaire.	0,5	0,5	

Poissons.

Poissons gras :			
Anguille de rivière.	13,0	28,5	
Saumon	18,0	6,0	
Maquereau	20,0	11,5	
Poissons maigres :			
Morue	15,0	0,2	
Brochet	17,5	0,2	
Barbue.	20,0	2,0	
Carpe	20,5	1,0	
Huîtres.	5,0	»	

Viscères.

Cervelle	11,5	10,0	
Langue.	14,5	17,0	
Poumon	15,5	2,5	

	Substances albuminoïdes.	Graisse.	Hydrates de carbone.
Cœur	18,0	8,0	
Reins	18,5	4,0	
Foie.	20,0	5,0	
Ris de veau.	22,0	2,0	
Sang	18,0	»	

Viandes de conserve.

Poudre de poisson.	75,0	»	
Morue sèche	80,0	1,0	
Poisson très maigre, salé	29,0	0,5	
Poisson gras, salé.	20,0	8,0	
Viande grasse, salée	20,0	8,0	
Lard maigre. . . .	11,0	44,0	
Lard gras	5,0	76,0	
Harengs salés . . .	20,0	21,0	
Morue salée	28,0	0,5	

Viandes fumées.

Bœuf fumé	27,0	15,5	
Cheval fumé. . . .	32,0	6,5	
Langue fumée . . .	24,5	31,5	
Jambon fumé. . . .	25,0	36,0	
Saumon fumé . . .	26,0	12,0	
Hareng fumé. . . .	21,0	8,0	

OEufs.

OEuf entier.	13,0	11,0	
Blanc d'œuf.	12,0	0,5	
Caviar	32,0	14,0	

	Substances albuminoïdes.	Graisse.	Hydrates de carbone.

Lait et dérivés.

	Substances albuminoïdes.	Graisse.	Hydrates de carbone.
Lait complet. . . .	3,5	3,5	4,8
Lait écrémé.	3,5	0,6	4,8
Crème	3,5	20,0	3,5
Petit-lait (du beurre)	3,8	1,5	3,0
Petit-lait.	0,8	0,2	5,0
Fromage blanc . .	17,0	3,5	2,5
Fromage gras . . .	27,0	30,5	2,5
Fromage demi-gras	35,0	10,0	2,0
Fromage maigre .	35,0	4,0	2,0

Farines et graines.

	Substances albuminoïdes.	Graisse.	Hydrates de carbone.
Riz	8,0	0,5	76,0
Farine de blé (gruau)	9,0	1,0	73,0
Avoine.	15,0	6,0	64,0
Orge.	11,5	1,5	72,0
Pois cassés.	22,5	1,5	53,0
Lentilles.	25,0	2,0	55,0
Haricots.	24,5	2,0	51,0
Sagou.	1,5	»	82,5

Légumes.

	Substances albuminoïdes.	Graisse.	Hydrates de carbone.
Pommes de terre.	1,5	0,2	20,0
Carottes	1,0	0,2	9,0
Laitue	1,5	0,5	3,5
Chou	2,0	0,2	5,5

	Substances albuminoïdes.	Graisse.	Hydrates de carbone.
Épinards........	3,0	0,5	3,5
Navets.........	2,0	0,2	10,0
Asperges.......	2,0	0,3	2,5
Haricots verts...	3,0	0,2	7,0
Petits pois verts..	6,0	0,5	11.0

Fruits.

Pommes, poires, cerises.........	0,5	»	12,0
Prunes.........	0,5	»	8,0
Groseilles......	0,5	»	7,0

Fruits secs.

Pommes, poires..	1,5	»	58,0
Cerises........	2,0	»	45,0
Pruneaux........	2,5	»	62,0

Pains divers, etc.

Pain de blé.....	7,0	1,0	52,0
Biscuit anglais...	7,0	9,0	75,0
Biscuit........	8,0	1,0	77,0
Nouilles, macaroni.........	9,0	0,5	77,0

Mets farineux.

Bouillie........	2,0	3,0	4,5
Panade........	1,0	2,0	4,0
Soupe aux pois cassés........	7,0	1,0	17,0
Purée de haricots.	12,5	4,0	25,5

	Substances albuminoïdes.	Graisse.	Hydrates de carbone.
Légumes accommodés.			
Purée de pommes de terre	3,0	»	21,0
Choucroute	1,0	3,0	5,0
Épinards	5,5	9,0	14,5
Compote de prunes	0,7	»	22,0
Chocolat (en tablettes)	5,0	15,0	68,0

ERRATUM

Addition à la page 237. — Ce qui concerne le *dîner* a été omis par erreur.

Il aura lieu à sept heures, il sera plus léger que le déjeuner. Il consistera en un potage épais au lait ou au bouillon et un plat de viande, pris parmi ceux qui ont été indiqués. On ne donnera que 25 à 40 grammes de pain.

TABLE DES MATIÈRES

PREMIÈRE PARTIE

Régime alimentaire normal.

DEUXIÈME PARTIE

Régimes. — Préparations alimentaires spéciales. — Cures.
Alimentation artificielle.

QUATRIÈME PARTIE

RÉGIME APPROPRIÉ AUX DIVERSES FORMES CLINIQUES DE LA DYSPEPSIE PRIMITIVE.

CINQUIÈME PARTIE

A. — DYSPEPSIE SYMPTOMATIQUE.

Corbeil. — Imprimerie Crété de l'Arbre

* 9 7 8 2 0 1 9 9 4 3 9 5 0 *